rowohlt
KINDLER

TAMAR NOORT

DER SCHLAF DER ANDEREN

ROMAN

Rowohlt Kindler

2. Auflage August 2025

Originalausgabe
Veröffentlicht im Rowohlt Verlag,
Kirchenallee 19, 20099 Hamburg, Juli 2025

Zitat S. 26: The Cure, *Just Like Heaven*, Text: Robert James Smith
Zitat S. 53: The Cure, *Lovesong*, Text: Robert James Smith
Zitat S. 115: Miguel de Cervantes Saavedra, *Don Quijote*,
Klassiker der Weltliteratur, Musaicum Books 2017

Satz aus der Bely bei Dörlemann Satz, Lemförde
Druck und Bindung GGP Media GmbH, Pößneck
ISBN 978-3-463-00062-6

Kontaktadresse nach EU-Produktsicherheitsverordnung:
produktsicherheit@rowohlt.de

FSC www.fsc.org MIX Papier | Fördert gute Waldnutzung FSC® C014496

Wenn Schlaf der kleine Bruder des Todes ist, gehört er zu der Sorte Geschwister, die man am besten in den Schrank sperrt und erst wieder befreit, wenn sie Demut gelernt haben. Ich würde ihn am liebsten dort verrotten lassen.

Dem Schlaf gehört alles: mein Tag und meine Nacht. Meine Arbeit, meine Freizeit. Der Kontakt zu meinen Kindern, meinem Mann, meiner Mutter, dem Kollegium. Er beherrscht meine Wünsche, meine Träume, meine Liebe. Der Schlaf gebietet über meinen Körper. Ich verabscheue ihn dafür, aber gleichzeitig sehne ich ihn herbei. Denn er erreicht seine Macht über mich mit einem einfachen Schachzug: mit seiner Abwesenheit. Wenn er fehlt, verblassen alle Prioritäten. Meine Würde ist auf einmal optional. Für eine einzige erholsame Nacht würde ich Überzeugungen aufgeben und mich selbst verraten.

Ich kann den Schlaf zwingen, zu mir zu kommen. Eine kleine weiße Pille genügt. Aber ich will nicht, dass er künstlich herbeizitiert wird. Deshalb benutze ich die Tabletten nur, wenn ich es nicht mehr aushalte, wach zu liegen und der Zeit dabei zuzuschauen, wie sie vorüberzieht. Wenn das Warten unerträglich wird, auf den Schlaf, auf den dämmernden Morgen. Auf das Wochenende, auf die Ferien, auf das nächste Schuljahr, auf das Großwerden der Kinder, auf die Rente, auf den Tod.

Ich liege und warte, und am nächsten Morgen ist die Welt noch da in ihrer ganzen Schrecklichkeit, der Tag geht von vorne los, und ich frage mich, wie ich den Kopf hochhalten soll.

Das Wachbleiben kommt mir gewalttätig vor, es ist, als würde ich am Tag in den Krieg ziehen und nachts noch einmal, an eine andere Front. Ein Dauereinsatz ohne Pause, eine Schlacht, die ich nicht gewinnen kann. Aber ich bin auch keine Soldatin.

Ich kämpfe für nichts, außer für mein Leben.

NACHT

19:50 Uhr

Wer sich auf das Dach des alten Krankenhauses verirrt, kann keine guten Absichten haben. Hier oben gibt es nichts weiter zu tun, als an den Rand zu gehen, einen Blick hinunterzuwerfen, und dann –.

Janis steht mit beiden Beinen fest an der Dachkante. Sie spürt den Wind, der vergeblich an ihren Haaren zerrt. Es stimmt, sie verfügt schon lange nicht mehr über gute Absichten. Jedenfalls nicht über solche, die ihr eigenes Leben betreffen. Sie hat sie verloren, nicht absichtlich, eher aus Versehen.

Janis ist jedoch keineswegs aufs Dach gestiegen, um aus dem Leben zu scheiden. Dafür weiß sie zu genau, welche Frakturen sie sich zuziehen würde, bei sechzehn Stockwerken. Nein, sie will sich nicht hinunterstürzen. Und doch steht sie hier und blickt über die Stadt.

Die Sicht ist weit, sogar in der Dämmerung reicht sie vom Villenviertel im Süden bis zu den Hochbauten im Norden. Zu sehen gibt es trotzdem nichts. Das liegt daran, dass die Stadt nicht viel Aufregendes bietet. Ein paar Kirchen, einige Gebäude am Hafen, die neu sind und sich wichtig hervortun, und ein Park, der um diese Jahreszeit aus schwarzen Gerippen besteht, so düster, dass sie sogar vor dem dunklen Himmel deutlich hervortreten. Dazwischen Häuser wie Hundehütten, mit tiefen Satteldächern und niedlichen Rundfenstern.

Der Grund, warum Janis hier oben steht, ist das Gebäude

direkt gegenüber. Es ist das neue Klinikum, ein Erweiterungsbau mit zwanzig Stockwerken, hellen Fenstern und sogar Balkonen auf der einen Seite. Ein asphaltierter Fußweg schlängelt sich in gleichmäßigen Kurven hinüber zum gläsernen Eingang. Von hier aus kann sie die Nachtschicht sehen, die gerade auf dem Weg zum Dienst ist. Die Menschen setzen sich dunkel ab gegen das hell erleuchtete Haus. Mit schnellen Schritten gehen sie geradewegs auf den Eingang zu. Niemand von ihnen kümmert sich um die vorgegebenen Kurven des asphaltierten Weges. Der ausgetretene Trampelpfad, der auf diese Weise entstanden ist, wirkt wie ein Wanderstab, um den sich eine Schlange gewickelt hat.

Janis sieht den Menschen gern dabei zu, wie sie zum Eingang eilen. Sie kann nicht erkennen, wer es ist, aber anhand des Schritttempos und der Körperhaltung stellt sie sich vor, dass hier Irina geht, dort Esra, und ganz hinten, fast schon zu spät, das kann nur Alex sein.

Nur Jens sieht sie nie. Das weiß sie sicher, denn ihn würde sie auch aus einem Kilometer Entfernung erkennen.

Janis ist diesen Weg unzählige Male selbst gegangen. Ihn von hier oben zu sehen, Anfang und Ende zu überblicken, gibt ihr das Gefühl, dass sie noch immer dazugehört. Als könnte sie jederzeit zurückkehren.

Das Dach der alten Klinik ist zudem der einzige Ort, an dem sie ungestört rauchen kann. Wobei es wohl niemand bemerken würde, wenn sie es bei der Arbeit täte. Vermutlich kann sie die ganze Nacht qualmen, ohne dass sich jemand beschwert. Jetzt tritt sie ihre Zigarette aus und öffnet die schwere Tür zum Treppenhaus. Ihre Schicht beginnt, und Janis ist bereit.

In dem alten Krankenhaus hält Janis die Stellung allein. Nur noch eine Etage ist in Betrieb, die ehemalige Intensivstation. Heute wird hier nicht mehr mit dem Tod gerungen. Die einzige Gegnerin, die zu bezwingen ist, blickt Janis aus dem Spiegel entgegen. Sie ordnet das lange, dunkle Haar, das wild vom Kopf absteht. Dann wäscht sie sich gründlich die Hände und desinfiziert sie. Eine alte Gewohnheit. Ihr Rücken schmerzt, nicht mehr als sonst.

Von den sieben Zimmern der ehemaligen Intensivstation sind nur noch zwei in Gebrauch. Die beiden Räume liegen sich gegenüber, am Ende des Flurs. Janis betritt den linken und schaltet ein kleines Licht am Schreibtisch ein. Sie aktiviert die Monitore und blickt auf die Wanduhr. Um diese Zeit sollte ihr Gast längst da sein. Das Infrarot-Kamerabild zeigt das rechte Zimmer. Es ist ein klassisches Krankenzimmer, mit einem Bett und einigem an Apparatur. Der Raum ist leer. Es geschieht selten, dass ihre Gäste spät dran sind. Die meisten Menschen kommen eher zu früh ins Schlaflabor, als wollten sie Sternchen dafür verdienen, dass sie sich pünktlich schlafen legen. Sie sitzen artig im Pyjama auf der Bettkante, wenn Janis hereinkommt, um sie zu verkabeln.

Sie spricht so wenig wie möglich mit ihnen. Das ist nicht unfreundlich gemeint, sie sieht nur keinen Sinn darin, mit Menschen Kontakt aufzunehmen, die sich kurz danach in den Schlaf verabschieden und das Krankenhaus am nächsten Morgen wieder verlassen. Sie kann ihnen nicht helfen. Sie schaut nur zu. Die Menschen, die zu ihr kommen, sind ihre Gäste. Nicht ihre Patienten.

Janis vertreibt sich die Zeit mit dem Protokoll, das die letzte Nachtwache dagelassen hat. Darin wird alles notiert, was sich in der Nacht zuvor ereignet hat. Meist sind die Protokolle also kurz. Dieses hingegen hat ein Spaßvogel verfasst, er feiert die Ereignislosigkeit der Nacht mit ironischem Unterton. Janis ärgert sich darüber. Der Protokollant studiert Medizin, so wie die meisten Nachtwachen im Schlaflabor, und er sieht die Dienste als Nebenjob, bevor die Karriere losgeht. Aber das gibt ihm nicht das Recht, sich über die Arbeit lustig zu machen.

Der Gast von gestern hatte eine obstruktive Schlafapnoe. Sein Atem setzte mehrmals aus. «Heute das erste Mal mit Gerät», bemerkt der Protokollant trocken, und dann folgt eine süffisante Beschreibung, wo die Maske mit dem Atemgerät sich im Lauf der Nacht befunden hat. Offenbar überall im Gesicht, nur nicht auf der Nase. Janis schüttelt den Kopf. Der Protokollant hat nicht verstanden, dass es seine Aufgabe gewesen wäre, die Maske zu korrigieren.

Ob sie ihren heutigen Gast anrufen soll? Es geschieht gelegentlich, dass niemand auftaucht. Dann wurde der Termin vergessen oder mutwillig ignoriert. Janis versteht das, manche können sich einfach nicht vorstellen, eine Nacht unter Aufsicht zu schlafen. Aber sie ruft immer an und fragt nach.

Sie sucht nach dem Namen, doch die Überweisung der Arztpraxis, die den Aufenthalt im Schlaflabor verschrieben hat, ist nirgends zu finden. Verflucht, wo hat der Tagdienst sie hingetan? Ohne Überweisung weiß sie weder, wer kommt, noch weshalb.

Janis lehnt sich zurück. Der Rücken meldet sich, sie spürt, dass die Nacht lang wird. Es lockt sie, sich wenigstens kurz zu entziehen. Nur solange ihr Gast noch nicht da ist. Sie schließt die Augen, und sofort entgleitet sie sich selbst, sie schläft, so tief, so fest, dass es scheint, als hätte sie zwei Existenzen: ein waches und ein schlafendes Selbst.

Sie schreckt auf von einem absichtsvollen Räuspern, eines jener Art, bei dem man sofort hochschnellt und sich fragt, was man falsch gemacht hat.

In der Tür steht jemand. Ihr Gast ist eine Frau. Etwa in ihrem Alter, Mitte vierzig. Nicht adipös.

Janis blickt sie stumm an. Die meisten Patienten sind Männer jenseits der fünfzig mit Übergewicht.

«Ich soll hier schlafen», sagt die Frau, und es entgeht Janis nicht, dass sie das *Ich* betont und damit eine Anklage platziert.

«Ich weiß», antwortet Janis, «ich bin die Nachtwache.»

Ein nervöses, helles Lachen entfährt der Besucherin. Janis stimmt nicht mit ein. Sie nimmt das Klemmbrett, auf dem normalerweise die Überweisung des Arztes eingespannt ist. Aber auch so sieht es wichtig aus. Als habe sie zu tun.

«Kommen Sie», sagt sie und schreitet voran in das Zimmer gegenüber. Sie öffnet die Tür und präsentiert den Raum, als sei es ihre beste Suite, was unter diesen Umständen sogar stimmt.

«Einmal bitte bettfertig machen, in fünfzehn Minuten bin ich dann da und verkabel Sie», sagt sie.

Die Frau betritt den Raum zögerlich, dreht sich einmal um sich selbst, stellt dann ihre Tasche ab und lässt sich auf der Bettkante nieder. Sie hat kurze, helle Haare, markante Züge. Blasslila Schatten unter den Augen. Ein Körper, der in sich zusammensackt, sobald sie sitzt.

Als sie den Kopf hebt und Janis in die Augen sieht, liegt in ihrem Blick tiefe, unverhüllte Erschöpfung. Für einen

Moment hat diese Frau die Maske abgelegt, die das soziale Miteinander steuert.

«Ich habe mich noch gar nicht vorgestellt», sagt Janis, «ich bin Janis Templin.» Die Frau nickt langsam, gibt ihr die Hand. Warm und stark.

«Sina», sagt sie, und dann, nach einer kurzen Pause, als sei ihr soeben eingefallen, dass der Name noch nicht vollständig ist: «Jott. Sina Jott. Wie der Buchstabe.»

Janis lässt noch nicht los. Die beiden Hände liegen ineinander, zwei Teile eines Ganzen.

Im Vorratsraum stellt Janis die Utensilien zusammen, die sie für die Verkabelung braucht. Elektroden, Gurte und Messgeräte für Schädel, Kinn und Nase, für Wangen, Brust und Bauch, für beide Beine und den Finger.

Man schläft mit dem ganzen Körper, sagt sie gern, wenn ihre Gäste sich über die vielen Gerätschaften beschweren. Schlaf schaltet nicht einfach nur das Bewusstsein aus. Ihr gefällt der Gedanke, dass er eine Gemeinschaftsaufgabe ist. Das Resultat einer feinen Abstimmung, die im ganzen Körper geschieht. Tausende, Abertausende kleine Taktgeber beteiligen sich daran, jede einzelne Zelle hat ihre eigene Uhr, und erst wenn alle synchron laufen, regulieren sie zusammen den gesamten Organismus.

Unter den Umständen scheint es ihr wie ein Wunderwerk der Natur, dass überhaupt jemals irgendwer schläft. Sind die inneren Uhren nicht gut aufeinander abgestimmt oder werden sie missachtet, gerät alles durcheinander. Die Rädchen drehen durch, schleifen sich ab, und irgendwann greifen sie nicht mehr. Dann fühlt der Körper sich an wie ein alter Wecker, der nicht mehr aufgezogen wird und zur falschen

Zeit klingelt. So geht es Janis jedenfalls nach zwanzig Jahren Schichtdienst.

Bei den Menschen, die zu ihr ins Schlaflabor kommen, ist noch nicht alles verloren. Mit den Messgeräten kann sie herausfinden, warum ihre Gäste aus dem Takt geraten sind. Wobei es genau genommen nicht Janis ist, die diagnostiziert, weshalb jemand schlecht schläft oder sich tagsüber gerädert fühlt. Eigentlich muss sie nur dafür sorgen, dass die Menschen ordentlich verkabelt sind und die Apparatur nachts nicht ausfällt. Wenn das Schlafprofil am nächsten Morgen vollständig vorliegt, beugen sich Ärzte und Pflegekräfte darüber, nicht die Nachtwachen.

Sie sucht noch Gipspaste, Pflaster, Wattestäbchen, Reinigungsmittel und Verlängerungskabel zusammen, dann überquert sie den Flur, klopft und tritt ein.

Sina Jott sitzt immer noch auf der Bettkante, die Hände gefaltet wie zum Abendgebet. Aber sie hat sich umgezogen. An ihr hängt ein großes, grob kariertes Flanellhemd, das brandneu aussieht. Es verspricht die Art von Gemütlichkeit, die es nur zum Spätherbst bei Tchibo gibt. Obwohl das Hemd ihr weit über die Knie reicht, sieht Sina Jott darin nackt aus.

Janis sagt nichts zur Ermutigung. Sie kann die Situation ohnehin nicht besser machen. Niemand schläft gern unter Aufsicht fremder Menschen. Und doch muss es geschehen, und es tut nicht weh.

«Hände hoch», sagt Janis, und Sina Jott hebt sofort die Arme. Wie ein kleines Kind. Janis legt den Brustgurt an, direkt unter die Achseln. Etwas weiter unten den Bauchgurt.

«Für die Atemtiefe», sagt sie knapp.

Sie klebt Elektroden ans Dekolleté, unterhalb des Schlüsselbeins.

Kleine Inseln in einem Meer aus Sommersprossen.

«Fürs Herz.»

Auch das Gesicht ist übersät mit Sommersprossen. Es sieht schön aus, besonders.

Epheliden, ruft Janis sich in Erinnerung, Überschuss von Melanin.

Sie fährt mit einem Wattestäbchen über das Gesicht. Das Reinigungsmittel bringt die Haut zum Glänzen. Sina Jott kneift die Augen zusammen. Janis vermindert den Druck und lässt das Stäbchen kreisen, sie umrundet eine Sommersprosse, tupft hinüber zur nächsten, streicht sanft mit der Watte über die Stirn. Das Gesicht entspannt sich etwas.

«Ruhig die Augen noch geschlossen halten», sagt Janis leise, dann klebt sie Elektroden auf die gereinigte Haut an Schläfen, Kinn und Stirn.

«Für die wilden Schlafphasen», sagt sie.

«Wieso das?»

«Da bewegen sich die Muskeln im Gesicht, und wir zeichnen das auf. Es zeigt mir, wo Sie sich gerade befinden.»

Sina Jott lacht auf. «Ich dachte eigentlich, ich bleibe hier im Bett.»

«Wo im zirkadianen Rhythmus, im Schlafzyklus, meinte ich», sagt Janis schnell. Bei diesem Gast fühlt sich alles verdreht an.

Die Elektroden für das EEG hebt sie sich bis zum Schluss auf. Vor den roten und blauen Kabeln hat sie am meisten Respekt. Sie werden mit Gipspaste an den Kopf geklebt und nehmen von dort Verbindung auf zum Innersten des Menschen. Zum Gehirn.

Janis erinnert sich an ihre Gäste häufig über die Eigenschaften ihrer Kopfhaut. Sie weiß erst, mit wem sie es zu tun hat, wenn sie sich durch das Dickicht der Haare geschlagen hat und sehen kann, was darunter liegt. Der pensionierte Fleischer, dessen Kopfhaut trotz seiner über achtzig Jahre rosig ist wie die Hinterbacke eines Ferkels. Der Lehrer, dessen schorfiger Schädel im Widerspruch steht zu seiner stattlichen Erscheinung und der sorgsam gelegten Restfrisur. Der quirlige Herrenausstatter, der eine Glatze hat und seine Kopfhaut trägt wie eine Pracht.

Wenn Janis ihre Fingerkuppen über einen Schädel gleiten lässt, um die richtige Stelle für die erste Elektrode zu finden, spürt sie eine Wahrheit, die sich sonst nicht offenbart. Das ist nicht jedem recht. Manchmal begegnet ihr Widerstand, dann verwandelt sich die Kopfhaut in feindliches Gebiet. Aber nicht bei Sina Jott. Ihre Kopfhaut heißt sie willkommen. Das Haar duftet schwach, darunter liegt verletzliche Haut. Janis' Fingerkuppen kartografieren den Schädel, nehmen Hindernisse wahr, Irrläufe, Verletzungen. Zarte Hauben aus Schorf, kleine Pickel vielleicht, die ab und an aufgekratzt wurden. Eine schmale Schneise taucht auf, normalerweise verborgen vom Deckhaar. Janis folgt ihr, eine verblasste Narbe, die sich vom Haaransatz mehrere Zentimeter über den Kopf zieht.

Sina Jott zuckt. Janis findet eine Stelle, die sich für eine Elektrode eignet, tupft Gipspaste darauf und legt eine Elektrode an. Dann presst sie mit zwei Fingern die Elektrode in die Paste, sanft, aber bestimmt.

«Das braucht ein bisschen Druck», sagt sie. Es stimmt nicht, der Gips muss einfach nur trocknen, damit es hält. Aber es gibt Janis das Gefühl, dass sie ihren Job gut macht.

Sina Jott spannt die Schultern an, und dann schluchzt sie, einfach so, ohne Vorwarnung. Eine kurze, heftige Eruption, so schnell vorbei, dass Janis es sich auch eingebildet haben könnte. Aber ihr Gast wischt sich hastig mit dem Ärmel des Flanellhemdes die Nase ab.

«Entschuldigung», ihre Stimme klingt etwas heiserer als zuvor, dann legt sie ihre Hände wieder in den Schoß und wartet, dass es weitergeht.

Janis will etwas sagen, etwas Tröstendes. Früher war sie darin gut. Du bist eine Empathie-Maschine, hat Jens immer gesagt. Dein Motor läuft auf Mitgefühl. Bis er eben nicht mehr lief.

Jetzt legt sie kurz die Hand auf die Schulter vor ihr. Sie spürt die Spannung im Körper, den Nachhall des Weinens. Erst als der Druck ein wenig nachlässt, nimmt sie die Hand weg und arbeitet sich weiter vor, schnell und routiniert. Bald ist der ganze Kopf verkabelt, und mit den Gurten, dem Sensor am Finger und dem Vibrationsmesser an der Brust sieht ihr Gast nun aus wie all die anderen, die irgendwann hier saßen: ein wenig wie eine Statistin in einem B-Movie aus den Siebzigern, in dem Gehirne ausgesaugt und Gedanken gelesen werden. Sina Jott holt ihr Handy hervor und betrachtet sich mit der Selfie-Funktion der Kamera. Dann schneidet sie eine Grimasse, macht ein Foto und schickt es routiniert in eine WhatsApp-Gruppe.

«Habe ich den Kindern versprochen», sagt sie und berührt vorsichtig die Kabel, die ihr vom Kopf hängen, «sie wollten wissen, wie ich aussehe, wenn meine Träume angezapft werden.»

«Die werden nebenan auf dem Bildschirm übertragen», sagt Janis, «also pass auf, was du träumst, ich sehe alles.»

Erst als sie den überraschten Blick ihres Gastes auffängt, bemerkt sie, dass sie geduzt hat. Es ist gänzlich unangemessen, und Janis macht intuitiv einen Schritt zurück, bringt mehr Raum zwischen sich und Sina Jott, um die Nähe zu tilgen, die sie versehentlich heraufbeschworen hat. Aber es ist geschehen, und zurücknehmen kann sie es nicht mehr.

Janis hat noch nie einen Gast geduzt. Oder einen Patienten. Es ist wichtig, eine unsichtbare Trennlinie einzuhalten, eine, die sie nicht überschreitet, gerade weil andere es so oft tun. Ihre Patienten haben sie oft beim Vornamen genannt oder «Herzchen» oder «Liebes» oder einfach nur «Du!». Menschen verlieren jedes Gefühl für Nähe und Distanz, sobald sie im Krankenhaus liegen und ihr Leben von anderen abhängt. Sie lassen die Tür zur Toilette offen, bedecken ihre Genitalien nicht, greifen nach Armen, in die sie sich fallen lassen können. Früher musste Janis ihre Patienten oft sanft daran erinnern, dass auch sie eine Intimsphäre hatte. Und nun ist es ihr selbst passiert.

Etwas an Sina gibt ihr das Gefühl, sie dürfe diese Grenze überschreiten. Vielleicht das Weinen eben, oder ihr eigener kurzer Zwischenschlaf vorhin. Sina hat sie schlafen sehen, und sie wird Sina schlafen sehen. Sie teilen eine Nacht.

Vielleicht ist das Du die einzig angemessene Anrede. Sie lässt es im Raum stehen wie ein ungeöffnetes Geschenk.

Sina nestelt an den Elektroden, legt sie zurecht. Als könne sie Ordnung bringen in das Chaos auf ihrem Kopf und dabei auch das aufräumen, was gerade in Unordnung geraten ist zwischen Janis und ihr.

«Damit soll man wirklich schlafen?», fragt Sina und deutet auf ihren Kopf.

«Geht leichter, als man denkt.»

«Ich schlaf doch normal schon nicht.»

«Normalen Schlaf gibt es nicht», sagt Janis, «aber wir verabreichen auch Tabletten, wenn es nicht anders geht.»

«Zählt das dann überhaupt, wenn der Schlaf künstlich ist?»

«Ist auf jeden Fall besser, als nur Wachphasen aufzuzeichnen. Soll ich eine Tablette bringen?»

Sina sagt nichts. Sie reibt ihre Füße aneinander, die in dicken selbstgestrickten Socken stecken. Als könne keine Wolle der Welt die Kälte vertreiben. Dann schüttelt sie den Kopf.

«Sonst sag einfach Bescheid.» Janis kostet das erneute Du auf den Lippen. Sie geht zur Tür. «Ich mach jetzt das Licht aus.»

Sina sackt nach hinten, vorsichtig, um die Kabelage nicht durcheinanderzubringen. Sie dreht Janis den Rücken zu, noch bevor die Tür zufällt.

Sina

Was für ein lieber kleiner Gedanke, dass ich in diesem Bett liegen und schlafen könnte. Alles spricht dagegen. Meine Füße, die kalt sind. Das Kissen, das fremd riecht. Die Kabel am Kopf. Ich sehe aus wie Medusa, natürlich nicht so furchteinflößend schön wie in den Sagenbüchern, eher eine Art Billigversion, mit dünnen Plastikfäden, die vom Kopf sprießen, statt mächtigen Schlangenhaaren. Wenn ich jetzt die Augen aufmache, wird alles zu Stein. Schließe ich sie, verfelse ich von innen. Ich hätte die Tablette nehmen sollen, die mir die Nachtwache angeboten hat. Dann wären die Kanten nicht so hart. Eine Pille stattet das Felsige mit Polstern aus, macht aus der Nacht ein Wolkenbett.

Versuchen Sie es stattdessen doch einmal mit festem Boden unter den Füßen, hat der neue Hausarzt gesagt. Er hatte lange Wimpern, wie ein Kind. Ganz zarte Härchen, die sich an seine Wange schmiegten, wenn er den Blick senkte. Wie er da saß in seinem knitterfreien Kittel, ganz besorgt, aber gleichzeitig frisch und ausgeschlafen und voller Tatendrang. Er konnte nicht glauben, dass seine Vorgängerin mir jahrelang Zolpidem verschrieben hat. Wolkenbett auf Rezept.

Sie können doch nicht ewig so weitermachen, sagte er noch. Dabei will ich gar nicht weitermachen, ich will in meinem Bett liegen und schlafen, wie alle anderen auch. Stattdessen schickt er mich ins Schlaflabor, ausgerechnet. Hier werde ich erst recht wachliegen. Aber wenn das nötig ist, um ihm zu beweisen, dass ich das Rezept brauche, bitte. Dann opfere ich gerne eine weitere Nacht.

Eigentlich sollte ich es machen wie Ida. Ida brüllt, wenn ihr danach ist. Meine stolze, wütende Tochter. Wäre ich doch ein bisschen wie sie.

Wie versehrt ich bin von den scharfen Kanten. So beschädigt, dass ich mich von einer fremden Frau beobachten lasse, wie ich mich im Bett herumwälze. Immerhin liege ich nicht tatenlos herum, sondern leiste einen Beitrag, ich produziere Ausschläge auf einem Bildschirm. Natürlich tue ich das. Nichts gibt es umsonst, auch nicht Nachtruhe. Wer sich nicht anstrengt für den effektiven Schlaf, hat ihn nicht verdient, denn jedes Kind kann schlafen lernen, und wenn du deine Lektion versäumt hast, musst du eben nachsitzen. Genauso gut könnte ich Nachhilfe im Atmen beantragen. Oder im Schlucken. Im Liegen.

Mir fehlt die Kuhle in meiner Matratze. Mir fehlt Ida. Mir fehlt Ben, der warme, wuschelige Ben, der noch durchscheint hinter seinem neuen Schweigen und dem höflichen Kopfschütteln. Er ist so groß geworden, dass ich zu ihm aufschauen muss, wenn ich ihn umarmen will. Und mir fehlt Fanny, ihr goldenes Gehüpfe. Dass mir der Hund eher einfällt als Matthias, sollte mir zu denken geben. Wäre ich jetzt zu Hause, würde Matthias neben mir liegen. Er würde seelenruhig den Tag verarbeiten, Kraft sammeln für den nächsten und leise schnarchen dabei.

Ich mache meinen Kopf leer und denke an nichts, so hat meine Meditations-App es mir beigebracht. Die App weiß, wie positive Verstärkung funktioniert. Wenn mir mit Konfetti-Regen mitgeteilt wird, dass ich diesen Monat fünfmal erfolgreich meinen Geist gelöscht habe, fühle ich mich, als hätte ich wirklich etwas geschafft. Bestimmt ist das zu sehen, Ausschläge auf dem Monitor, die beweisen, dass ich hier bin. Oder?

Bin ich das?

Bin ich wach?

Oder träume ich, dass ich nicht schlafen kann?

Jeder bekommt den Alptraum, den er verdient, sagt meine Mutter. Wenn dies mein Alptraum ist, wird es einen Grund geben, dass ich ihn habe. Dann liege ich gar nicht wirklich in diesem Klinikbett, und die seltsame Nachtwache, die einfach Du zu mir sagt, ist nur in meinem Geist.

Dann existieren die Drähte am Kopf nicht, und ich spüre die Kuhle in meinem Rücken, und gleich kommt der Zug, denn mein Alptraum hat einen Zeitplan, der präzise eingehalten wird. Nacht für Nacht, um zwei Uhr sieben, rattert ein Zug durch meinen Garten, er pflügt sich durch mein Gehirn und wirbelt auf, was sich gerade gesetzt hat. Es ist die Nordwestbahn nach Delmenhorst, man kann die Uhr nach ihr stellen.

Wer auch immer um diese Zeit etwas in Delmenhorst zu erledigen haben sollte, dem lege ich diese Verbindung ans Herz. Ich kann bestätigen, dass der Zug pünktlich ist. Dass er zuverlässig Fahrt aufnimmt, sobald er den Bahnhof verlässt, und etwa 150 Meter weiter, wenn er an meinem Schlafzimmerfenster vorbeifährt, zur Höchstform aufläuft. Er rattert, klappert, pocht sich hinein in mein Gehirn. Die Zunahme an Geschwindigkeit posaunt er hinaus auf den Schienen, mit den Motoren, sogar mit rüttelnden Fenstern oder Türen. Rattern, Klappern, Pochen. Fast schon vertraut.

Meist bleibe ich liegen, wenn der Zug kommt. Aber manchmal fühle ich mich derart betrogen um die Zeit, die er mir stiehlt, dass ich aufstehe. Ich gehe in die Küche, leise, um niemanden zu wecken, und mache Kaffee. Bin entschlossen, die Nacht zu nutzen, die mir in ihrer gesamten Länge zur Verfügung steht. Dann bereite ich eben Unterricht vor oder korrigiere Klassenarbeiten.

Der Kaffee.

Die Tasse auf dem Heft.

Der Fleck.

Selber schuld.

Wie es passiert ist, erinnere ich nicht. Vielleicht ein Sekundenschlaf beim Einschenken. Der Kaffee plätschert auf das Klausurheft, das aufgeschlagen vor mir liegt, und vermischt sich mit blauer Tinte.

Anstatt besonnen trocken zu tupfen und den Schaden zu begrenzen, schlage ich reflexhaft das Heft zu und verursache so einen Dopplereffekt. Der Fleck spiegelt sich nun auf der anderen Seite und ergibt meinen persönlichen Rorschachtest: Mal sehe ich darin das Innere eines Mundes, mal den obligatorischen Schmetterling. Früh am Morgen, bevor ich in die Schule fahre, sehe ich zwei über Kopf hängende Affen, die sich an den Händen halten. *Meine Hände sind kalt. Nein, meine Hände sind warm.* Die Affen schaukeln hin und her. Ich greife nach ihnen, aber da ist nichts, da sind nur Schlangen, in Rot und Blau. Es rauscht in meinen Ohren.

21:30 Uhr

Sie liegt im Papierkorb. Obenauf, makellos, weder geknickt noch zusammengeknüllt, sondern sorgfältig abgelegt, als hätte jemand gedacht, dass die Überweisung hier am besten aufgehoben sei. Janis nimmt das Blatt aus dem Müll, dann sucht sie den Aktenordner heraus, in dem die Überweisung abgeheftet werden soll. Sina ist mit Verdacht auf Schlafapnoe hier, wie die meisten von Janis' Gästen. Es ist allerdings ungewöhnlich, dass ein Arzt bei einer Frau, die dazu noch verhältnismäßig jung ist, überhaupt auf die Idee einer Schlafapnoe kommt. Unter *Bemerkungen* hat der Arzt notiert: *F13.2-V, Zolpidem. Bitte keine weiteren Z-Präp.*

Janis hält inne. Sina ist suchtgefährdet und sollte kein Schlafmittel erhalten. Warum hat sie das nicht in Erwägung gezogen, vorhin, als sie Sina die Tablette angeboten hat? Wie konnte das passieren? Ausgerechnet ihr, einer Krankenschwester mit zwanzig Jahren Berufserfahrung, die auf der Orthopädie bekannt war für ihre Sorgfalt und ihr phänomenales Patientengedächtnis? Die niemals Medikamente allein gesetzt, immer auf das Vier-Augen-System zurückgegriffen hat? Hier im Schlaflabor hat sie sich nur um eine einzige Person zu kümmern. Keine ganze Station mit einer Mischung aus Dekubitus, septischer Arthritis, Rippenfraktur, Bandscheiben-Rezidiv. Keine dreißig Lebensgeschichten, keine sechzig Hände, die nach ihr greifen, keine neunzig Rufe pro Nacht. In ihrer Obhut befindet sich eine einzige Person, weder lebensgefährlich krank noch verletzt.

Sie legt ihre Hände auf den Bauch, um das Flattern zu unterdrücken, das sich von dort in alle Richtungen ausbreitet. Ekstatisches Flügelschlagen, Flugversuche junger Vogelschwärme, die an ihre Bauchdecke stoßen, um der Enge ihres Körpers zu entkommen.

Janis probiert die Sache mit dem Atmen. Ein und aus, lange Züge, um die Lungen mit Luft zu füllen und dem Schwirren in ihrem Bauch eine Richtung zu geben, zu synchronisieren mit dem Rest ihres Körpers, aber es gelingt ihr nicht. Es dehnt sich weiter aus, in die Gliedmaßen hinein, jetzt zittern schon die Hände.

Sie braucht dringend ihre Kopfhörer. In ihrer Tasche sind sie nicht. Das kann nicht sein, sie hat sie doch eingesteckt. Je tiefer sie wühlt, desto sicherer ist sie, dass sie das kleine weiße Kästchen verloren hat, ausgerechnet jetzt, wo sie sie wirklich braucht.

Sie findet es in ihrer Jacke. Erleichtert öffnet sie die Musik-App ihres Telefons. Schon die ersten Takte lenken sie ab. *Show me, show me, show me,* das Zittern legt sich, *I opened up my eyes,* das Flattern wird weniger, *and found myself alone,* und sie erhebt sich, *alone, alone, alone above a raging sea,* sie bewegt sich durch den Raum und singt leise mit.

The Cure funktioniert immer. Satte Melancholie, und trotzdem lässt die Musik ihr Luft zum Atmen. Ein Schutzschild gegen größte Traurigkeiten. Sie sinkt zurück auf den Stuhl und atmet tief durch. Es ist nichts passiert. Sie hat nur eine Tablette angeboten, so wie immer, wenn auf der Überweisung nichts anderes vermerkt ist. Sie hätte hartnäckiger nach dem Wisch suchen sollen. Aber Sina hat die Tablette abgelehnt, und alles ist gut.

Janis locht das Blatt und heftet es ab. Ihr Blick fällt auf

das Geburtsdatum. Sina ist ein Jahr jünger als sie. Genau ein Jahr. Sie haben am gleichen Tag Geburtstag. Janis starrt auf die Überweisung. Dann lässt sie den Metallbügel über dem Blatt zuschnappen und schlägt den Ordner zu.

Sina

Ich liege nicht wach wegen des Klimawandels. Auch nicht wegen der Kriege oder der Gefahr von rechts. Ich liege wach, weil ich nicht weiß, wo meine Arme hinsollen. In dem Moment, in dem ich ins Bett steige, wird mir überhaupt bewusst, dass ich Arme habe. Den ganzen Tag über machen sie keine Probleme, sie tragen und heben Dinge, sie halten fest, lassen los, umarmen, all das klaglos. Aber im Bett verlangen sie so viel Aufmerksamkeit, dass ich mich bald vollends darauf konzentriere, wie sie es am bequemsten haben. Einer liegt unter dem Körper und tut irgendwann weh, der andere bleibt über. Jedenfalls in meiner Lieblingsposition, Seitenlage. Wenn ich auf dem Rücken liege, sind beide Arme ohne Funktion, dann kann ich mir nur die Hände gefaltet auf den Bauch legen. Auf dem Bauch schlafen ist ein No-Go, das sagt sogar die Schlafmedizin. Wie machen andere Menschen das? Woher wissen sie, wie ihre Körperteile zu sortieren sind für die Bettruhe?

Wenn ich Fanny betrachte, die schnarchend eine Art Pfötchenkonferenz abhält, alle Pfoten auf einen Haufen, halb unter sich, den Kopf einfach darauf abgelegt, dann denke ich, dass Säugetiere intuitiv wissen, welche Körperhaltung den Schlaf am wenigsten stört. Und ich, als Mitglied der Krone der Schöpfung, versage sogar in dieser Disziplin. Ich weiß noch nicht einmal, wie ich liegen soll.

Sagen kann ich das keinem. Schlaflosigkeit wegen fehlerhafter Sortierung der Gliedmaßen ist einfach keine gute

Geschichte. Wenn wir zum Essen eingeladen sind bei Cleo und Frank, fragt Cleo zuverlässig zwischen Vorspeise (Feldsalat mit Walnüssen und Ziegenkäse) und Hauptgang (etwas Kompliziertes von Ottolenghi), wie es mir geht. Sie weiß von Frank, der es von Matthias gehört hat, dass ich schlecht schlafe. Cleo will wissen, wie schlimm es gerade ist, und sie sieht besorgt aus dabei, aber ich werde das Gefühl nicht los, dass sie bei meiner Schlaflosigkeit verweilt wie ein Wracktourist vor dem Unfall. Sie will hören, wie das ist, die ganze Nacht wachzuliegen, und wie ich den nächsten Tag überstehe im Unterricht. Selbstverständlich versäumt sie nicht, mir von dem einen Mal zu erzählen, als sie auch mal nicht schlafen konnte, im Sommer 2003, kurz vor dem ersten Staatsexamen, sie war sicher, es nicht in den Schuldienst zu schaffen. Ansonsten schläft sie wie ein Baby. Sie meint wohl diese Wunderbabys, die rosig und sanft und mit zerknüffelten Däumchen in hübschen Zimmern liegen. Nicht die brüllenden, schwitzigen Kinder, die ich in den Schlaf wiegen musste.

Cleo und Frank haben keine Kinder. Sie haben Rennräder, eine Sauna im Keller und ein ruhiges Leben mit Raum zum Denken, Schlafen und Arbeiten. Wahrscheinlich haben sie sogar Sex.

Cleo kennt den schwangeren Leib nicht, der nachts überall juckt und ständig im Weg liegt. Das Geschrei der ersten Lebensjahre, den schrillen Lärm, der Nervenbahnen auseinanderreißt, als wären es lieb vertäute Wollfäden.

Warum die beiden kinderlos sind, weiß ich nicht. Darüber spricht man nicht, sagt Matthias. Ich finde, man spricht auch nicht über Schlaflosigkeit, erst recht nicht mit Frank, der unser Schulleiter ist. Aber Matthias hält Frank für einen

Freund, und mit guten Freunden teilt man, was einen bedrückt, und offenbar bedrückt es Matthias, dass ich nicht schlafen kann.

Ich durchkämme das Grün auf meinem Teller und sortiere die Nüsse aus. Walnüsse haben im Abendessen nichts verloren. Sie sehen aus wie Gehirne von Eichhörnchen, und genauso schmecken sie auch. Cleo benutzt sie nur, um die Vorspeise zu verschnörkeln. Sie täuscht *haute cuisine* vor, dabei habe ich die JA-Tüte mit den Billignüssen genau gesehen, als ich vorhin in der Küche war. Matthias und Frank sind in ein Gespräch verwickelt über eine Serie, die ich nicht kenne und von der ich weiß, dass auch Matthias sie nicht gesehen hat. Cleo fragt mich etwas. Ich spieße eine Nuss auf meine Gabel und will sie auf den Rand des Tellers unter eine Tomatenscheibe legen, aber sie verklemmt sich in den Zacken. Unauffällig erhöhe ich den Druck, klopfe mit der Gabel auf den Teller. Die Nuss rührt sich nicht. Cleos Stimme klingt dringlicher jetzt, aber ich habe zu tun, ich muss ein Eichhörnchengehirn loswerden, also nehme ich mein Messer und versuche, die Nuss vornehm von der Gabel abzustreifen. Sie gibt nicht nach, genauso wenig wie Cleo, die sich jetzt zu mir beugt. Mir bleibt nichts anderes übrig, als mir die Nuss in den Mund zu stecken, sie löst sich sofort von der Gabel und breitet sich mehlig und bitter aus. Cleo sagt etwas, das ich nicht verstehe, meine Zähne mahlen zu laut, und außerdem spricht man nicht mit vollem Mund, also nicke ich einfach, wie immer. Die Nuss wird mehr, sie füllt den Rachenraum. Bald muss ich schlucken. Oder den Brei unauffällig in meiner Serviette verschwinden lassen.

Die Tür zur Küche geht auf, Frank hat Wein geholt. Während sie sich langsam hinter ihm schließt, kann ich in die dunkle Küche hineingucken. Da ist jemand. An der Anrichte steht eine Person mit dunklen Haaren, die wild vom Kopf abstehen, sie steht etwas vorgebeugt über den geöffneten Mülleimer und schüttet die restlichen Walnüsse aus der JA-Tüte in den Eimer. Die Tür fällt zu, und es ist, als hätte ich nichts gesehen.

Als Cleo und ich später in der Küche stehen und darauf warten, dass die High-End-Kaffeemaschine vier Espressi ausspuckt, will sie wissen, warum ich wachliege. Ich überlege, ob ich den Klimawandel vorgebe oder die Kriege oder die Gefahr von rechts. Es würde Pluspunkte geben. Aber ich habe Angst, dass Cleo mir in diesen Themen überlegen ist, und nichts ist alberner, als wegen etwas wach zu liegen, von dem man keine Ahnung hat.

Ich lasse meine Serviette, in der ich den Nussbrei versteckt habe, in den Mülleimer gleiten. «Ich weiß nicht, wie ich liegen soll», sage ich, und es fühlt sich an wie ein kleiner Sieg.

Jetzt fängt Cleo an. Ich höre mir noch einmal an, wie sich die schlaflose Nacht im Jahr 2003 zugetragen hat, und dann berichtet sie, dass sie in letzter Zeit, eigentlich seit Corona, Schwierigkeiten hat einzuschlafen. Sie liege wach, sagt sie, weil es ihr unmöglich erscheine, friedlich zu schlafen in einer Welt, die derart zugrunde geht. Der Klimawandel, die Kriege, die Gefahr von rechts. Nichts macht ihr mehr Angst als die Welt selbst. Ich blicke auf den Mülleimer, der den Nussbrei enthält, und nicke langsam, ein Nicken für jede Krise, die sie aufzählt. Sie erstellt jetzt eine Rangliste der Katastrophen nach Dringlichkeit. Wie es für den Klimawandel fast schon zu spät ist und wir den x-ten Monat in Folge das 1,5-Grad-Ziel verpasst haben, davon kriegt sie nachts Schweißausbrüche, selbst wenn sie mit dem Fahrrad zur Schule fährt und nur einmal im Jahr in den Urlaub fliegt. Die Bilder aus dem Nahen Osten und der Ukraine kann sie gar nicht mehr ertragen, sie scrollt einfach weiter, obwohl sie weiß, dass sie das nicht darf, dass man hinsehen muss.

«Und wer», sagt sie und berührt mich kurz am Ellbogen, «wer, Sina, wenn nicht wir, sind jetzt gefragt, klare Kante zu zeigen?», und ich frage mich, wen sie mit wir meint. «Mit unserer Kunst», sagt sie verschwörerisch, als hätten wir einen Geheimpakt geschlossen. Mir fällt ein, dass sie ein Atelier im Garten hat. Sie lädt regelmäßig ihre talentiertesten Schülerinnen dorthin ein, um über ihre aktuellen Arbeiten zu sprechen. Jetzt hält sie sich an meiner Schulter fest, stabilisiert sich. Sie wirkt betrunkener als zuvor. Ich unterdrücke den Impuls, sie abzuschütteln.

«Willst du mal sehen, woran ich gerade arbeite», sie fragt nicht, sie stellt fest, und ich weiß beim besten Willen nicht, wie ich ablehnen soll, auch wenn mir gerade nichts ferner liegt, als mir Cleos Kunst anzuschauen. Ich stelle sie mir selbstgefällig und flach vor.

Wie meine Kunst heute aussähe, wenn ich noch malen würde? Ich will es lieber nicht wissen. Cleo versteht mein Schweigen als Zustimmung und führt mich in den Garten.

Das Atelier ist ein kleiner Schuppen, den Cleo selbst umgebaut hat. Es kommt nicht viel Licht hinein, aber über die gesamte Decke spannen sich Stahldrähte, an denen Lampen befestigt sind. Cleo legt einen Schalter um, die Lampen gehorchen nur widerwillig. Ein Brummen füllt den Raum, wird lauter mit jeder neuen Leuchte, die angeht. Am Ende ist es taghell. Der Boden ist übersät mit großen Blättern, die Wände sind voller Bilder. Schwarze Linien auf bleichem Grund, mal hingeworfen, mal feiner ausgeführt, jede Linie virtuos gesetzt. Es sind Aktzeichnungen. So weit das Auge reicht, sehe ich Brüste, Pobacken, Schambereiche, Achselhaare. Einige Zeichnungen scheinen mehrere Körper zu enthalten, andere zeigen im Großformat das Detail einer einzigen Figur.

Die Bilder sind gut, nicht nur handwerklich. Sie haben eine Kraft, die ich nicht sofort einordnen kann. Ich spüre einen kleinen Stich.

Das letzte Bild, das ich gemalt habe, ist zwanzig Jahre her. Ich weiß noch genau, wie sich die Leinwand unter meinen Händen anfühlte. Wie die Farben ineinanderliefen, ohne sich zu vermischen, dunkel, kräftig. Helle Tupfer darauf, Abertausende, die mein Handgelenk zum Glühen brachten. Wie das Bild Gestalt annahm, fast so, als würde es ohne mein Zutun geschehen. Wochenlang arbeitete ich daran, wie im Rausch. Ich aß kaum noch, schlief, wann ich wollte, vergaß Termine und ging nicht mehr zur Uni. Stattdessen schloss ich mich mit meinem Bild in der Werkstatt eines Freundes ein. Flo hatte mir den Raum überlassen, weil ich großformatig arbeiten wollte und meine WG es leid war, dass ich die Wohnküche zum Atelier umfunktionierte. Das Bild war düster, wild und schön, und als es endlich fertig war und Teil einer Ausstellung sein durfte, konnte ich mit ihm die Welt erobern.

Nur kam danach nichts mehr.

Cleo steuert auf eine Staffelei zu, ihr aktuelles Werk, eine Kohlezeichnung auf Papier. Es klemmt auf einem Holzbrett. Aber ich folge ihr nicht. Mitten im Raum steht ein altes Sofa, mit grünem Samt bezogen, es hat geschwungene Beine aus dunklem Holz. Darauf liegt ein kleines gelbes Kissen. Das Sofa ist der einzige Farbklecks in diesem überhellen Raum, genau groß genug für eine Person, und gerade lädt es mich ein, diese Person zu sein. Ich nehme die Einladung an, hechte fast durch den Raum, als spielten wir Stuhltanz und Cleo könnte sich in letzter Sekunde vor mir daraufwerfen, aber sie wischt mit einem feuchten Lappen Kohle von der Staffelei, und ich erreiche den Samt. Er fühlt sich warm an und geschmeidig. Nichts ist im Weg, die Arme sind dort, wo sie hingehören, der Kopf ruht auf dem kleinen Kissen, als hätte ich schon immer gewusst, wie man liegt. Als könnte ich die Augen schließen und loslassen.

21:50 Uhr

Janis sieht, wie Sina die erste Hürde nimmt. Wie die dichten, eng getakteten Linien heller, langsamer, ausschweifender werden, nach oben und unten. Es ist schön, wenn sie so nah dabei sein kann. Oft kommt es nicht vor, dass sie genau in dem Moment hinschaut, in dem die Person, die sie zu Bett gebracht hat, einschläft. Die Alphawellen bekommen bereits harte Spitzen, zackig, als hätte das Gehirn Stakkato angeordnet. Es sind noch keine Schlafspindeln zu sehen, und noch keine richtig hohen Ausschläge. Es muss die N1-Phase sein, die am Anfang des Schlafzyklus steht und sich immer wieder mit kurzen Wachphasen abwechselt. Aber das ist schon besser als nichts. Viele ihrer Gäste brauchen Stunden, um in einen ersten leichten Schlaf zu fallen, und wachen ständig auf.

Janis hat gelernt, die Hypnogramme ihrer Gäste zu lesen. Zu Beginn kam ihr das wilde Gekrakel auf den Monitoren vor wie eine Geheimsprache. Auf der Orthopädie hatte sie Hüftbrüche, Verkehrsunfälle und Knochenverletzungen versorgt. Sie musste nicht mit technischen Hilfsmitteln in die Köpfe ihrer Patienten hineinsehen. Jetzt, im Schlaflabor, sind die schwarzen Linien auf bleichem Grund ihr einziger Anhaltspunkt.

Vor zwei Jahren, bei ihren ersten Nächten im Schlaflabor, hat sie noch dicke Fachbücher mitgeschleppt. Sie verglich Abbildungen von Elektroenzephalografien mit den Gehirnwellen, die auf ihrem Monitor zu sehen waren. Nach einiger

Zeit begann sie, Muster zu erkennen. Sie übte sich darin, die Rhythmen einzuordnen, und bald gelang es ihr, ihnen Bedeutung beizumessen.

Und trotzdem sind es nur elektrische Impulse. Aufschlussreicher ist doch der Mensch als Ganzes, findet Janis.

Sie schaltet um auf das Videobild und betrachtet Sina. Sie liegt auf der Seite, hält die Augen geschlossen und atmet ruhig. Der Kragen des Flanellhemdes hat sich ein wenig verschoben und legt das Schlüsselbein frei. Der Knochen bildet eine Kuhle und wirft Schatten. Janis zoomt mit der Kamera ein, so weit sie kann. Jetzt sieht sie Sinas Gesicht nahe, und den Brustkorb darunter. Er hebt und senkt sich, und der Schatten wandert mit jedem Atemzug. Janis passt ihren Atem an. Auch ihr eigener Brustkorb hebt sich, wenn Sina die Luft einsaugt, und senkt sich, wenn Sina ausatmet. Sina driftet gerade weg, ihr Geist schweift aus, und für Janis fühlt es sich an wie eine Einladung. Als dürfte sie mitkommen auf die Reise, die Sina jetzt antritt.

Sina

Ich komme nach Hause und wappne mich für die Stille. Mein Schlüssel gleitet geräuschlos ins Schloss, vorsichtig drehe ich ihn und drücke gegen die Haustür. Sie klemmt. Ich muss mich dagegenstemmen, um sie aufzukriegen. Sie schleift über den Boden und verursacht ein unangenehmes, scheuerndes Geräusch. Es ist so laut, dass ich zusammenzucke.

Ein stilles Haus um die Mittagszeit ist eine der wenigen Bedingungen, die Matthias an den Alltag stellt. Er legt sich nach der Schule hin, damit er fit für die Unterrichtsvorbereitung am Nachmittag ist. Eine Dreiviertelstunde lang wünscht er sich absolute Ruhe, und wir achten darauf, so gut wir können.

Als ich die Tür extra langsam schließe, damit sie so leise wie möglich zufällt, schabt sie noch einmal über den Boden. Ich muss Matthias sagen, dass er sie repariert. Diese kleinen Dinge häufen sich momentan. Wenn wir über das Haus reden, sagen wir immer noch «das neue Haus», obwohl man an manchen Stellen deutlich sieht, dass es inzwischen sechzehn Jahre alt ist. Wir haben es gebaut, als Ben unterwegs war. Manche Farbe ist vergilbt, Fenstersimse haben Risse. Aber es bleibt das neue Haus. Manchmal stehe ich im Flur und kann immer noch nicht glauben, dass dies mein Zuhause ist, und mein Leben. Dass hier meine Kinder wohnen. Dass wir eigene Mülltonnen haben, die wir jede Woche an die Straße stellen. Dass mich Fanny begrüßt. Ich liebe sie von Herzen, aber ich habe mir nie etwas aus Hunden gemacht. Matthias kam eines Tages mit einem Golden-Retriever-Welpen auf dem Arm nach Hause, einfach so. Als Überraschung für die Kinder, und für mich.

So ist Matthias. Einfach machen, sagt er immer, nicht dauernd alles zerdenken. Das ist ihm dann allerdings nachts, als der Welpe wimmernd am Bett stand, nicht eingefallen. Aber Fanny ist inzwischen der Star auf jedem Familienporträt. Einmal im Jahr gehen wir alle zusammen zum Fotografen und lassen uns professionell ablichten. Die Bilder hängen im Flur und sind chronologisch geordnet. Auf dem Weg von der Tür bis zum Wohnzimmer kann ich meine Kinder aufwachsen sehen. Ich mag die Fotos nicht besonders. Das Fotostudio hat einen Hang zur Übertreibung, sie legen Glanzlichter auf unsere Gesichter und arbeiten mit Weichzeichner. Außerdem sortieren sie uns beim Shooting immer nach Größe. Als würde es darum gehen, wer am höchsten wachsen kann. Ich werde von Jahr zu Jahr kleiner. Eines Tages wird mich wahrscheinlich sogar Fanny überragen. Trotzdem hänge ich die Bilder auf. Sie sind ein Beweis dafür, dass wir als Familie eine Einheit bilden.

Davon abgesehen, sind die Fotos ein praktisches, persönliches und immer aktuelles Weihnachtsgeschenk. Meiner Mutter könnten wir wertvollen Schmuck schenken, sie wäre dennoch enttäuscht, wenn nicht das übliche Päckchen mit dem Familienbild obenauf liegen würde. Für sie existieren Matthias und die Kinder vor allem durch die Reproduktion im Rahmen. Es beruhigt sie, auf den Bildern eine funktionierende Familie zu sehen.

Fanny hat sich mir vor die Füße geworfen und schlägt mit ihrer Rute rhythmisch auf den Boden. Sie streckt mir den Bauch entgegen, und ich bücke mich zu ihr, damit sie nicht auch noch zu bellen beginnt. Sie ist die Einzige, die sich nicht an die Hausregeln hält.

Bevor er sich hingelegt hat, hat Matthias für die Kinder Pfannkuchen gemacht und den Rest in den Kühlschrank gestellt. Ich überlege, ob ich sie aufwärmen soll, aber dann kaue ich doch an einem kalt gewordenen Exemplar. Sie sind aus Dinkelmehl und zuckerfrei. Den Agavendicksaft schmeckt man offenbar nur, wenn der Pfannkuchen warm ist. Ich streiche dick Erdbeermarmelade darauf und betrachte meine Tochter, die am Küchentisch sitzt.

«Möchtest du auch noch einen Pfannkuchen?»

Ida schüttelt den Kopf. «Sind nicht so lecker.»

Ich grinse, und sie grinst zurück. Dann wendet sie sich wieder ihrer Aufgabe zu. Ida strickt. Nicht mit Wolle und Nadeln, sondern mit Luft. Es ist ihr neuester Tick. Sie bewegt die Hände erstaunlich akkurat, in einer perfekten pantomimischen Nachahmung. Ida sieht Dinge, die ich nicht sehe, und ich versuche, mir deswegen keine Sorgen zu machen. Es ist eine Phase, sagen andere Mütter. Ist doch gut, wenn sie Fantasie hat, sagt Matthias.

«Was machst du denn da?»

«Ich stricke einen Schal.»

«Sieht schön aus.»

Ida blickt mich von der Seite an. Sie lässt sich nicht für dumm verkaufen.

«Wo hast du eigentlich die Wolle her?» Eine Frage, bei der wir beide nur verlieren können. Ich kann es trotzdem nicht lassen.

«Hab ich im Internet bestellt. Die Stricknadeln auch.» Natürlich hat meine neunjährige Tochter keinen Zugriff auf Webshops und erst recht nicht auf Shops für magische Strickutensilien. Es provoziert mich, dass sie sich so flüssig Unsinn ausdenkt.

«Und wie hast du die bezahlt?»

Ida wirft die unsichtbaren Nadeln auf den Küchentisch und fängt den imaginären Schal auf, der dabei vom Tisch gefallen wäre, wenn er diesseits der Realität existierte. Die Bewegung sieht so echt aus, dass ich unwillkürlich lachen muss. Das regt Ida noch mehr auf. Sie rollt mit den Augen und schlägt die flache Hand an die Stirn, zum Zeichen, dass sie mich für vollkommen beschränkt hält. Ich verzichte auf einen Kommentar und entscheide mich für ein Friedensangebot.

«Für wen ist er denn? Der Schal.»

«Für Ayun, zum Geburtstag.» Mir fällt ein, dass Idas Freundin zum Kindergeburtstag eingeladen hat. Ich hätte längst etwas besorgen müssen.

«Stimmt, wir brauchen noch ein Geschenk.»

Ida hält mit vier Fingern den Luftschal in die Höhe.

«Das ist mein Geschenk.»

«Sicher?»

Ida nickt. «Eigentlich wollte ich ihr einen Traum schenken. Aber ich habe heute Nacht nichts geträumt.»

«Du willst einen Traum verschenken?»

«Bei Ayuns Familie ist das normal. Wenn sie schöne Träume haben, können sie die verschenken oder verkaufen. Und manchmal kaufen sie auch selber welche, von der Oma aus Korea zum Beispiel.»

«Sie kaufen Träume? Mit Geld?»

Ida zuckt mit den Schultern.

«Ayun hat sich von mir einen Traum gewünscht. Aber

ich hab ja keinen», sie hält wieder den Schal hoch, «deshalb stricke ich ihr den hier.»

«Ach, Idalinchen.»

Schon wieder ein Seitenblick. Der Kosename steht seit einiger Zeit auf ihrer Abschussliste, aber ich kann mich noch nicht trennen. «Willst du Ayun nicht auch noch etwas Echtes mitbringen? Wir können gemeinsam los und etwas für sie aussuchen?»

Sie antwortet nicht.

«Du kannst dir nicht immer nur Sachen ausdenken, weißt du? Sie freut sich doch bestimmt über ein echtes ...»

«Nein!» Ida rennt nach oben in ihr Zimmer. Sie poltert so laut die Treppe hoch, dass Matthias ganz sicher davon aufwacht.

Ich kratze mit dem Finger einen Klecks Erdbeermarmelade vom Holztisch. Er ist schon ein wenig eingetrocknet, fügt sich ein in die Maserung des Tisches. Komische Formen sind das, die entstehen, wenn das Holz sich über die Jahre mit dem verbindet, was auf dem Tisch geschieht. Hier, drei akkurate Löcher, Ida mit ihrer Gabel. Da, eine ausgelaufene Kerze. Nein, das mit der Gabel war Matthias. Eingebrannte Flecken und Kerben, die eine Familiengeschichte erzählen.

Oben klappert die Tür zum Schlafzimmer. Er muss tatsächlich aufgewacht sein. An der Abfolge von Geräuschen lässt sich eindeutig ableiten, wie verärgert er ist: Die Tür schlägt etwas zu laut zu. Fünf Schritte, schnell und dumpf. Rauschen im Bad, der Hebel des Wasserhahns wird energisch nach oben gedrückt. Meine Finger spüren den Kerben nach, lange Rillen im Holz. Ich kratze tiefer, erhöhe den Druck. Grabe meine Nägel ein. Es tut weh.

22:20 Uhr

Etwas ist anders. Janis sieht es an den hochgezogenen Schultern und den verkrampften Fingern, die sich in der Bettdecke festkrallen. Sie zoomt ein, aber das körnige Videobild ist unbefriedigend. Es zeigt eine entspannte Schlafende, regelmäßiger Atem, Seitenlage, kaum Augenbewegung. Trotzdem scheint der Körper unter Spannung. Janis will sichergehen, dass alles in Ordnung ist. Sie betritt das Zimmer, lässt die Tür offen, damit etwas Licht hineinfällt, und betrachtet Sina. Sie schläft, aber es sieht angestrengt aus, als wäre der Schlaf eine zu bewältigende Aufgabe.

Sie geht noch etwas näher heran. Der Eindruck verstärkt sich, Sina sieht aus, als könnte sie jederzeit einen Boxkampf antreten. Ganz leicht berührt Janis die Faust, die auf der Decke liegt. Sina rührt sich nicht. Janis fühlt die Spannung, mit der Sina sich die Fingernägel ins eigene Fleisch bohrt.

Vorsichtig berührt sie den Handrücken, löst Finger für Finger. Sie streicht den Krampf heraus, bis beide Hände entspannt daliegen. Sina regt sich, vielleicht wacht sie gleich auf. Wie sollte sie dann erklären, dass sie ihre Hand hält? Du hast ausgesehen, als würdest du es brauchen, wäre die Antwort.

Sina

Ich lockere meine Finger, einmal links, einmal rechts, bevor ich den Stapel Klausuren nehme und die Klasse betrete. Das Heft mit dem Fleck habe ich ganz unten einsortiert. Es gehört Mila, die natürlich vierzehn Punkte hat. Auch ohne Kaffeefleck hätte sie eine sehr gute Note bekommen, aber ich muss zugeben, dass ich ihre Arbeit mit mehr Wohlwollen gelesen habe, nachdem ich den Kaffee darauf verschüttet hatte.

Ich schaue gern in die Gesichter der Jugendlichen, kurz bevor sie erfahren, welche Note sie haben. Es sind Momente, in denen sie mir wahrhaftiger vorkommen als sonst. Sie bemühen sich um Gleichgültigkeit, aber ich sehe, wie nervös sie sind. Ein kurzes Verschieben der Füße auf dem Boden. Die Strähne, die hinters Ohr geklemmt und sofort wieder freigelassen wird. Ein Adamsapfel, der noch ungewohnt ist und etwas höher hüpft.

Ich gehe durch die Tischreihen, verteile die Hefte und quittiere die Leistung hier und da mit einer kurzen Bemerkung, einem kleinen Lächeln. Der Stapel wird kleiner, das unterste Heft brennt auf meinem Arm. Wenn es Caro, Yasmin oder Leon gewesen wäre, hätte eine kurze Entschuldigung genügt. Sogar Sami wäre mir lieber gewesen, der ist zwar ein Sprücheklopfer, aber seine Hefte sind so unordentlich, dass ein Kaffeefleck nicht aufgefallen wäre. Aber es ist Mila. Sie hat die Schrift einer Streberin, groß, rund, kerzengerade. Sie schreibt in allen Fächern Einsen. Ihr Blick ist furchteinflößend. Eine Begegnung mit ihr kann jederzeit aus dem Ruder laufen.

Als ich ihr das Heft hinlege und mir ein Lächeln abringe, sehe ich die dunklen Ringe unter ihren Augen. Mit Concealer abgedeckt, aber man kriegt sie nie ganz weg.

Ich sehe sie vor mir, wie sie sich nachts über den Stoff beugt, Mathe, Physik, Politik, Englisch. Wie sie den Schlaf weglernt. Ihn abwehrt, hinauszögert, auf später vertröstet. Wie er sie in der Nacht noch verschont, aber am nächsten Tag seinen Tribut einfordert. Wie Mila Einsen entgegennimmt, als magere Gegenleistung für das Werk, das sie Nacht für Nacht aufs Neue vollbringt.

Etwas Mütterliches regt sich in mir, ich möchte ihr den sorgsam frisierten Pony aus dem Gesicht streichen und die müden Augen freilegen. Aber in Milas Blick liegt Spott. Als sie ihr Heft aufschlägt und die vierzehn Punkte sieht, nickt sie kurz.

Vielleicht braucht Mila keinen Schlaf. Vielleicht war sie feiern, und die guten Noten fliegen ihr so zu. Vielleicht nimmt sie sich einfach von allem das Beste, vom Tag und von der Nacht, und während ich im Bett liege und an die Decke starre und mir nicht vorstellen kann, jemals wieder einzuschlafen, ist Mila einfach wach, auf gute Art. Ich muss mich beherrschen, ihr das Heft nicht wieder wegzureißen, so wütend macht mich das auf einmal. Wie kann man sechzehn sein und müde und trotzdem in allem so *gut*?

Mila schlägt die Seite im Heft um und bemerkt den Kaffeefleck auf strahlendem Weiß. Meine Wut schlägt um in Verlegenheit. Ich möchte mich entschuldigen, möchte ihr sagen, dass ich in Zukunft besser aufpasse. Als ob Mila mir einen Schulverweis geben oder mich zum Direktor schicken könnte. Aber sie zieht die Mundwinkel nach unten und die Schultern hoch, sie ekelt sich, wie junge Mädchen sich ekeln können, in hohen, quietschenden Tönen, und dann schiebt sie das Heft mit Widerwillen von sich. Es flattert auf den Boden, ich gehe hin und hebe es auf.

Da stehe ich, und muss auf einmal dringend pinkeln. Es ist die Art voller Blase, die keinen Aufschub duldet. Ein Anfängerfehler, der spätestens nach dem Referendariat ausgemerzt sein sollte: Lehrerblasen müssen im Schulstunden-Takt funktionieren. Ich kenne Kolleginnen, die es problemlos schaffen, acht Stunden in der Schule zu sein und erst zu Hause wieder auf die Toilette zu gehen. Auch ich habe meine Blase trainiert, einmal in der großen Pause reicht mir. Aber nach einer schlaflosen Nacht ist der Körper weniger diszipliniert. Als würde der Schlafdruck andere Wege suchen, sich mitzuteilen. Ich muss mich erleichtern, sofort. Jetzt die Klasse zu verlassen, kommt jedoch nicht infrage. Es würde aussehen, als hätte Mila mich rausgeschickt. Verstohlen blicke ich auf meine Armbanduhr. Noch eine Viertelstunde, bis es klingelt. Ich gehe nach vorne zum Pult, setze mich und schlage die Beine übereinander, fest. Ich drücke den Unterleib zusammen. Wenn ich mich konzentriere, kann ich es schaffen.

Sami hebt die Hand. Nicht Sami, denke ich, nur nicht Sami. Sein Gespür für Situationskomik ist gefährlich. Schnippt schon mit den Fingern wie ein Fünftklässler. Ich kann ihn nicht länger ignorieren.

«Kann ich mal aufs Klo?» Samis Körperhaltung spiegelt meine. Er imitiert mich. Auch er hat die Beine übereinandergeschlagen. Auch er presst sie zusammen. Erst jetzt sehe ich, wie verzweifelt das aussieht. Verkrampft. Albern. Die Klasse bricht in Gelächter aus, Hitze kriecht meine Wangen hoch. Das ist mir lange nicht passiert. Mein Gesicht brennt, der Unterleib schmerzt. Ich möchte loslassen, für einen kurzen Moment nur. Die Augen schließen, die Muskeln entspannen. Den Kopf aufs Pult legen. Laufen lassen.

Stattdessen stehe ich auf und stürze zur Tür. Als ich den Flur erreiche, wird der Druck unerträglich. Je näher die Toilette kommt, desto dringender muss ich. Ich renne. Hinter mir höre ich, wie Sami einen Spruch macht und die Klasse lacht. Die Toiletten für Lehrkräfte sind einen Stock höher. Aber Treppen kommen nicht mehr infrage. Dann eben Schülerklo. Ich reiße die Tür auf, lasse mich in der Kabine nieder und brauche einen Moment, bis der Krampf sich löst und die Entspannung einsetzt. Die Tür vor mir ist mit Edding beschmiert. In der Schrift einer Streberin, groß, rund, kerzengerade, steht an der Kabine: Träume nicht dein Leben, lebe deinen Traum. Ich lache auf. Es sind eben doch noch Kinder.

Über dem Spülbecken seife ich mir die Hände ein, lang und gründlich, die eine über die andere, die andere über die eine, ineinander, auseinander, warmes Wasser, wieder Seife, dann die Finger, einzeln. Daumen, kurz und bündig, Zeigefinger, Mittelfinger, Ringfinger, ich schiebe den Ring hoch, da ist Schmiere unter dem Gold, kleiner Finger, jetzt die Zwischenräume, ich seife sie noch einmal ein, und ein letztes Mal die ganze Hand. Ineinander, auseinander, jetzt, jetzt, jetzt muss ich zurück. Aber ich will nicht. Nicht zu Sami und Mila und dem Kaffeefleck, ich will nicht sehen, wie sie tuscheln, will nicht vorne stehen und sichtbar sein. Ich will einfach hierbleiben und Zwischenräume einseifen. Mein Blick fällt auf mich, der Spiegel zeigt eine mittelalte

Frau, die mal wieder richtig ausschlafen müsste. Bloß dass dieses Bild seit Jahren so aussieht.

Ich trockne meine Hände mit schmirgelnden Papiertüchern. Drücke den Rücken durch, verlasse den Spiegel. Der Flur riecht nach November, nassen Jacken, schlammigen Schuhen.

In der Klasse ist es ruhiger als gedacht, die meisten sind am Handy. Sie nehmen kaum Notiz von mir. Ich gehe zum Pult, setze mich und betrachte die Menschen vor mir. Es muss weitergehen.

22:55 Uhr

Janis sitzt im fahlen Licht der Monitore, die gerade genug abstrahlen, um Umrisse zu erkennen. Der blaue Widerschein schärft ihre Sinne, hält sie wach. Sinas Hypnogramm sieht inzwischen schon nach N3 aus, Tiefschlaf. Die Phase gehört zu den erholsamsten Abschnitten der Nachtruhe. Überall im Körper werden Reparaturprozesse angestoßen, in jeder Zelle wird aufgeräumt. Sina wird jetzt wiederhergestellt, weil sie bei ihr, Janis, endlich schlafen kann. Janis stellt sich vor, wie es zugeht unter der blassen, gesprenkelten Haut, die sich von der dunklen Bettdecke absetzt. Natürlich freut sie sich über Sinas Schlaferfolg. Gleichzeitig spürt sie ein leichtes Bedauern. Worüber? Dass Sina sie so früh verlassen hat? Sina schläft, die Maschinen machen ihre Arbeit, und sie selbst tut: nichts.

Das Nichtstun ist eine Aufgabe, der Janis sich nicht immer gewachsen fühlt. Sie hat sich auch zwei Jahre nachdem sie die Orthopädie-Station verlassen hat, noch nicht daran gewöhnt. Früher begannen ihre Dienste mit einem Rundgang. Sie arbeitete sich durch die Zimmer, begrüßte die Patienten und Patientinnen persönlich und glich die Informationen, die sie zur Übergabe bekommen hatte, mit dem Menschen ab, den sie im Bett vor sich sah. Dann verabreichte sie Medikamente, schüttelte Kissen auf, begleitete zur Toilette, legte ans Herz, nichts auszuhalten, sondern jederzeit Bescheid zu sagen, wenn man etwas brauchte, und löschte irgendwann das Licht. Meist klingelten die Ersten nach ihr, bevor ihr

Rundgang beendet war. Bis sie alle durch hatte, war es oft schon nach Mitternacht.

Im Schlaflabor hat Janis jetzt schon nichts mehr zu tun. Sie starrt auf einen Bildschirm, bis morgen früh um sechs. Und die einzige Person, um die sie sich kümmern kann, braucht sie bereits nicht mehr. Sinas Brustkorb hebt sich, er senkt sich, und Janis atmet mit, ein, und aus, und ein, und aus. Aber das reicht einfach nicht, um die Stunden verstreichen zu lassen.

Die Nacht, die vor ihr liegt, hat keine Dramaturgie. Keine Höhepunkte, keine Krisen, keine Momente, in denen sie gebraucht oder herausgefordert wird. Sie muss nur anwesend sein. Und aushalten.

Das kann Janis, sie kann es sogar richtig gut. Still sitzen. Zuschauen. Die Füße auf dem Boden halten, den Rücken gerade. Beobachten, was auf dem Monitor geschieht, auch wenn nichts zu sehen ist.

Dass nichts passiert, ist eine Wohltat. Es ist genau das, was sie wollte. Aber in letzter Zeit fällt die Ereignislosigkeit der Nacht ihr schwer.

Aufräumen hilft. Janis ordnet Büromaterial, sammelt herumliegende Stifte ein, schiebt eine Rolle Tesafilm zurecht. Sie sieht einen Stapel Zettel durch, entscheidet, dass sie reif für den Papierkorb sind, zerknüllt den ersten und wirft. Eine Handlung in drei Akten. Vier, wenn sie den Korb verfehlt und es noch mal probieren muss. Den Gefallen tut das Papierknäuel ihr nicht. Trotzdem fühlt sie sich ein bisschen besser. Sie hat etwas begonnen, durchgeführt und beendet, und währenddessen ist die Zeit vorangeschritten. Minimal, leider.

Es gibt nur eine Sache, die die Stunden wirklich vorüberziehen lässt: Surfen im Internet. Wenn sie im Nachtdienst einmal damit anfängt, setzt es ihre Fähigkeit, klar zu denken, außer Kraft. Sie bleibt hängen bei den sinnlosesten Videos. Am liebsten schaut sie sich Reels von automatischen Produktionsanlagen an. Da werden Schilder gepresst, Gitterroste gefertigt, Löcher gebohrt, es kommt nicht darauf an, was die Maschinen produzieren, Hauptsache, sie geraten nicht aus dem Takt. Janis empfindet diese Videos als beruhigend. Sie machen den Kopf leer, und heute kann sie das gut gebrauchen.

Auf der Orthopädie hat sie ihr Handy nie hervorgeholt. Meist blieb das Telefon die ganze Zeit im Rucksack. Sie hat es noch nicht einmal gehört, als es klingelte, mitten in der Nacht. Hat nicht bemerkt, wie es in ihrem Rucksack auf sich aufmerksam machte, vibrierend, aufleuchtend, Melodien ausstoßend.

Janis schiebt den Gedanken weg. Nichts wäre anders gewesen, wäre sie damals ans Telefon gegangen.

Wenn Sina nur nicht schlafen würde. Nebenan liegt ein Mensch aus Fleisch und Blut, mit Tränen und Blicken und Bedürfnissen. Wer verbirgt sich hinter den schwarzen Linien auf dem Monitor, hinter den einlaufenden Daten und dem körnigen Videobild?

Wer wäre Sina, wenn sie jede Nacht einen gesunden Acht-Stunden-Schlaf hätte?

Janis fragt sich, ob sie das für sich selbst beantworten kann. Sie hat sich daran gewöhnt, tagsüber zu schlafen, aber richtig erholsam ist es nicht. Ausgeschlafen fühlt sie sich selten. Und manchmal stört es sie eben doch, dass sie zur Arbeit fährt, wenn andere Feierabend haben.

Wäre eine ausgeruhte Janis eine andere Person als die,

die seit zwanzig Jahren Nachtdienste schiebt? Was wäre aus ihr geworden, wenn sie abends freihätte? Würde sie Dinnerpartys geben und Wein ausschenken und Servietten falten? Würde sie Abende mit Freundinnen verbringen? Abende, an denen so laut gelacht wird, dass man sich die Spucke vom Mund wischt, so lustig ist alles, und dann geht man ins Bett und schläft, und am nächsten Morgen wacht man auf und ist gerüstet für den Tag? Janis mag keine Dinnerpartys, und wenn sie es sich recht überlegt, wüsste sie niemanden, den sie gern dazu einladen würde. Aber das ist nicht der Grund, warum der Schichtdienst ihr eigentlich ganz recht ist.

Zuerst war er das notwendige Übel, das ihre Arbeit als Krankenschwester mit sich brachte. Aber dann hat sie sich darin eingerichtet, und jetzt spürt Janis immer häufiger, dass sie in das Leben am Tag nicht mehr hineinpasst. Sie weiß nicht mehr genau, wie man sich den Menschen nähert, die in der Welt da draußen zu Hause sind. Sie teilt Straßen, Plätze, ab und zu sogar ihr Bett mit ihnen, sie geht auf ihre Ämter und in ihre Supermärkte, sie trinkt ihren Wein, sie isst ihr Brot. Aber sie ist keine von ihnen. Sie ist zu Gast.

Sie blickt auf die schlafende Sina. Vielleicht ist es das: Sina wirkt, als sei sie ebenso zu Gast in der Welt da draußen. Als gehörte sie nirgendwo hin.

Ihr Handy liegt vor ihr, dunkel, still. Es braucht nur eine Fingerkuppe, und schon recken sich ihr die kleinen Vierecke entgegen. Sie greift nach dem Telefon, das sofort aufleuchtet, und gibt «Sina Jott» in die Suchmaske ein. Einmal wird der Name erwähnt in einem uralten Facebook-Post. Eine jüngere Version von Sina, knallrot gefärbte Haare, Doc Martens, steht vor einem riesengroßen Ölgemälde. Was das Bild genau zeigt, kann Janis nicht erkennen. Punkte und

Linien, Hell und Dunkel, hässlich und schön, es ist alles gleichzeitig. Es erinnert Janis an ein Kippbild, das sich jederzeit umkehren kann, jede Betrachtungsart eröffnet ein eigenes, in sich schlüssiges Universum. Je länger Janis es ansieht, desto besser gefällt es ihr. Etwas Düsteres, Wildes, Schönes geht davon aus. Sie hat keine Ahnung von Kunst. Aber dieses Bild bewirkt etwas in ihr, was auch Robert Smith mit seiner Musik vermag: Sie fühlt sich verstanden mit allem, was in ihr ist, mit den dunklen Ecken, den harten Kanten. Dieses Gemälde ist laut, auf angenehme Weise. Sie hat Lust, die Stille der Nacht zu durchbrechen. Sich Gehör zu verschaffen. Janis öffnet ihre Musik-App, steuert das Album *Disintegration* von The Cure an und drückt auf *Play.*

Sina

Whenever I'm alone with you. Mir ist, als käme Musik aus dem Wohnzimmer. *You make me feel like I am free again.* Einen Song, den ich ewig nicht gehört habe, *however far away,* ich summe automatisch weiter, *I will always love you,* aber als ich hingehe, um den Kindern zu sagen, dass sie Rücksicht auf ihren Vater nehmen und die Musik ausmachen sollen, ist Ben dort allein, er liegt auf dem Sofa und hat Kopfhörer auf. Es ist ruhig.

Ben konsumiert seine Musik geräuschlos. Ich weiß nicht, welche Bands er mag. Wenn ich ihn frage, zuckt er mit den Schultern, entweder ist es ihm nicht wichtig, oder er möchte es nicht mitteilen. Mir wäre lieber, er würde sich in sein Zimmer zurückziehen und laut etwas Störendes hören. Stattdessen liegt er höflich summend auf dem Sofa und wippt mit. Ben weiß nicht, wohin mit seinen Gliedmaßen, deshalb streckt er sie einfach von sich, so weit, wie er kann. Im letzten halben Jahr ist er in die Höhe geschossen, seine Arme und Beine haben jedes Maß verloren.

Fanny hält seine Körperhaltung für eine Einladung. Sie springt auf seinen Bauch, mit einem Satz, als wäre sie ein schwereloser Chihuahua und nicht ein Koloss von dreißig Kilo. Ben krümmt sich unter der Wucht kurz zusammen, aber er umarmt den Hund, der es sich umgehend gemütlich macht. Fanny darf nicht aufs Sofa, aber genau genommen liegt sie auf Ben, sie berührt also kein Sofakissen. In dieser Art von Gesetzeslücken ist sie gut. Außerdem ist sie das einzige Familienmitglied, das Ben noch uneingeschränkt nahe kommen darf. Wie gern wäre ich manchmal Teil dieses Hund-Kind-Knäuels.

Ich hole die Leine. Der Regen schlägt gegen die Scheiben und hinterlässt dicke Tropfen, die langsam nach unten gleiten. Aber der Hund muss raus, und wenn ich Ben bitte, lässt er Fanny nur gegenüber an den Büschen unserer Nachbarn pinkeln. Ida ist zu klein, und Matthias findet, dass es reicht, wenn er am Wochenende mit Fanny eine Radtour macht oder joggen geht.

Fanny springt vom Alibi-Bauch herunter. Als ich sie anleine, greife ich kurz liebkosend in ihr langes Fell. Hunde sind ein paar Grad wärmer als Menschen, deshalb haben sie so eine tröstende Wirkung. Eine Wärmflasche auf vier Beinen mit Schlabberzunge.

Der Park ist leer, nur vereinzelt eilen ein paar Menschen mit ihren Hunden durch den Regen. Hundebesitzer sind schlimmer als Eltern. Niemand fühlt sich stärker berufen, ungefragt Erziehungs-, Ernährungs- und Verhaltenstipps zu geben. Die Herrchen und Frauchen von Emma, Nila, Sammy & Co treffen sich fast täglich auf der Hundewiese, da stehen sie dann zusammen und betrachten die tollenden Tiere, sie kommentieren alles, was sie sehen, und sie sind gnadenlos, denn sie reden zwar über den Hund, aber gemeint ist natürlich die Halterin, und ich schneide nie gut ab. Fanny hat ein paar Kilo zu viel, ob ich es schon einmal mit Barfen probiert hätte, und wie sieht es aus mit Hundesport, Agility oder Nasenarbeit? Ganz schön ungestüm, die Hündin, vielleicht hilft da mal ein Ruhetraining, ist nie zu spät, man muss halt dranbleiben, Erziehung passiert auch zwischen den Zeilen, sonst macht die Hündin, was sie will, da muss man gleich einen Riegel vorschieben.

Aber Regen macht aus Hundemenschen eine eingeschworene Gemeinschaft. In Ganzkörper-Schutzanzügen und mit beschlagenen Brillengläsern schlurfen sie aneinander vorbei, nicken sich zu, stilles Einverständnis. Nasswerden ist das Opfer, das es zu bringen gilt. Die tropfenden Vierbeiner trotten hinterher. Wer wem einen Gefallen tut, ist unklar.

Für mich ist Nasswerden kein Opfer. Nach einer schlaflosen Nacht sind kühle Spritzer auf der Haut ein Beleg dafür, dass meine Außenhülle unbeschädigt ist, obwohl ich so durchlässig bin, dass das Leben durch mich hindurchwandert. Meine Haut zu spüren, ist ein Zeichen, dass die Grenze noch da ist. Es gibt mir Hoffnung. Trotzdem fühlt es sich nicht gut an. Meine Jacke ist bald durchweicht, und Wasser läuft mir in den Ärmel. Ich habe die falschen Schuhe an, wasserempfindliche Lederstiefel. Ich friere. Wenn ich nicht schlafe, ist mir unendlich kalt. Mein Körper funktioniert an solchen Tagen wie ein Grundofen: Das Feuer ist aus, er wird nur noch von Restwärme auf Temperatur gehalten. Je länger ich wach bin, desto weniger ist davon übrig.

Fanny, die nichts vom Hinterhertrotten hält, zieht so stark an der Leine, dass ich sie freilasse. Sie schießt sofort los, und ich weiß gleich, das war ein Fehler. Der Hund hat eine Schlammpfütze entdeckt und steht schon mit vier Pfoten darin. Ich rufe sie zurück, aber sie hebt nur kurz den Kopf, legt sich dann flach, Bauch und Schnauze voran, mitten hinein und suhlt sich, bis ihr Fell schlammig und aschgrau ist. Ich werde streng, obwohl ich weiß, dass es nichts bringt. Sie sieht mich an mit diesem Golden-Retriever-Grinsen und wälzt sich noch einmal. Ich renne hin, aber ich möchte meine Schuhe nicht im Dreck versenken, was habe ich mir überhaupt dabei gedacht, Wildleder, mit kleinem Absatz sogar, und irre teuer.

In letzter Sekunde springt Fanny weg, tiefer in die Pfütze hinein. Schon wieder dieser Blick. Als würde sie mich auslachen. Noch einmal greife ich nach ihr, vergeblich. Sie schüttelt sich und versprüht feine Schlammpartikel. Das kann Stunden so weitergehen. Ich setze meine weiche Stimme auf, gebe Liebsprech von mir, aber sie bleibt, wo sie ist. Wedelt mit dem ganzen Körper und wirbelt dabei Matsch auf, der mich besudelt. Ich schließe die Augen und spüre, wie schwer meine Lider sind. Ich werde Fanny durch den sauberen Flur tragen müssen. Die Treppe hoch, ohne die Wände zu streifen, die Matthias erst letztes Jahr neu gestrichen hat. Ins Badezimmer einsperren, alte Handtücher holen. Sie in die Wanne zwingen, abspülen. Je nachdem, wie stark der Hund sich wehrt, anschließend das Bad putzen. Und all das setzt voraus, dass ich sie erst mal wieder an die Leine kriege.

Meine Brust wird eng. Keine Tränen jetzt. Ich kann nicht weinen, weil mein Hund sich dreckig gemacht hat. Meine Hand umklammert die Leine, die Finger bohren sich ins Leder, mein Kiefer verschließt sich. Fanny liegt inzwischen entspannt mitten in der Pfütze und beachtet mich nicht. Ich wische mir Schlamm aus dem Gesicht, es ist nicht klar, was da jetzt Dreck ist oder Regen oder Tränen, alles ist nass und kalt und stinkt nach Hund. Mit einer kurzen Bewegung werfe ich die Leine, sie landet auf Fannys Oberkörper und zeigt Wirkung. Der Hund erschreckt sich, springt auf, weg von dem Geschoss, und ich kann sie greifen. Ich schleppe sie am Halsband mit, zurück in den Schlamm, jetzt stehen wir beide mittendrin. Hebe die Leine auf, die in die Pfütze gefallen ist, und mache den Hund fest. Auf dem Heimweg blicke ich auf meine ruinierten Schuhe.

Der Regen hat aufgehört, als wir zu Hause ankommen. Ich binde Fanny im Vorgarten fest. Bevor ich sie mit hineinnehme, will ich ihr Fell wenigstens etwas säubern. Ich hole alte Tücher aus der Garage, und als ich zurückkomme, schiebt meine Nachbarin Anna gerade ihre Tochter im Buggy vorbei. Sie hebt grüßend die Hand, unschlüssig, ob sie stehen bleiben soll.

«Hi, Sina!» Sie ruft es fast, obwohl sie nur wenige Meter entfernt ist. Ich winke zurück und hoffe, dass sie weitergeht. Anna ist vor zwei Jahren nebenan eingezogen, zusammen mit ihrem Mann, der bei einer Versicherung arbeitet, und ihrer Tochter, die damals gerade auf die Welt gekommen ist. Anna leiht sich manchmal Zucker oder Mehl oder Eier aus, was wirklich unnötig ist, denn der Supermarkt ist gleich um die Ecke. Einen Tag später steht sie dann wieder vor der Tür, um das Ausgeliehene zurückzugeben, versehen mit einer kleinen Gabe, ein paar selbstgebackenen Keksen oder einer Tafel Schokolade. «Zinsen», sagt sie dann, und meist schiebt sie noch eine Einladung zum Kaffee hinterher. Ich sage immer ab, unter einem freundlichen Vorwand. Meine Energie reicht nicht für Kaffee mit einer einsamen Nachbarin.

«Wart ihr bei dem Wetter draußen?»

Sie ist natürlich stehen geblieben. Mich macht diese Art von Kommunikation hilflos. Es ist offensichtlich, dass wir bei dem Wetter draußen waren, und ich möchte die Einzelheiten nicht für Anna in Worte fassen. Zugleich spüre ich den Strohhalm, nach dem sie greift, und bringe es nicht übers Herz, ihn ihr gänzlich zu entziehen.

«Schlammschlacht im Park», sage ich und lächle ihr zu. Ich beginne, Fannys Fell abzurubbeln. Der Schlamm hat sich in den langen Haaren festgesetzt.

«Vielleicht mit denen hier?»

Anna hält mir eine Packung Feuchttücher hin. Sie hat den Buggy abgestellt und kniet jetzt neben Fanny. Ich mag es nicht, wie aus meinem Problem plötzlich unser Problem geworden ist.

«Nee, die kommt eh jetzt in die Wanne», sage ich und binde Fanny los. Als ich umständlich versuche, die Haustür zu öffnen, ohne die dreckigen Handtücher und den Hund loszulassen, bietet sie noch einmal ihre Hilfe an. «Geht schon», rufe ich, dann bin ich endlich im Haus.

Als ich mit zwei dampfenden Bechern Kaffee in unser gemeinsames Arbeitszimmer komme, steckt Matthias mitten in einem Telefonat mit Frank. Er nimmt den Becher und verbrennt sich fast die Oberlippe, sein Gesicht verzieht sich vor Schmerz, aber er spricht nahtlos weiter. Matthias ist Oberstufenkoordinator, er organisiert das Abitur und kümmert sich um das Kurssystem der Jahrgangsstufen elf bis dreizehn. Er selbst sieht seine Aufgabe darin, Frank den Rücken frei zu halten und ihm ein würdiger Stellvertreter zu sein. Er bezeichnet sich gern als «rechte Hand des Königs», und Frank fühlt sich tatsächlich davon geschmeichelt. Matthias nickt zustimmend, während Frank ihm etwas erklärt, und berührt dabei vorsichtig die verbrannte Stelle an seiner Oberlippe.

Hier werde ich nicht arbeiten können, wenn Matthias so laut telefoniert. Ich nehme meine Unterlagen von meiner Seite des Schreibtischs und gehe in die Küche.

Die Stühle sind unbequem, und die Tischhöhe passt nicht.

Aber ich kann mich hier gut einrichten. Im Lockdown habe ich von hier aus unterrichtet. Es ist merkwürdig, dass meine Schüler wissen, wie es bei mir aussieht. Während Corona ist meine Küche ein öffentlicher Ort geworden, und das ist unumkehrbar. Heute noch durchschießt mich Alarm, wenn Ida oder Ben Geschirr auf der Anrichte abstellen, statt es sofort in die Spülmaschine zu räumen.

Nur noch nachts fühlt sich der Raum privat an. Wenn er im Dunkeln liegt und das spärliche Licht der digitalen Anzeigen von Herd und Kaffeemaschine nichts als Umrisse preisgibt, gehört er mir, mir allein. Vielleicht zieht es mich deshalb hierher, wenn ich nicht schlafen kann.

Manchmal sehne ich mich zurück nach dem Kokon, den wir als Familie gebildet haben während der Pandemie. Mein Ausnahmezustand war plötzlich die Regel, die ganze Welt schlief schlecht und igelte sich ein. Aber mein Radius wurde so klein, dass ich zu implodieren drohte. Ich verließ die Küche kaum noch. Ich backte kein Brot und probierte keine ausgefallenen Rezepte, nein, ich saß auf einem unbequemen Holzstuhl und starrte in meinen Laptop, jeden Tag, und zunehmend jede Nacht, ich unterrichtete meine Klassen und Kurse und dann meine Kinder. Deshalb ist mir die Küche zugleich der vertrauteste und verhassteste Ort im Haus.

Sobald ich sitze, spüre ich die Lehne aus unnachgiebigem Kiefer und die harte Sitzfläche. Unmöglich, den Rücken gerade zu halten. Ich rutsche ein wenig nach vorn und dann noch weiter. Wenn ich die Beine ausstrecke und den Nacken auf der Oberkante der Lehne ablege, fühlt es sich für einen kurzen Moment gut an. Ich könnte sogar die Augen zumachen. Aber Ben kommt in einer Stunde vom Sport, und ich habe immer noch keine Idee für meinen Elfer-Kunstkurs.

Mir fällt nichts Kreatives ein, und es kommt mir vor, als hätte ich seit Jahren keinen Geistesblitz mehr gehabt. Ich erinnere mich, wie ich früher, bevor ich Lehrerin war, zu guten Ideen kam. Im Auto, ausgerechnet. Wie ein Kind, das herumkutschiert werden muss, wenn es nicht schlafen kann, genügten mir ein paar Kilometer in meinem ächzenden Opel, und ich wusste plötzlich, welches Bild ich als Nächstes malen wollte.

Das Auto hatte, als ich es kaufte, Dellen und Kratzer. Es holperte schon, als ich damit vom Hof des Vorbesitzers fuhr, und keuchte in jeder Kurve. Aber als ich das Fenster herunterkurbelte und mir eine Zigarette anzündete, lief alles von selbst. Ich hatte gerade den Führerschein und noch ein Jahr bis zum Abi. Fortan fuhr ich, wann immer ich nicht weiterwusste, einfach los, und die Lösung kam zu mir, als wäre das Auto ein Orakel.

Ein paar Jahre später verschied der Wagen auf der A31 zwischen Meppen-Nord und Wietmarschen. Kurz hinter Twist, als ich gerade einen Laster überholte, ging der Motor einfach aus, und bevor alle Anzeigen erloschen, sah ich noch, wie die Geschwindigkeitsanzeige rapide absackte, egal, wie stark ich ins Gaspedal trat. Ein sofortiger, totaler Tod. Auf dem Seitenstreifen, mit vor Adrenalin zitternden Beinen, sah ich zu, wie mein erstes eigenes Auto abgeschleppt wurde. Meine Mutter holte mich in ihrem Kleinwagen ab, der nach Kunststoff roch. Ich kauerte mich zusammen auf dem Beifahrersitz.

Heute fahre ich selbst so ein braves, funktionales Auto: leider kein Ideengeber. Vielleicht, weil die Einfälle, die ich brauche, sich vor allem um die Schule drehen. Mit mir selbst haben sie nichts zu tun.

Zu einer Zeit, als ich nur Mensch war, keine Mutter, Ehefrau oder Lehrerin, fuhr ich einmal nach New York. Die Stadt gab mir das Gefühl, alle Labels abstreifen zu können. Natürlich war das eine Illusion, aber ich gab mich ihr hin, streifte durch den Central Park, übte Zeichnen im Washington Square und frühstückte im Diner Cornflakes mit eiskalter Milch. Ich verbrachte lange Abende auf der Feuertreppe des Youth Hostel mit Menschen aus aller Welt, die der gleichen Illusion erlegen waren. Mit jeder Faser unseres Körpers wollten wir New York aufsaugen.

Wir schliefen in Etagenbetten und hämmerten mit Fäusten an die Wand, wenn es nebenan zu laut wurde. Trotzdem habe ich nirgendwo so gut geschlafen wie auf dieser durchgelegenen Matratze, eingepellt in einen billigen Schlafsack. Wenn ich morgens aufwachte, erholt und ausgeruht, war alles an mir langsam und weich und still. Mein Körper bewegte sich in Zeitlupe, aber ich nahm präzise wahr, was um mich herum geschah. Die Ruhe, mit der ich die laute, riesige Stadt betrachten konnte, kam mir vor wie eine Superkraft. Nur so ließ sich das Menschsein durchdringen, und das war es, was ich mit meiner Malerei erreichen wollte, beschloss ich.

Doch dann stand ich im Museum of Modern Art vor *Desmoiselles d'Avignon*, und das Gemälde traf mich ins Mark. Ich sackte nieder auf der kleinen Bank davor und brach in Tränen aus. Aus Ehrfurcht vor dem berühmten Picasso, dachten die anderen Besucher und lächelten mir gütig zu. Aber das war es nicht. Es waren die fünf nackten Frauen, die mir vollkommen schutzlos entgegenprangten, in ihre Einzelteile zerlegt, in Fleisch auf Leinwand gebannt. Ich war genauso roh und deformiert wie sie, ich hatte es nur nicht gewusst, bis ich sie vor mir sah. Wenn ich wirklich malen wollte, müsste ich genau das auf die Leinwand bringen: mein eigenes, unverstelltes Ich.

Ich ahnte schon, dass mir dafür der Mut fehlte.

Nach meiner New-York-Reise habe ich kaum noch einen Pinsel angerührt. Stattdessen schrieb ich mich ein für Kunst auf Lehramt.

Ich nehme einen Schluck Kaffee, er schmeckt bitter und trocknet meinen Mund aus. Es ist mindestens die vierte Tasse. Ich sollte mehr Wasser trinken, wenigstens. Und ich brauche Zucker, Schokolade oder einen anderen Energieträger. Ich hieve meinen Körper hoch und gehe an die geheime Süßigkeitenschublade. Sie ist schon seit vielen Jahren nicht mehr geheim, aber wir nennen sie noch so, damit die Kinder wenigstens ein schlechtes Gewissen haben, wenn sie sich, ohne zu fragen, daran bedienen. Das Angebot ist nicht üppig. Ganz hinten finde ich noch eine Tüte und ziehe sie hervor. Es sind Speckies von Idas Geburtstag, hastig stopfe ich mir ein paar rosa und weiße Mäuse in den Mund. Matthias hätte sie am liebsten gar nicht erst ins Haus gelassen. Er möchte Idas Gewicht im Auge behalten. Ständig schlägt er ihr vor, gemeinsam joggen zu gehen. Wenn sie aufbrechen und ich sehe, wie dieses starke, kleine Wesen in Shorts hinter ihrem Vater herstrauchelt, bemüht, Schritt zu halten mit den langen, sehnigen Beinen vor ihr, möchte ich sie am liebsten sofort in den Arm nehmen und mit Speckmäusen füttern. Manchmal kommt Ida früher vom Joggen zurück als Matthias. Dann hat sie sich unterwegs für eine Abkürzung entschieden, eine Runde im Park weniger gedreht. So bringt das nichts, sagt er dann zu ihr, wenn er wieder da ist. Ida zuckt nur mit den Schultern. Ich stinke wenigstens nicht, antwortet sie dann.

Vier Speckmäuse sind noch übrig. Ich nehme die Tüte und gehe nach oben, zu Idas Zimmer am Ende des Flurs. Ihre Tür ist angelehnt, sodass ich sie leise etwas weiter öffnen und mich an den Türrahmen lehnen kann. Ida und Ayun sitzen einander gegenüber auf Idas Bett, im Schneidersitz. Sie spielen Einsame Insel, und Ida fantasiert Palmenblätter herbei, Kokosnüsse und Feuerholz. Ihr Gebärdenspiel ist präzise, Ayun versteht jede Geste. Sogar ich sehe die Welt vor mir, die Ida entwirft. Die beiden bemerken mich erst, als das Handy in meiner Hose zu klingeln beginnt. Ich erschrecke. Ida grollt, offenbar hatte ich nicht die Erlaubnis, ihre Inselwelt zu betreten. Während meine Hosentasche vibriert, halte ich die Tüte mit den Speckmäusen hoch wie eine weiße Fahne, packe sie auf die Ladefläche eines alten Duplo-Lkw, der nahe der Tür in einem Regal steht, und schiebe das Spielzeug mit Schwung an, sodass es zum Bett rollt. «Proviant für die Gestrandeten», rufe ich und verschwinde.

«Renate», sage ich, als ich gerade noch rechtzeitig das Gespräch annehme, bevor die Mailbox anspringt. Ich kann mir nicht helfen. Sogar wenn ich lediglich ihren Namen ausspreche, klingt meine Stimme passiv-aggressiv. Das muss ich von ihr gelernt haben.

«Sabina», antwortet meine Mutter.

Ich habe aufgegeben, meiner Mutter zu sagen, dass alle Welt mich Sina nennt. Dabei ist es eine kleine Mühe. Ich habe es auch geschafft, auf Renate umzuschwenken, als sie sich mit «Mama» nicht mehr wohlfühlte.

«Endlich sprechen wir uns mal wieder», sagt Renate jetzt, «ich weiß ja gar nichts mehr von euch.»

Ich unterdrücke ein Geräusch, das sich in meiner Kehle formt und hochsteigt.

«Du kannst doch jederzeit anrufen», sage ich. «Was gibt's denn?»

«Kann ich nicht einfach so nachhorchen, wie es meiner Tochter geht und meinen Enkelkindern», sagt meine Mutter.

«Hier ist alles super», sage ich. «Und bei dir so?»

Sie schweigt.

«Ich will euch einladen, zum Advent», sagt sie schließlich. «Das ganze Wochenende.»

Bitte nicht, denke ich. «Wir müssen beide sonntags korrigieren», antworte ich vage.

«Dann nur eine Nacht», entscheidet meine Mutter.

«Ich schaue in den Kalender», sage ich, «ich melde mich dann, ja?»

Sie ist enttäuscht, aber murmelt noch einen Gruß und legt auf.

Ich sitze im Flur auf dem Boden, mit dem Telefon in der Hand. Plötzlich vermisse ich sie. Nicht die Frau, mit der ich gerade telefoniert habe. Eher die Mutter, die ich hatte. Die warm war und weich und ihre Selbstbestimmung nicht behauptete, sondern wirklich lebte. Ich weiß, dass diese Person irgendwann verschwunden ist. Trotzdem öffne ich WhatsApp, streiche kurz über ihr Profilbild und schreibe schnell ein «freu mich» in das Textfeld. Ich füge noch ein Herz hinzu, dann drücke ich auf Senden.

0:05 Uhr

Janis streckt die Füße unter dem Schreibtisch aus und hält sich die Stunden, die noch vor ihr liegen, vom Leib. Sie hat die Schuhe ausgezogen, ihr Mund ist trocken. Die Hände fühlen sich an, als wäre da zu wenig Haut. Wenigstens haben ihre Füße jetzt Raum. Sie bewegt die Zehen auf und ab. Auf Socken bei der Arbeit zu sein, beschert ihr ein Hochgefühl. Das Schlaflabor fühlt sich dann an, als sei es ihr Wohnzimmer, als könne sie darin tun, was sie will.

In dem Dorf, in dem sie aufgewachsen ist, hätte sie niemals die Wohnräume anderer Menschen mit Schuhen betreten. Dort gilt es als selbstverständlich, den Dreck der Straßen und Felder draußen zu lassen. Ein Zeichen des Respekts, und außerdem ist es viel leichter, nett zueinander zu sein, wenn man sich in flauschigen Wollstrümpfen gegenübersitzt. Auf Socken streitet man nicht so schnell.

Als sie in die Stadt zog, brauchte sie eine Weile, um diese Gewohnheit abzuschütteln. Sie erntete seltsame Blicke, wenn sie bei Leuten zu Besuch war und unmittelbar nach dem Eintreten an ihren Schnürsenkeln zu zupfen begann. Es wurde als Zeichen gewertet, dass sie sich zu häuslich einnistet. Janis verstand es nicht, aber sie hat sich gefügt, und da sie in den letzten Jahren ohnehin nicht mehr oft die Privaträume anderer Leute betritt, hat sich das Problem erledigt. Jetzt markieren ihre bestrumpften Füße ein erstes Zugeständnis gegenüber der voranschreitenden Nacht. Nach Mitternacht fängt üblicherweise der härteste Teil der Schicht an. Auf Socken kommt sie besser durch. Es gibt ihr das Gefühl, dass sie nicht arbeitet, sondern freiwillig wach bleibt.

Sie sinkt etwas tiefer in den Bürostuhl und schaut, was sich im Internet noch über Sina herausfinden lässt. Kunst- und Englischlehrerin an einem Gymnasium gar nicht weit von der Klinik. Außerdem eine lobende Erwähnung beim Kuchenwettbewerb der Schule. Gewonnen haben Schwarzwälder Kirsch und Frankfurter Kranz, aber der Blaubeerkuchen von Sina Jott ist «frisch und anhaltend fluffig im Abgang». Das Gebäck wird präsentiert von einem vielleicht acht- oder neunjährigen Mädchen, das misstrauisch in die Kamera blickt, aus der Kapuze ihres Hoodies ragt eine nackte Barbie mit abgeschnittenen Haaren. Vielleicht ist sie Sinas Tochter. Wenn ja, blickt das Blaubeerkuchenmädchen mit ähnlicher Skepsis in die Welt wie ihre Mutter.

An der gleichen Schule arbeitet auch ein Matthias Jott. Janis gibt den Namen ein und stellt erstaunt fest, dass noch digitale Telefonbücher existieren, bei denen Menschen mit vollem Namen, Adresse und Telefonnummer nachschlagbar sind. *Jott, Matthias und Sina* wohnen im Neubaugebiet. Die Adresse ist dieselbe wie auf der Überweisung.

Im Gegensatz zu seiner Frau ist Matthias Jott im Netz sehr präsent. Janis betrachtet die Bilder. Er gehört zu den Männern, denen es steht, wenn ihnen die Haare ausgehen. Der glatt rasierte Schädel gibt ihm einen markanten Ausdruck. Er treibt offenbar ständig Sport oder zumindest: fotografiert sich jedes Mal dabei. An der Schule trainiert er die Fußballmannschaft. Die Schüler tragen ihn auf Händen, und er reckt einen dicken Pokal in die Höhe. Es gibt Bilder von Matthias Jott auf Klassenfahrt, mit Freunden beim Bier, mit geschlossenen Augen in der Sonne liegend. Er wirkt nicht wie jemand, der angeben will. Eher wie einer, der macht, was ihm guttut. Der weiß, wie das Leben geht, denkt Janis und spürt ein wenig Neid. Die Kommentare unter den Posts sprechen für sich: Dieser Mann ist richtig beliebt. Aktuell nimmt er mit seiner Unterstufen-AG an der Mathe-Olympiade teil, ein strahlendes Mädchen hält eine Urkunde in die Kamera. Matthias Jott scheint jemand zu sein, der Potenzial erkennen und herauskitzeln kann.

Janis schiebt die Füße unter dem Tisch zusammen. Die Socken reiben aneinander und erzeugen ein wenig Wärme. Mathe-Olympiade hat wirklich nichts mit ihrer Mutter zu tun, und doch muss sie auf einmal an sie denken, daran, was ihre Mutter in ihr gesehen hat. Aus Janis sollte richtig was werden, Abitur, studieren, das ganze Programm.

Janis' größter Wunsch als Kind hingegen war es, Kellnerin zu werden, wie ihre Mutter. Manchmal, wenn sie sie mitnehmen musste zur Schicht, saß Janis den ganzen Abend in einer Ecke der Kneipe, todmüde, aber fasziniert von den magischen Wesen, die sich mit vollen Tabletts durch den Raum bewegten, tanzend von Tisch zu Tisch. Und die schönste, schnellste, freundlichste von allen war ihre Mutter. Wann immer sie konnte, setzte sie sich kurz zu ihr. Dann schmiegte Janis sich für einen Moment an ihren weichen Oberarm. Ihre Mutter roch ein wenig nach Schweiß, süßsäuerlich, gärig, schöner als jeder andere Duft der Welt.

Später hat Janis tatsächlich mal als Kellnerin gearbeitet. Der Zauber, den sie als Kind gespürt hatte, verflog bereits nach der ersten Kneipenschicht. Gebrüll von links, während sie sich durch den Schankraum zwängte, Geschrei von rechts, laute Rufe nach Bier, Schnaps und Weinschorle, feiernde Frauen, grölende Männer, dazwischen ein paar verlorene

Seelen, die dringend Zuwendung brauchten und denen sie ihr Ohr lieh. Keine Magie, aber eine Vorbereitung auf ihren Job als Krankenschwester. Auch dort hat sie unter großem Druck gearbeitet, die Nacht durch, und Trost gespendet, wo er gebraucht wurde. So gesehen hat ihre Mutter alles gegeben, ihr ein gutes Vorbild zu sein. Janis ist eine exzellente Krankenschwester. Oder: war es. Hört man eigentlich auf, etwas zu sein, wenn man die Tätigkeit nicht mehr ausführt?

Dann bin ich auch keine Tochter mehr, denkt Janis, und ein heller Schmerz wandert durch ihren Körper, diffus, schwer zu lokalisieren. Immer noch erwischt es sie, wenn ihr bewusst wird, dass ihre Mutter nicht mehr da ist. Sie schüttelt den Gedanken ab und wendet sich wieder Matthias Jott zu.

Muss ein ziemlich anstrengendes Leben sein mit einem Mann, der ständig damit beschäftigt ist, das Beste aus allen anderen herauszuholen, denkt sie. Ob er das auch bei Sina macht? Ist sie deshalb so erschöpft?

Matthias hat ein Bild gepostet vom Kollegium, ein Gruppenselfie, gegenlichtig fotografiert, aber Janis erkennt Sina auf den ersten Blick. Sie steht ein Stück von Matthias Jott entfernt, in der hinteren Reihe. Hell und durchscheinend, das Licht fängt sich in ihren Haaren, die Haut leuchtet vor Sommersprossen. Die Sonne gibt ihr Kontur, weicht das Harte, Kantige ihrer Haltung auf. Janis vergrößert das Bild, bis Sinas Gesicht den Screen ausfüllt. Der direkte, ehrliche Blick, auf Augenhöhe. Für einen Moment kommt es Janis vor, als ob sie in den Spiegel schaut.

Sina

In den schwarzen Fensterscheiben spiegelt sich die ganze Klasse. Der Tag ist noch nicht da, und doch sitzen wir schon hier, in einem überhellen, künstlich erleuchteten Raum, der nach nassen Klamotten und Schweiß und matschigen Bananen riecht. Vor mir hängen die Jugendlichen auf ihren Stühlen und stützen sich auf die Tische. Sie sind zu keinem klaren Gedanken zu bewegen. Ich kann es ihnen nicht verdenken, ich würde mir am liebsten selbst ein Bett in die Klasse stellen.

Letzte Nacht habe ich überhaupt nicht geschlafen. Nach den Tagesthemen bin ich nach oben, hab noch ein paar Seiten in einem lauwarmen Krimi gelesen und pünktlich das Licht ausgemacht. Ich habe die Decke ausgeschüttelt, das Kissen gerichtet, mich auf die rechte Seite gelegt, die Position, die am meisten Erfolg verspricht. Nichts stand mir im Weg. Und doch blieb ich wach.

Irgendwann kam Matthias leise herein, zog sich im Dunkeln aus, glitt geräuschlos ins Bett und war fünf Minuten später eingeschlafen. Ich drehte mich auf die andere Seite, dann auf den Rücken, auf den Bauch und dachte darüber nach, dass dies eine der Nächte sein könnte, in denen es wieder geschieht: dass der Schlaf gar nicht kommt. Die Anzeige meines Weckers tickte erst die Minuten fort, dann die Stunden. Noch fünf, dann vier, dann drei. Ich versuchte, den Geist freizumachen, aber ständig strömten Nichtigkeiten hinein. Hundefutter bestellen. Meine Mutter zurückrufen.

Morgen die blaue Mappe mitnehmen, nicht die rote, die jetzt in meiner Tasche ist. Mir fiel Ida ein mit ihrem unsichtbaren Schal, ich stellte mir vor, wie sie beim Kindergeburtstag ausgelacht wird, und alles in mir zog sich zusammen. Und diese komische Geschichte mit den Träumen. Wie kam sie bloß darauf? Was war da an mir vorbeigegangen? Ich nahm mein Handy vom Nachttisch und googelte danach, dann legte ich das Telefon weg und kniff die Augen zusammen. Es gab wirklich eine koreanische Tradition, bei der Träume gekauft und verkauft werden können, als gutes Omen. Wenn Ida ihrer Freundin also einen Traum kaufen wollte, war das wohl das schönste Geschenk, das sie ihr machen konnte. Ich hätte am liebsten auf der Stelle meine Tochter aus dem Bett geholt, sie in den Arm genommen und mich entschuldigt, aber es war fünf Uhr.

In einer Stunde musste ich aufstehen, und an Schlaf war nicht zu denken. Erst um kurz vor sechs signalisierte mein Körper, dass er bereit war loszulassen. Das Schwarz hinter meinen Lidern brannte nicht mehr, sondern verwandelte sich in jene Schwere, die den Schlaf ankündigt. Dann klingelte der Wecker.

Ich habe Stillarbeit angeordnet. Muss mich mit niemandem auseinandersetzen und habe meine Ruhe, aber es lenkt mich auch nichts ab. Von mir selbst. Die Heizungsluft verursacht leichte Übelkeit. Ich versuche, mich auf die Vokabeltests der 7b zu konzentrieren, die ich korrigieren muss. Es ist grell und still, nur ab und zu ein Flüstern, Husten oder Gähnen.

Draußen wird es langsam hell. Ein schwarzer Ast drängt sich ins Bild, die Mauer der Sporthalle gegenüber zeichnet sich ab. Vorn, am gespiegelten Pult, sitze ich, genauso durchscheinend wie die Fensterscheibe, mein Bild Ton in Ton mit dem grauen Tisch, der weißen Wand, dem gelblichen Linoleum. Nichts an mir sticht heraus. Ich stehe nicht der Klasse vor, ich gehöre zum Interieur.

Euer Auftritt ist das A und O, sagte unser Seminarleiter damals im Referendariat, denkt euch einfach, dass ihr auf einer Theaterbühne steht. Wir hatten unsere Probestunden auf Video aufgenommen und hinterher gemeinsam angeschaut. Als mein Video an die Reihe kam, bemühten sich alle, etwas Positives zu sagen. Pädagogen eben. Aber jeder konnte sehen, dass da eine Person stand, die definitiv nicht auf die Bühne gehört. Ich zerrte an meiner unbequemen Bluse herum, die ich extra gekauft hatte. Meine Stimme klang dünn. Ich hatte rote Flecken im Gesicht. Einmal fuhr ich mir diskret über die Nase und wischte meine Hand an der Jeans ab. Auf dem Video war es so deutlich zu sehen, dass ich immer noch rot werde, wenn ich daran denke.

Heute weiß ich es besser. Im Klassenzimmer gibt es keine Diskretion. Der Seminarleiter hatte recht: Die Scheinwerfer sind immer an. Sieben Auftritte pro Tag, fünf Tage pro Woche, vierzig Jahre lang. Jeden Tag die gleiche Bühne. Nur das Publikum ändert sich, die Kinder werden zu Jugendlichen, zu Erwachsenen, und dann beginnt alles von vorn, jedenfalls für uns Lehrkräfte. Nach dem Abi ist vor dem Abi. Wir rollen einen Stein den Hügel hoch, gemeinsam, und sobald die jungen Menschen den Gipfel erreicht haben und sich von dort oben aussuchen können, welchen sie als Nächstes erklimmen möchten, stehen wir wieder unten und schauen in die aufgeregten Gesichter neuer Fünftklässler, die fürs Leben geformt werden wollen. Es hört nie auf.

Auf einmal stört es mich, dass alle so still sind. Ich erhebe mich und gehe ans Fenster. Mein Spiegel-Ich kommt auf mich zu, bis wir ganz nah voreinander stehen. Das helle Haar, das in allen Richtungen absteht. Wir brauchen dringend eine neue Frisur, denke ich. Oder ein anderes Leben. Draußen dringt das Licht weiter vor, das Mauerwerk der Sporthalle intensiviert seine Konturen, und die Äste der Eiche zeigen langsam ihre Borkenstruktur. Das Schulgelände ist leer, alle sind in ihren Klassen. Nur auf dem Gehweg zwischen Hauptgebäude und Sporthalle bewegt sich eine Person, ihr Gang ist unaufgeregt und selbstsicher.

Es nieselt, aber das scheint ihr nichts auszumachen. Sie wirkt wie ein Fremdkörper auf dem Schulgelände, auf gute Art, gelassen und frei, mit den zerzausten Haaren, die ihren Kopf umrahmen. Sie kommt mir vage bekannt vor, aber ich komme nicht darauf, woher. Ich wische über die Scheibe, um eine bessere Sicht zu haben, aber die Person verschwindet hinter der Sporthalle und lässt mich mit meinem Spiegelbild allein.

Manchmal werden Matthias und ich zusammen zur Pausenaufsicht eingeteilt. Für ihn ist das eine willkommene Gelegenheit, sich vor der Aufsicht zu drücken. Er sagt, als Oberstufenkoordinator hat er auch in den Pausen oft zu tun. Was er meint: Er hält es nicht mehr für angemessen, sich an den niederen Arbeiten zu beteiligen. Lieber möchte er diese Aufgaben delegieren, an das Fußvolk, in dem Fall also mich. Während ich zwanzig Minuten lang in der Kälte stehe und Siebtklässler auseinanderdividiere, die Blutrache geschworen haben, sitzt er im Lehrerzimmer und parliert bei Pfefferminztee mit Corinna und Martin über die neuen Lehrpläne, und wenn ich ihn zur Rede stelle, entschuldigt er sich wortreich und behauptet, er hätte es einfach nicht geschafft. Er weiß, dass ich mich nicht bei Frank beschwere. Frank würde darin sofort den Beziehungskonflikt erkennen, der es auch ist. Und es an Cleo weitertratschen.

Aber diese Woche steht nicht Matthias', sondern Hannes' Kürzel auf dem Plan neben meinem. Hannes ist mir von allen Kollegen der liebste. Er ist ein Mensch, der Gewicht hat, im wahrsten Sinne des Wortes. Die Spuren seines ausschweifenden Lebens sind unübersehbar, aber ich finde ihn schön, innen wie außen. Hannes unterrichtet Politik und Deutsch. Er ist Quereinsteiger, und obwohl er keine einzige Lehrstunde in Didaktik genossen hat, sind die Kinder in seinen Händen wie Vögelchen, die gefüttert werden wollen. In einem seiner zahlreichen vorherigen Leben war er Redakteur bei einer Zeitung in Berlin, Ressort Tagespolitik. Vermutlich ist ihm deshalb nichts fremd. Er hat alle Eitelkeiten der Menschheit gesehen und hinter sich gelassen, sagt er. Was passiert ist, dass es ihn hierher verschlagen hat, verrät er nicht. Aber im Schulalltag ist er einer, an dem man sich festhalten kann.

Es nieselt immer noch. Auf dem Pausenhof ist es ruhig, die meisten Schülerinnen und Schüler stehen dicht gedrängt unter den Vordächern und öffnen ihre Brotdosen. Hannes bringt sich nie etwas zu essen mit, er schnorrt sich bei mir durch. Dafür bekomme ich ab und zu eine Zigarette, wenn uns niemand sieht. Ich gebe ihm meine Stulle mit veganer Leberwurst. Er riecht daran, verkneift sich einen Kommentar und grinst. Eher würde er selber schlachten als Fleischersatzprodukte kaufen.

«Und?» Er kaut etwas länger als nötig.

«Was denn, und?»
«Gut geschlafen?»
Ich pruste los, und er lacht mit.
«Super», antworte ich, «siebzehn Stunden durch.»
Hannes pfeift anerkennend durch die Zähne.
«So schlimm?»
«Schlimmer.»
Ich könnte ihm sagen, dass mir die Tabletten ausgegangen sind. Sie sollten eigentlich bis Ende des Monats reichen, aber dann hatte ich eine schlechte Woche und viel Arbeit und keine andere Wahl, und jetzt warte ich auf einen Termin beim Hausarzt, der mich vertröstet, weil er die Praxis gerade erst übernommen hat und zunächst die akuten Fälle behandelt. Ich bin akut, will ich sagen, ich brauche ein Rezept, und zwar sofort, ich bin ein Notfall. Aber der Termin ist erst in zwei Wochen. Ich muss noch ein paar Nächte durchhalten.

Hannes schläft nur schlecht, wenn er zu viel getrunken hat. Oder wenn seine erwachsenen Töchter zu Besuch kommen. Er weiß nicht, was er ihnen noch zu geben hat, und das löst in ihm eine existenzielle Angst aus. Die eine studiert Architektur, die andere arbeitet am Theater. Es sind freie Seelen, aber Hannes erkennt seinen Anteil daran nicht. Er sieht nur, dass sie ihn nicht mehr brauchen.

Mir fällt die Person ein, die ich in der Dämmerung auf dem Schulgelände gesehen habe. «Haben wir eigentlich eine neue Kollegin?»

Hannes beißt noch einmal von der Stulle ab, klappt das Brot dann auf und inspiziert die Wurstpaste.

«Glaube nicht, wieso?»

Ich beschreibe ihm, wen ich gesehen habe.

«Ich wäre gern wie sie», sage ich plötzlich.

«Wie eine, die morgens um acht im Regen unterwegs ist auf dem Schulgelände? Ich würde sagen: Du bist nah dran.» Hannes legt den angebissenen Rest zurück in meine Brotdose.

Er zeigt auf einige Jugendliche, die unter dem beengten Vordach mit einer Plastikflasche Fußball spielen und kleinere Gruppen anrempeln, die nicht schnell genug ausweichen.

«Du oder ich?»

Einer der Jungs ist Ben. Einmal mehr bereue ich, dass wir ihn nicht auf dem benachbarten Gymnasium angemeldet haben. Matthias hatte stark dafür plädiert, dass wir alle auf die gleiche Schule gehen, er führte lauter praktische Argumente dafür ins Feld, und ich hatte nur ein unbestimmtes Bauchgefühl dagegenzusetzen. Seitdem beneide ich jede Lehrkraft, die ein Leben in der Schule und eins zu Hause hat.

Für Ben ist es auch nicht lustig, dass seine Freunde uns vor allem als Jott Eins und Jott Zwei kennen. Jott Zwei bin ich natürlich. Die zweite Jott. Die Jott, die den Freunden ihres Sohnes morgens schlechte Noten gibt und ihnen abends Chips hinstellt. Die, die ihm bei der Pausenaufsicht vor seiner Clique einen Einlauf verpassen muss. Ich bin wütend auf einmal, nicht auf ihn, sondern auf Matthias, der oben im Trockenen sitzt, seinen Tee schlürft und vermutlich genau jetzt in ein Brot beißt, das ich ihm geschmiert habe.

«Ich mach schon», sage ich, klappe die Dose zu und verstaue sie in meiner Ledertasche. «Hältst du mal?» Ich hänge Hannes meine Tasche um und dränge mich durch klamme Schülerleiber hindurch nach vorne zum Tumult. Einer der

Jungs schießt mir aus Versehen die Flasche genau auf den Fuß. Im Reflex trete ich darauf, sie gibt nach. Weniger stabil, als ich dachte. Ich trete noch einmal und wieder und wieder, bis es unter meinen Schuhen knirscht und splittert. Bald erinnert nur noch der rote Schraubverschluss an das, worum es sich einmal gehandelt hat. Ich richte mich auf und sehe in entgeisterte Gesichter. Meine Wangen glühen, aber mein Kreislauf ist stabil. Es war genau die Anstrengung, die ich gebraucht habe, um in Gang zu kommen. Ben schaut mich mit großen Augen an, versucht zu begreifen, was mit seiner diplomatischen Mutter passiert ist. Wahrscheinlich wäre ihm eine Standpauke lieber gewesen.

Er blickt auf die Plastikreste.

«Da war Pfand drauf», sagt er.

Ich hole noch einmal aus und trete ein letztes Mal auf die Flasche ein.

Die Landschaft zieht an mir vorbei. Sie ist braun, grau, weiß und grün, hier und da schwarz. Wenn ich die Augen auf unscharf stelle und halb schließe, verwischen die Farben zu satten Verläufen, die mich an Gerhard Richters abstrakte Bilder erinnern. Er hat dafür eine Rakel benutzt, eine Art Spachtel mit weicher Kante, die er über Farbkleckse zog. Pure Schönheit ist daraus entstanden. Von der Landschaft hier kann man das nicht sagen. Nichts ist trostloser als norddeutsche Äcker im Winter. Sie liegen ausgelaugt und abgeerntet da, matschig, die Pfützen schimmernd vor Motoröl. Einige verwesende Zuckerrüben sind zurückgeblieben. Wir passieren eine Ortschaft, und Ida fragt, wann wir da sind. Ben spielt auf dem Handy, Matthias fährt.

Im Alltag bin ich die Einzige, die den Wagen nutzt. Die

anderen fahren mit dem Fahrrad zur Schule. Aber wenn wir alle zusammen unterwegs sind, gehört das Auto nicht mehr mir. Dann fährt der Vater.

«Gleich», sage ich zu Ida, «wir sind schon an der Mühle vorbei.»

Wir passieren das Ortsschild, und die Müdigkeit setzt ein, als wäre es ein Gesetz, das hier in Kraft tritt. Ich kann die Augen kaum offen halten, als wir bei Renate ankommen. Es ist das Haus, in dem ich aufgewachsen bin.

Sie steht schon in der Tür und winkt. Zerbrechlich sieht sie aus. Ihre Kleidung hält den Körper, nicht umgekehrt. Trotzdem drückt sie die Kinder mit erstaunlicher Kraft an sich, tauscht sich mit Matthias über die Fahrt aus, die stockend war, viel Verkehr wegen erstem Advent, da wollen alle zu ihren Familien. Dann fällt ihr Blick auf mich.

«Kind», sagt sie, «du siehst schrecklich aus.» Sie nimmt mir die Blumen aus der Hand und schiebt mich hinein, wieder mit viel Energie. Lenkt mich zum Tisch, der feierlich gedeckt ist, Kerzen, hohe Gläser, das gute Besteck.

Idas Augen leuchten. «Das sieht ja schon aus wie Weihnachten!»

Renate nickt zufrieden und drückt mich in einen Stuhl hinein. Ich spüre das Rattan im Rücken. «Sitzen bleiben», befiehlt sie, und ich gehorche. Sie kehrt zurück mit einem Becher, der überhaupt nicht zum geschmückten Tisch passt. Ich inspiziere das Etikett des Teebeutels. Schlaf-Schön-Tee mit Baldrian. Wenn es bloß so einfach wäre.

«Mama ...», ich sehe ihren Blick und korrigiere mich, «Renate. Das hilft mir nicht, wirklich. Dafür bin ich viel zu ... durch.» Aber sie ist schon wieder verschwunden. Sie delegiert Aufgaben an Ben und Ida in der Küche. Matthias packt das Auto aus, ich sitze da und starre ins Kerzenlicht. Es flackert gemächlich, meine Lider werden schwer.

«Ich habe dir ein eigenes Bett gemacht.» Renate gebietet mir, ihr zu folgen. «Damit du mal deine Ruhe hast.» Sie duldet keinen Widerspruch. Ich nehme meine Tasse und gehe hinter ihr her, die geschwungene Holztreppe hoch.

Mit jedem Schritt, den ich ihr folge, werde ich kleiner und sie mächtiger. Oben führt sie mich nicht ins Gästezimmer, in dem Matthias und ich sonst übernachten, sondern in mein altes Kinderzimmer, seit Jahren eher eine Rumpelkammer. Normalerweise schläft Ben hier.

«Und jetzt leg dich erst mal hin.» Sie schiebt mich hinein, stellt meine Tasche auf das Bett und schließt die Tür. Ich schaue auf die Uhr. Es ist noch nicht mal acht.

Ich öffne die Tasche. Sie enthält mein Rüstzeug für die Nacht: Ohropax, ein Krimi und mein brandneues Flanellnachthemd, das es günstig bei Tchibo gab.

Als ich im Bett liege, höre ich gedämpftes Lachen von unten, klimperndes Geschirr und Gläser. Die Stimme meiner Mutter klingt überfröhlich, und immer wieder schießt Idas hohes Gekicher die Treppe hoch. Matthias brummt dazwischen, und sogar Ben scheint hin und wieder etwas zu erzählen. Ich bin nur ein Stockwerk von meiner Familie getrennt, aber könnte entfernter nicht sein.

Das Wachs wird weich in meinen Händen. Es lässt sich widerstandslos in meine Ohren drücken und verschließt mich von der Außenwelt. Jetzt bin ich wenigstens mit mir allein. Ich rolle mich ein, mache mich so klein es geht. Es hilft nicht.

Ich starre in die Dunkelheit. Müder denn je, aber ich ahne schon, was kommen wird.

Das kann nicht sein. Nach einer durchwachten Nacht erholt man sich. Nach einer durchwachten Nacht schläft man aus. Nach einer durchwachten Nacht ist man so müde, dass der Schlaf von selbst kommt. Du kannst mich mal, informiere ich den Schlaf, ich brauche dich nicht, im Gegenteil, ich mache es mir hier noch richtig gemütlich. Und um das zu unterstreichen, knipse ich das Licht wieder an.

Irgendwann höre ich Schritte auf der Treppe, unbekümmert und schnell: Ida. Wenig später, etwas schwerer und langsamer: Ben. Danach: leise und athletisch, Matthias.

Im Licht der Nachttischlampe sieht das Zimmer noch vollgestellter aus. Meine Mutter parkt hier Kisten mit Kram, einen riesigen Kleiderständer, vollbehängt mit alten Jacken, und drei aufeinandergestapelte Esszimmerstühle. Der Raum hat nichts mehr gemein mit dem Zimmer, in dem ich Hausaufgaben gemacht und meine ersten Bilder gemalt habe. Ein paar der alten Werke stehen noch hier, aneinandergelehnt zwischen Schrank und Kisten. Ich schaue sie nicht an, ich weiß, sie sind schrecklich.

Das einzige Bild, das ich gern wiedersehen würde, passt an keine Wand, weder hier noch bei mir zu Hause. Es war so riesig, dass ich es in meiner WG an den Küchenschrank lehnen musste, um daran arbeiten zu können. Wer eine Tasse oder einen Teller brauchte, musste das Bild zur Seite schieben, um den Schrank öffnen zu können, was lästig, aber nicht unmöglich war. Trotzdem hatten Knut, Moni und Moni eines Abends zu dritt in der Küche auf mich gewartet. Sie saßen inquisitorisch aufgereiht, Knut in der Mitte, links und rechts flankiert von jeweils einer Moni, die wir intern unterschieden, indem wir sie Fear-Moni nannten (wegen ihrer gefürchteten Debattenbeiträge im AStA) und Tear-Moni (wegen ihrer Angewohnheit, bei Tierdokus in Tränen auszubrechen). Alle drei hatten eine geöffnete Bierflasche vor sich stehen, die sie jedoch nicht anrührten. Der Platz auf der gegenüberliegenden Seite des Küchentisches war frei, einsame Bierflasche vor leerem Stuhl. Knut, ein knochiger Informatiker mit langen, geraden Fingern, bat mich, mich zu setzen, deutete an, dass etwas Wichtiges zu besprechen sei, und ich griff nach dem Bier, das vor mir stand, aber die Blicke der Monis ließen mich innehalten, denn offenbar war zunächst die Anklage zu verlesen. Sie lautete auf Körperverletzung durch Zehenstoßen sowie Migräne durch Lösungsmittel und Farbe (Tear-Moni), außerdem akuter Platzmangel in einem Raum, der auch mal gelegentlich einer WG-Party oder einem Wäscheständer zur Verfügung stehen musste (Fear-Moni). Darüber jedoch bekam sich die Anklage in die Haare, denn Wäsche habe in der Küche ebenso wenig was zu suchen wie Malsachen, und die Debatte wurde hässlich, als Fear-Moni Tear-Moni vorwarf, selbst nie zu kochen, jedoch zufällig immer dann die Küche zu betreten, wenn einer von uns gerade Nudeln fertig hatte (was stimmte), und Fear-Moni sich weigerte, zuzugeben, dass sie seit drei Jahren jeden Abend «Verbotene Liebe» schaute, was offensichtlich war, weil wir alle die Erkennungsmelodie mitsummen konnten. Knut saß unbeteiligt in der Mitte, von links und rechts befeuert, und fühlte sich sichtlich unwohl. Er hasste es, wenn die Dinge nicht so liefen, wie er sie sich vorstellte. Ich nahm mein Bier und kratzte die Alufolie am Flaschenhals ab. Mit dem Fingernagel ließ sich ein Gesicht hineinknibbeln. Als den Monis die Argumente ausgingen, trank ich aus und erhob mich, um Flo anzurufen, der mir schon angeboten hatte, dass ich bei ihm arbeiten könne.

Ein paar Wochen später, als mein Bild an der Uni ausgestellt wurde, kamen alle drei zur Vernissage, leuchtend vor Stolz, dass dieses Werk in ihrer Küche seinen Anfang genommen hatte. Sie brachten Sekt mit und Schnäpse, und wir feierten die ganze Nacht.

Dass ich die lodernden Monis und Knut, den Bedenkenträger, eines Tages vermissen würde, hätte ich nicht gedacht. Zu gern würde ich noch einmal mit ihnen in der Küche sitzen. Und ich würde was dafür geben, mein Bild wiederzusehen. Ob es gut gealtert ist? Oder ist es genauso ein lasches Abbild seines früheren Selbst, wie ich es bin?

Ich setze mich auf, lese noch ein paar Seiten in meinem Krimi, obwohl ich inzwischen ahne, dass die Postbotin die Mörderin ist, was eine geradezu absurde Wendung der Ereignisse nach sich ziehen würde. Aber ich halte durch, die Postbotin flieht, und ich gehe das alles mit, ich trinke den Rest meines kalt gewordenen Baldriantees und fange das letzte Kapitel an.

Ruhige Schritte unten, meine Mutter, die die Küche aufräumt. Dann ist das Haus still.

Inzwischen ist es nach Mitternacht.

Es ist ganz normal, dass Leute nachts Krimis lesen, denke ich, man kann ja mal aufbleiben, wenn es spannend wird, und gerade jetzt muss ich dranbleiben, es ist der Showdown, die Postbotin klettert einen Kirchturm hoch, das will ich nicht verpassen. Ich fahre zusammen, als es an meiner Tür klopft, leise, dann etwas lauter.

«Sabina?»

«Ja», ich schlüpfe aus dem Bett und öffne die Tür. Renate steht im Nachthemd vor mir. Sie ist anderthalb Köpfe kleiner und viel zarter als ich. Hinter ihrer Brille sehen ihre Augen riesengroß aus.

«Hab das Licht unter der Tür gesehen», flüstert sie, «geht's wieder nicht?»

Ich nicke. Es fühlt sich an, als hätte ich versagt.

«Oh, mein Gott. Du Arme», meine Mutter presst die Arme vor die Brust, als bereite meine Schlaflosigkeit ihr Schmerzen.

«Tut mir leid», sage ich, und ich meine es ernst. Ich schäme mich, dass sie sich diese Sorgen machen muss. Sie drückt mir etwas Warmes, Weiches in die Hand. Es ist ihre Wärmflasche. «Hier», sagt sie, «und jetzt versuchst du es einfach noch mal.» Dann verschwindet sie in Richtung Schlafzimmer.

Ich lege mich wieder hin, wach und müde zugleich. Meine Beine sind schwer, ich weiß nicht, wohin mit den Armen. Die Wärmflasche ist mir zu heiß. Seufzend greife ich nach dem Krimi. Es muss noch eine Postbotin verhaftet werden.

Der nächste Tag fühlt sich an wie hinter Milchglas. Wir machen einen Spaziergang zum Weihnachtsmarkt. Ich sehe und höre und rieche und schmecke und fühle, ich ordne alle Eindrücke und lege sie korrekt ab, aber sie erreichen mich nicht. Ida, die in einen Bratapfel beißt. Matthias, der Kerzen kauft. Ben und Renate, eingehakt. Scherzend. Die Weihnachtsstimmung muss herbeigefeiert werden. Nicht mal das Wetter hält sich an die Regeln, es sind 12 Grad, und es nieselt. Trotzdem platzt der Markt aus allen Nähten. Es ist laut und stinkt nach Zimt. Die Menschen drängen sich an mir vorbei, und am liebsten würde ich mich einfach von der Menge forttragen lassen. Meine Mutter und Matthias verschwinden an einen Glühweinstand. Sie kommen mit Tassen zurück, Kakao für die Kinder und für mich, *Tote Tante* für die Erwachsenen. Wir drängen uns um einen Stehtisch, ich lehne mich an das wacklige Ding. Es kommt mir stabiler vor als vieles andere. Der Glühweinstand ist beliebt, offenbar trifft man sich hier. Menschen werden umarmt, Scherze gemacht, Becher geleert. Als Ida fragt, ob wir noch bleiben können, schüttele ich den Kopf. «Wir fahren jetzt», sage ich.

1:30 Uhr

Janis geht im Flur auf und ab. Tigern hilft, wenn die ersten Müdigkeitsschübe kommen. Langsam merkt sie es in den Gliedern, in der Brust, im Kopf. Sie ist sich aller Körperteile bewusst, und alle werden schwer.

Sie braucht Koffein. Den ersten Schluck nimmt sie noch im Stehen, an der Kaffeemaschine. Er ist köstlich. Gleich wird ihr Gang federnder, heben sich die Füße leichter. Aus Sinas Zimmer dringt Licht. Vielleicht ist sie wach. Vorsichtig geht Janis hinein. Der Raum badet im blauen Widerschein des aufleuchtenden Handys auf dem Nachtschränkchen.

Sina schläft. Sie liegt auf der Seite, eine Hand auf dem Kissen unter der Wange. Winzige Schweißperlen setzen sich ab im Dekolleté. Es ist schön, wie sie atmet. Ruhig, anwesend und zugleich anderswo. Janis spürt einen gewissen Stolz. Wie entspannt Sina daliegt, wie tief sie schläft, das ist doch auch ihr Verdienst. Sinas Handy leuchtet erneut auf und vibriert dazu. Ihre Augenlider flackern. Sie verlagert sich ein wenig.

Janis will die Nachricht nicht ansehen, natürlich nicht. Aber der Text taucht jetzt von selbst auf dem Display auf.

Bitte denk an steht da, darüber der Name des Absenders.

Matthias Jott. Woran erinnert Matthias Jott, die Sportkanone, der Mathe-Olympiade-Held, seine Frau mitten in der Nacht? Was muss er ihr mitteilen, das nicht bis zum nächsten Morgen warten kann? Was darf Sina nicht vergessen, wenn sie ins Schlaflabor geht? Denk an dein Flanellhemd? Denk an deine Schlafmaske, deine Zahnbürste, an die Schäfchen, die du zählen sollst? Oder, Janis hält kurz den Atem an, vielleicht bittet er darum, selbst nicht vergessen zu werden?

Janis nimmt das Telefon in die Hand. Sie wird nur einen ganz kurzen Blick darauf werfen. Ohnehin hat sie jetzt schon die halbe Nachricht gesehen, ohne dass sie dafür etwas kann. Jetzt will sie auch wissen, womit er seine Frau aufzuwecken droht. Sie ist schließlich dafür zuständig, dass Sina heute Nacht so viel wie möglich schläft. Aufs Geratewohl entsperrt sie das Telefon mit Sinas Geburtsdatum, was sofort funktioniert, und lässt sich die ganze Nachricht anzeigen.

Bitte denk an die Autowerkstatt.

Die Empörung, die sie empfindet, strömt ihr in die Fingerkuppen.

Ich schlafe schon, tippt sie. Geht auf Senden, und weg ist die Nachricht. Dann erst wird ihr klar, was sie getan hat.

Das Handy gleitet ihr aus der Hand und poltert zu Boden. Sina regt sich, und ein heftiger Adrenalinstoß wandert durch Janis' Körper. Dies ist schlimmer, als Sina zu duzen. Schlimmer, als ihr beim Schlafen zuzusehen oder sie zu googeln. Dies ist kolossal übergriffig, und sie ist nur wenige Momente davon entfernt aufzufliegen.

«Verzeih, verzeih, verzeih», flüstert sie, taucht ab, um das Telefon aufzuheben, legt es wieder auf den Tisch, aber es ist zu spät, Sinas Augen öffnen sich. Janis bleibt stehen, sie rührt sich nicht, und für einen Moment kreuzen sich ihre Blicke. Es ist nicht mehr als eine Sekunde, doch es kommt Janis vor wie eine Ewigkeit. Sie hält den Atem an, wappnet sich. Aber Sina blickt durch sie hindurch, sie nimmt nicht wahr, dass neben ihrem Bett eine Person steht, die hier gerade nicht hingehört.

In Zeitlupe schließt sie die Augen wieder, die Wimpern legen sich ab, hell, zart, friedlich, als wäre nicht gerade eine ungeheuerliche Indiskretion passiert. Janis' Herz schlägt heftig, als sie sich auf leisen Socken davonstiehlt und die Tür hinter sich schließt.

Sina

Matthias hat das Abendbrot in der Küche sorgfältig vorbereitet. Geschälte Möhren, in perfekte Stäbchen geschnitten, daneben die Gurke in dünnen Scheiben. Kakao für Ida in ihrer Lieblingstasse, Früchtetee auf dem Stövchen. Er selbst isst nicht mit, er hat Training. Ich blicke durchs Fenster und sehe, wie er sich den Fahrradhelm aufsetzt und sein Rad aufschließt. Mit einem Zipfel seines Fleecepullis trocknet er den Sattel ab, auf dem sich Regen gesammelt hat. Er verreibt die Tropfen, gründlich, aber vorsichtig. Dann steigt er auf und fährt davon.

Ich lege Ida den Dinosaurier auf den Teller, den ich als Geburtstagsgeschenk für Ayun besorgt habe. Zur Sicherheit.

«Ich dachte, vielleicht für Ayun von mir», sage ich, «also, zusätzlich zum Schal.»

Ich habe keine Kraft für Auseinandersetzung heute. Aber zu meiner Überraschung nickt Ida. Sie betrachtet den Dino eine Weile und heißt ihn dann willkommen in ihrer Welt, indem sie ihn in der Kapuze ihres Pullis parkt.

Ben setzt sich. Er hat seine Kopfhörer auf, riesige Dinger. Ich klopfe darauf, er blickt irritiert hoch und zieht sie mit einer genervten Geste ab, sodass sie ihm um den Hals liegen. Er holt sein Handy raus und scrollt herum, ich bitte ihn, lass doch mal, aber er schaut nur kurz hoch, ja, gleich, und als mir so schnell nichts einfällt, um seine Aufmerksamkeit zu bannen, versinkt er wieder.

Es ist stickig hier. Mit jeder Faser meines Körpers merke

ich die beiden schlaflosen Nächte. Ich wünsche mir nichts sehnlicher, als endlich ins Bett zu gehen, und habe zugleich Angst davor. Der Kühlschrank rauscht streng, die Uhr an der Wand tickt lauter als sonst. Ich ziehe am Kragen meines Pullis, er schneidet mir die Luft ab. Unter dem Küchentisch stupst mich etwas an, dann erscheint eine schnuppernde Schnauze, die meinen Schoß absucht. Als Fanny merkt, dass ich sie nicht wegschicke, schiebt sie sich noch etwas weiter vor, legt den Kopf auf meinen Oberschenkeln ab und blickt zu mir hoch. Die Schwere des Hundes auf meinem Schoß reguliert meinen Atem. Ich greife hinter mir zur Brotdose, die ich aus der Schule mitgebracht habe, und halte Fanny den Rest einer Stulle hin. Sie nimmt das Brot und verschwindet unter dem Tisch, wo sie es am Stück verschlingt.

«Mama?» Ida kaut auf einer Möhre und sieht nachdenklich aus dem Fenster.

«Hm.»

«Wie lang ist eine Sekunde?»

Ben schaut auf und rollt mit den Augen. Es nervt ihn, wenn Ida Fragen stellt, die man auch googeln könnte. Überhaupt würde er wahrscheinlich am liebsten ausschließlich per Chat kommunizieren.

Sprachnachricht an Ben:
Guten Morgen, Ben, stehst du bitte auf?

Textnachricht von Ben:
noch 5 min

Sprachnachricht an Ben:
Nein, bitte jetzt, du kommst zu spät.

Textnachricht von Ben:
ja gleich

Sprachnachricht an Ben:
Du musst los!

Textnachricht von Ben:
wo ist eigentlich mein blaues Shirt

Zweite Textnachricht von Ben:
das mit dem Stern

Voicemail an Ben:
Sie haben eine neue Nachricht.

Textnachricht von Ben:
schreib doch einfach schnell wo mein Shirt liegt

Er schnippt mit zwei Fingern vor Idas Gesicht, mehrfach hintereinander.

«So lang, Ida, so lang», sie zuckt jedes Mal zusammen.

Ich werfe Ben einen Lass-doch-Blick zu.

«Wenn man langsam einundzwanzig sagt, ist es ungefähr eine Sekunde», antworte ich. Ida probiert es, sagt es ein paarmal hintereinander, wird mal schneller, mal langsamer. Keine ihrer Sekunden ist gleich lang. Ben lacht seine Schwester aus, die daraufhin den Dino nimmt und Ben damit das Handy aus der Hand schlägt. Er schreit auf, verschüttet Früchtetee. Das Telefon landet auf dem Boden, Fanny schießt unter dem Tisch hervor und flüchtet in den Flur.

Mir ist, als würde der Raum mir Sauerstoff entziehen. Ich

atme schneller, tiefer, aber meine Lungen füllen sich nicht. Mit einem Geschirrtuch reibe ich die Früchtetee-Pfütze vom Tisch. Langsam saugt das Tuch sich voll. Die dunkle Färbung sieht merkwürdig aus, wie das Innere eines Mundes, ein Schmetterling oder zwei über Kopf hängende Affen, die sich an den Händen halten. Noch schneller atme ich, hole tief aus, als wäre der Sauerstoff in mir, als müsste ich ihn hochholen, aber ich erreiche ihn nicht, die Uhr an der Wand tickt ohrenbetäubend, und die Küche dreht sich, Farben verwischen, der Raum schiebt sich zusammen, drückt mir die Luft ab. Gleich implodiere ich, und die Kinder, sie spüren es auch, Ida brüllt, und Ben, und ich höre meine eigene Stimme, sie ist hoch und schrill und voller Angst, und dann stürze ich zum Fenster, ich brauche Luft, und da sehe ich eine dunkle Gestalt, sie steht im Schatten des Birnbaums, unaufgeregt und selbstsicher, und ich spüre, dass sie sehen kann, wie ich in der Falle sitze. Sie blickt mich an, nicht länger als eine Sekunde, aber es fühlt sich an wie eine Ewigkeit. Ich atme. Ein Augenaufschlag, und schon beruhigt sich alles, die Wand ist dort, wo sie sein soll, der Boden ist gerade, und meine Kinder sitzen da und sehen mich fragend an.

«Wir müssen mal lüften», sage ich und lange zum Fenster, um es auf Kipp zu stellen.

Der Garten ist dunkel und leer.

Vor Beginn der Konferenz treffe ich Hannes. Er wartet an unserem geheimen Ort auf mich, hinter der Turnhalle. Jedes Mal nehme ich mir vor, abzusagen oder ihn einfach warten zu lassen, aber ich habe Hannes noch nie versetzt. Ich bin süchtig geworden nach diesen kleinen Treffen. Sie versetzen mich zurück in eine Zeit, in der ich nachts in Kneipen saß, wo man noch rauchen durfte, über die großen Skulpturen von Louise Bourgeois nachdachte, die ich nicht verstand, und meine größte Sorge war, ob der Typ, den ich scharf fand, mich für klug und kreativ hielt.

Hannes gehört nicht in diese Kategorie. Wir finden uns gegenseitig klug und kreativ, aber wirklich nicht scharf. Bei unseren Treffen hinter der Turnhalle geht es nicht um uns oder um Kunst. Es geht um Zigaretten.

Er holt sie konspirativ hervor, blickt sogar über die Schulter, um sicherzustellen, dass wir nicht beobachtet werden, und gibt mir eine. Ich zünde sie an, inhaliere tief, das Gift schießt mir sofort ins Gehirn. Da ist kein Puffer, keine Zwischenzone. Es pfeffert mir derart in die Synapsen, dass mir schwindlig wird. Um den Effekt abzumildern, müsste ich wieder häufiger rauchen und meinen Körper an das Gift gewöhnen. Mit vierzehn habe ich lange Nachmittage dafür trainiert, ohne peinliche Hustenanfälle bei den Rauchern zu stehen und vorzugeben, dass ich zu ihnen gehöre. Heute rauche ich zu selten, jede Kippe fühlt sich an wie die erste. So bewahre ich mich davor, erneut der Sucht zu verfallen, von der Matthias einmal gesagt hat, sie sei ein so großes Zeichen von Selbsthass, dass man sich genauso gut vor einen Zug werfen könne. Das war in der Phase, als ich sehr verliebt war und noch nicht wusste, ob ich gut genug für ihn war, also nickte ich nachdenklich, sagte etwas Kluges und ließ das Rauchen sein.

Ich nehme noch einen Zug, der aber nicht so gut gelingt. Etwas in meinen Atemwegen hat eine falsche Abzweigung genommen, und kurz bin ich sicher, dass ich nie wieder normal atmen kann. Hannes, der die Kippe mit der Routine eines langjährigen Rauchers in der Handhöhle hält, um sie vor dem kalten Wind zu schützen, klopft mir auf den Rücken.

Ich huste noch einmal.

Da packt er mich am Arm und reißt mir die Kippe weg, sie landet auf dem Boden. Er stößt mich zur Seite, an die gelben Ziegelsteine der Turnhallenwand. Ich schnappe nach Luft. Ich will mich beschweren, aber er hält mich immer noch fest.

Dann höre ich Kichern, Rascheln, Flüstern. «Die Jott und der Messerschmidt», noch mal leises Lachen, und jetzt drücke ich mich freiwillig fester an die Wand, obwohl es natürlich zu spät ist, sie haben uns gesehen. Drei identische Paar weiße Sneakers huschen weg, darüber Hosen, die nach Schlafanzug aussehen, so tragen es die Zehntklässlerinnen heute, eine in Blau, eine in Rot, eine in Schwarz.

«Scheiße», Hannes lässt mich los und tritt unsere Zigaretten aus. Selbstverständlich ist es verboten, auf dem Schulgelände zu rauchen. Ich selbst fische bei der Aufsicht regelmäßig qualmende Jugendliche aus dem Gebüsch.

Ich reibe mir den Arm. Er tut nicht weh, aber Hannes' Griff hat sich dennoch eingebrannt. Ich fühle mich betrogen um die Zigarette, die ich gern zu Ende geraucht hätte.

«Kennst du die drei?», frage ich, als wären wir in einem totalitären Staat und mit persönlichen Beziehungen ließe sich ein Fehltritt aus der Welt schaffen, aber Hannes schüttelt den Kopf.

«Wird schon», sagt er.

Ja, für ihn ganz sicher. Aber bei mir zu Hause tagt das Jüngste Gericht, wenn bekannt wird, dass ich heimlich auf dem Schulhof geraucht habe. Ich weiß nicht, was schlimmer ist: Matthias mit seinem «ich bin nicht wütend, sondern enttäuscht»-Gesicht oder wie peinlich es Ben sein wird, dass alle über seine Mutter reden. Bestimmt wird auch Frank davon erfahren.

«Kriegt man dafür eine Abmahnung?» Ich verschränke die Arme vor dem Körper. «Grobes Fehlverhalten auf dem Schulgelände oder so?»

Hannes zuckt mit den Schultern. «Wegen einer Kippe fliegst du nicht.»

«Und wenn doch?» Ich sehe ihn böse an. Natürlich weiß ich, dass er recht hat. Aber seine Ungerührtheit macht mich sauer.

Er sieht mich amüsiert an. «Ja dann? Muss aus dir wohl endlich was Richtiges werden.»

Er steckt seine Zigaretten weg.

«Komm, die Konferenz geht gleich los. Noch bist du ja Lehrerin.»

Die Konferenz findet im Musikraum statt, weil er ein wenig größer ist als die anderen Klassenräume. Außerdem ist er schalldicht. Ich verbringe die nächsten anderthalb Stunden damit, die Polster zu betrachten, die an den Wänden kleben. Sie haben ein eigenartiges Muster aus Fünfecken mit tief eingedrückten Knöpfen, die wie vertikale Sofakissen aussehen, schmiegsam und weich. Ich will auch solche Polster, denke ich. Von innen und von außen. Damit nichts eindringt, nichts herauskommt.

2:10 Uhr

Mit einer groben Bewegung erhebt Janis sich vom Bürostuhl und verlässt das Überwachungszimmer. Auf der Toilette lässt sie sich kaltes Wasser über die Handgelenke laufen, erst links, dann rechts, dann beide zusammen bis zum Oberarm. Sie hält die Augen geschlossen, während sie sich Wasser ins Gesicht spritzt und sich durch die Haare fährt. Viel zu wenig, sie braucht mehr. Janis steckt den Kopf unter den Hahn, was nicht ganz passt, da das Waschbecken so klein ist, aber zumindest die linke Hälfte ihres Gesichts wird kühl überströmt. Es ist herrlich, wie ein Sprung vom Dreier, das Licht bricht durch die Wasseroberfläche, ein paar Luftblasen entweichen, und der Körper streckt sich der Sonne entgegen.

Janis schließt den Wasserhahn und trocknet sich mit Papiertüchern ab. Dann geht sie den Flur hinunter zum Eingang der Station. Hinter der Glastür liegen das Treppenhaus und die Aufzüge. Sie tastet nach ihren Kippen, sie stecken in der Tasche ihres Kittels, und schlüpft hinaus.

Am Beleuchtungsmuster einer Stadt nachts um zwei erkennt man, was den Menschen wichtig ist. In Köln leuchtet der Dom, in Hamburg auch, jedenfalls zu bestimmten Jahreszeiten, und in Berlin blinkt einfach alles um die Wette. Hier hingegen gibt es nur einige Lichtquellen, die Janis' Blick auf sich ziehen, als sie frierend auf dem Dach steht und sich die Zigarette anzündet. Im Wesentlichen die Klinik gegenüber und das Kneipenviertel. Das macht diese Stadt aus: Krankheit und Alkohol.

Das Kneipenviertel besteht aus einer einzigen Straße. Sie wird «Feiermeile» genannt, auch wenn sie weit davon entfernt ist, eine Meile zu sein. Janis ist nie dort. Sie geht nicht mehr gerne aus. Zu viel Gebrüll, zu viel Geschrei, zu viele zuwendungsbedürftige Menschen. Das braucht sie in ihrer Freizeit nicht.

Sie nimmt einen Zug von ihrer Zigarette. Die Nacht ist kalt, aber wenigstens regnet es nicht, und die frische Luft macht den Kopf frei.

Sina

Um kurz vor sechs stelle ich die Kaffeemaschine an. Drei Nächte. Drei Nächte in Folge ohne Schlaf. Mir fällt diese Dreier-Regel ein: Menschen überleben drei Minuten ohne Sauerstoff, drei Tage ohne Wasser, drei Wochen ohne Nahrung.

Wie viele Nächte überlebt man ohne Schlaf?

Ich räume die Spülmaschine aus.

Mache Frühstück.

Packe Brotdosen.

Inspiziere Stundenpläne.

Hole Bens Sportsachen aus dem Trockner.

Finde Idas Mathebuch unter den Werbeprospekten in der Küche.

Matthias hat acht Stunden.

Kochen schaffe ich heute nicht. Tiefkühlpizza zum Mittag.

Ich wecke Ida.

Dann Ben.

Matthias duscht.

Ida kommt nach unten. Sie sieht rührend durchgeknautscht aus, das Kissen hat einen Abdruck auf ihrer Wange hinterlassen. Ich betrachte das Überbleibsel der Nacht, während sie Müsli isst und etwas erzählt, das mir durchs Gehirn rauscht, ohne haften zu bleiben.

Ich rufe nach Ben. Es wird Zeit.

Matthias trinkt Espresso.

Ben liegt noch im Bett. Ich schiebe seine Gardine auf.

Er zieht die Decke über den Kopf. Ich öffne das Fenster.

Ida und Matthias sind schon weg.

Fanny springt an mir hoch. Ich lasse sie in den Garten.

Als ich an der Terrassentür die kühle Luft einsauge, kommt es mir vor, als hätte ich seit Stunden nicht geatmet. Ein ganzer Tag liegt vor mir. Mindestens vierzehn Stunden, die ich durchhalten muss.

Ich habe die 8a in Englisch. Die drei Nächte haben Breschen geschlagen in meine Hülle. Was in mir ist, dringt ungehindert nach außen, Wut und Angst, Scham und Feigheit.

Ich spüre das Rampenlicht, den Scheinwerfer, auf mich gerichtet. Die Kinder mustern mich mit verstohlenen Blicken, sie tuscheln hinter vorgehaltener Hand. Sie bewerten meine Löchrigkeit. Jott Zwei erhält ein Mangelhaft. Ach was, ein Ungenügend. In welcher Disziplin, ist unklar. Im Dasein. Ich bekomme eine Sechs für pure Existenz.

Heute steht eine Grammatikübung auf dem Plan. Leises Stöhnen hier und da, Augenrollen, Getuschel. Ich schreibe zwei Begriffe aufs Whiteboard, Partizip und Gerundium, und bitte um Beispiele. Die Klasse schweigt.

«Kommt schon», sage ich, «ihr wollt doch etwas für eure mündlichen Noten tun» und «das kommt in der Arbeit dran», aber die Klasse bleibt still. Ich kann meinen Ärger nicht verbergen.

«Bücher raus», sage ich schneidend, und dann trage ich der Klasse auf, die Seiten zu studieren, auf denen der Unterschied zwischen Partizip und Gerundium erklärt wird. Wenn sie nicht mit ihrer Lehrerin zusammenarbeiten wollen, müssen sie es eben alleine machen.

Ich nehme den Stuhl, der vorm Pult steht, und trage ihn nach hinten. Als ich nur noch gebeugte Rücken vor mir sehe, stelle ich ihn ab und lasse mich darauf nieder. Eine Schülerin blickt schüchtern über ihre Schulter. «Ich sehe euch alle», sage ich drohend. Sie schaut schnell wieder nach vorn. Dann lege ich meine Füße auf dem Papierkorb ab, den ich mir zurechtgerückt habe. Bequem ist anders, aber besser als nichts. Ich sacke ein wenig nach hinten und schmecke die stille Konzentration der Klasse. Endlich. Ich schließe die Augen.

Die Praxis von Frau Seemann riecht immer noch nach frischer Farbe. Sie ist vor zwei Monaten in Rente gegangen, und mein Termin bei ihrem Nachfolger ist erst nächste Woche.

«Es ist ein Notfall», platze ich heraus, als ich vor der Sprechstundenhilfe stehe, die auch neu ist.

Sie sieht mich prüfend an. «Was fehlt Ihnen denn?»

«Schlaf», sage ich. Ich wappne mich, bin überzeugt, dass sie mich wegschicken wird. Aber sie hört mich an, ernst, dann zieht sie meine Karte durchs Gerät und schickt mich ins Wartezimmer. «Es kann eine Weile dauern, bis Dr. Kumar Zeit für Sie hat», aber das ist mir egal, ich werde hier sitzen, solange es sein muss, um heute mit einem Rezept nach Hause zu gehen.

Als ich wieder ins Auto steige, zittern meine Hände. «Das ist ein Suchtmittel», hat er gesagt. Er war verlegen, kaum direkt anschauen konnte er mich, aber sobald es um die Tabletten ging, war er sich auf einmal sicher. Er saß auf seinem Rezeptblock wie ein Kind, das die Schokolade nicht herausrücken will. Nein, eher wie eine Mutter, die die Schokolade zurückhält, denn das Kind, das bin ich, ich bettele, und dann sagt er es noch mal, «Sehen Sie, es macht Sie süchtig», und dann breche ich in Tränen aus. Weil ich eine vierte Nacht definitiv nicht schaffe. Ich habe Angst, Angst, ins Bett zu gehen, Angst vor der Kuhle in meiner Matratze und dem Postboten-Krimi, ich habe Angst, dass ich da liege und alles richtig ist und gleichzeitig nichts, und dann kriege ich keine Luft mehr, ich japse, und er fragt, wie oft das passiert, und ich sage, ständig, ich ersticke täglich, und da blickt Dr. Amit Kumar mich an, seine Wimpern klimpern vor Sorge, und er vermutet nun Atemaussetzer in der Nacht, eine Schlafapnoe, und dann tippt er, ernst und schnell, aber er schreibt kein Rezept, nein, er überweist mich an ein Schlaflabor.

«Und wenn das nichts ergibt», sagt er, «dann ist immer noch genug Zeit für Zolpidem.»

Ich umklammere das Lenkrad mit beiden Händen, zu weit oben, sagt Matthias immer.

Zittere immer noch. Vielleicht kann ich Frau Seemann anrufen und sie noch einmal um ein Rezept bitten, nur noch dieses eine Mal. Dann fällt mir ein, dass sie den Winter im Süden verbringt. Sie hat ein schönes ruhiges Rentnerinnen-Leben.

Ich kenne diese Gegend gut, und doch kommt mir alles fremd vor. War die Tankstelle schon immer da? Müsste ich nicht rechts abbiegen bald? Es verwirrt mich so, dass ich mein Handy einschalte und mich vom Navi leiten lasse, um nach Hause zu finden. Meine Augen brennen. Jedes Mal, wenn ich blinzle, fallen meine Lider kurz ins Bodenlose.

Als ich mich einer Kreuzung nähere, sagt mein Navi, ich muss geradeaus fahren, obwohl ich hätte schwören können, dass ich links abbiegen muss. Ich halte auf die Kreuzung zu, ich werde einfach tun, was mein Telefon sagt. Ein Auto vor mir bremst ab, ich überhole und werde angehupt. Der Mann hinter dem Steuer macht wütende Zeichen, aber ich fahre weiter. Da ist eine Ampel, ich sehe, dass da drei Lichter sind, und ich erkenne, dass die Ampel umspringt, aber ich weiß nicht mehr, was das bedeutet. Von rechts kommt etwas, grell und gelb, eine Warnweste, ich sehe sie aus den Augenwinkeln, Neongelb auf einem Fahrrad, und darüber ein roter Kopf, da strengt sich jemand an, ein älterer Herr ist das, und dass ich das so genau sehen kann, liegt daran, dass Kopf und Rad und Leuchtendgelb immer näher kommen, sie schieben sich hinein in mein Sichtfeld, Vollbild jetzt, der Lenker knickt weg am Außenspiegel des Autos. Der Mann reißt die Augen auf, und etwas fliegt durch die Luft, rot und grell und gelb. In Zeitlupe beschreibt der Körper einen Bogen, dreht sich einmal um sich selbst, die Arme mitgeschwungen, und dann fällt er, er schlägt auf meiner Motorhaube auf.

Als es kracht, fällt es mir wieder ein. Rot heißt stehen, Grün heißt gehen. Entsetzt betrachte ich den Mann, der langsam von meiner Haube hinuntergleitet. Mit Wucht wird die Fahrertür aufgeworfen. Der Mann, den ich gerade überholt habe, brüllt mich an, ich solle aussteigen. Ich fahre zusammen. Bin ich vielleicht verletzt, brennt mein Auto, droht Gefahr? Mir tut nichts weh. Der Mann zieht die Tür noch weiter auf. Die Adern an seiner Stirn treten hervor, er riecht säuerlich, und ich drücke mich tiefer in meinen Sitz. Dieser Mann will mich nicht retten. Er will mich zur Rechenschaft ziehen. Es ist nicht die Schimpftirade, die mich schockiert. Es ist die Selbstverständlichkeit, mit der er meine Autotür aufmacht, hineingreift und jetzt an meinem Sicherheitsgurt zu nesteln beginnt, damit ich aussteige.

Ich schlage ihm mit der Faust auf die Hand, dränge ihn

zurück und öffne den Gurt selbst. Auf wackligen Beinen steige ich aus. Was der Wüterich brüllt, höre ich kaum. Ich taste an mir herunter, nichts. Mein Handy liegt noch im Auto. «Wählen Sie den Notruf», zische ich, dann gehe ich zur Front des Autos. Mein Herz pocht mir bis zur Kehle. Da liegt er, auf dem Rücken. Unter seiner Warnweste trägt er einen schlecht sitzenden Anzug. Schütteres, graues Haar, ein freundliches Gesicht. Er strahlt geradezu, und dann bricht er in Gelächter aus. Genauso gut hätten es Tränen sein können. Im Schock liegen Weinen und Lachen nah beieinander.

Ich hocke mich zu ihm und nehme seine Hand. Sie ist kühl. Sein Blick wandert zu mir. Die Augen weit aufgerissen, das Weiße tritt hervor. «Haben Sie das gesehen? Ich bin geflogen! Über die Motorhaube!» Er lacht wieder. «Und ich lebe noch!»

«Habe ich gesehen», sage ich und suche unauffällig den Asphalt ab. Ich entdecke kein Blut. «Wollen Sie sich mal auf die Seite drehen?»

Ich muss regelmäßig meinen Erste-Hilfe-Kurs auffrischen. Bis auf das eine Mal, als eine Schülerin sich verschluckt hatte, habe ich diese Kenntnisse noch nie gebraucht. Meine stabile Seitenlage wartet seit zwanzig Jahren auf ihren Einsatz. Vorsichtig drehe ich seinen Körper und lege ihm den Arm unter den Kopf.

«Tut Ihnen etwas weh?» Er verneint, aber bei der Drehung hat er das Gesicht verzogen.

«Und sagen Sie mir, wie Sie heißen?»

«Horst! Horst Peter! Sie können Horst sagen!» Aus der Ferne höre ich den Krankenwagen, er kommt rasch näher. Als er vor uns hält, zeitgleich mit der Polizei, die offenbar auch gerufen wurde, summt die ganze Kreuzung plötzlich vor Professionalität, Horst wird erstversorgt und zum Krankenwagen geschoben. Seine Euphorie lässt nach, er versucht aufzustehen, aber die Sanitäter lassen ihn nicht. Langsam sickert die Erkenntnis bei ihm ein, dass das ganze Blaulicht um ihn herum ihm gilt, alle sind seinetwegen hier, und er hatte gerade einen schlimmen Unfall.

«Meine Frau», ruft er, als ein Sanitäter ihn zurück auf die Bahre drückt, «ich muss meine Frau anrufen!» Sein Blick bleibt an mir hängen, flehend, aber ich weiß nicht, was ich tun soll, und schon schließen sich die Türen der Ambulanz.

Ich lehne mich an die Motorhaube, die eine Riesendelle hat, und kriege keine Luft. Gleichzeitig kommen stoßweise Schluchzer nach oben, sie brodeln aus mir heraus, ich ersticke gleich.

Jetzt, denke ich, jetzt wäre ein guter Moment, um aufzuwachen. Endgültig Schluss zu machen mit alldem hier. Ich will hier nicht sein. Nicht auf dieser Kreuzung, nicht bei diesen Menschen. Nicht in diesem Leben.

2:30 Uhr

Janis raucht noch eine zweite Zigarette, die überhaupt nicht schmeckt. Trotzdem besser hier oben als im stickigen Überwachungszimmer, wo die nächste Welle Müdigkeit sie überrollen wird.

Als sie es nicht länger hinauszögern kann, steigt sie die Treppe hinab. Normalerweise rauscht sie an den Fotos vorbei, die im Flur hängen. Jetzt schlendert sie von Bild zu Bild, als wäre sie in einer Galerie und müsste entscheiden, welches der Kunstwerke sie kaufen möchte.

Es sind Fotos aus aller Welt von Menschen, die schlafen. Ein junger Mann in einer Stadt in Asien liegt über seinem Roller. Eine alte Frau döst an ihrem Marktstand. Eine Mutter und ihre beiden Kleinkinder schlafen auf einer Mauer in der Sonne. Janis findet die Bilder beklemmend. So erschöpft sind die Menschen, so schutzlos.

Im Überwachungszimmer sieht sie sofort, dass etwas nicht stimmt. Sinas Gehirnströme haben jede Regelmäßigkeit verloren, sie schlagen nach oben und unten aus, als registrierten sie ein Erdbeben.

Janis klickt das Videobild an.

Das Bett ist leer.

JANIS UND SINA

Janis

Sinas Kleidung hängt ordentlich über dem Stuhl. Ihr Telefon liegt auf dem Nachtschränkchen, dort, wo Janis es abgelegt hat. Sie muss hier irgendwo sein.

Janis tritt aus dem Zimmer und blickt den Flur hinunter, zum alten Empfangstresen am Eingang der Station. Niemand zu sehen. Aber die Glastür schließt sich gerade, als wäre soeben jemand hindurchgeschlüpft, und Janis setzt sich in Bewegung. Vor den Aufzügen ist alles leer. Das kann doch nicht wahr sein. Die eine Person, auf die sie aufpassen soll. Sie hört ein dumpfes Krachen, wie eine schwere Tür, die zufällt. Die Tür zum Dach. Janis rennt die Treppen hoch, ignoriert den schmerzenden Rücken.

Als sie das Dach betritt, stockt ihr der Atem. Am Rand, viel zu nah an dem nahtlosen Übergang zum Abgrund, steht eine Gestalt in hellkariertem Flanell. Blaurote Kabel hängen ihr vom Hinterkopf. Die Gurte, die ihren Körper umspannen, sind verrutscht.

Und die Gestalt bewegt sich.

«Sina!» Janis schreit, Sina fährt zusammen, und Janis fürchtet, sie könnte, oh Himmel, vornüberkippen oder noch einen Schritt weitergehen, und sie spurtet los, hechtet nach dem Körper, der sich erstaunlich weich anfühlt, als sie ihn mit den Armen umschließt und vom Rand wegzieht.

Sina rammt Janis den Ellbogen in die Seite, dann reißt sie sich los und taumelt weg. Janis krümmt sich, eher vor Schreck als vor Schmerz.

«Schon verstanden, nächstes Mal lass ich dich springen», keucht sie.

«Springen?» Sinas Stimme klingt voll und kehlig. «Ich wäre fast heruntergefallen deinetwegen! Das sind mindestens zwanzig Etagen!»

«Sechzehn», sagt Janis, «es sind sechzehn Stockwerke. Aber zum Sterben reicht's.»

Sie lässt sich nieder auf einem der beiden Plastikstühle. Der Regen hängt wie ein grauer Schleier über dem Horizont, einige Kilometer weiter ist das Wetter umgeschlagen, aber hier ist es trocken. Langsam ebbt das Adrenalin ab. Was ist da gerade passiert? Entweder hat sie etwas Schlimmes verhindert oder sich vollkommen lächerlich gemacht.

Sie holt ihre Zigaretten hervor und hält Sina die Schachtel hin. Sina zögert, dann setzt sie sich und nimmt eine.

«Ich rauch eigentlich nicht.»

«Ich nur nachts.» Janis klappt routiniert das Heftchen mit den Streichhölzern auf. Sie liebt das Geräusch der Reibung, das plötzliche Aufflammen, die Dringlichkeit, die das Feuer hat: Gib meine Flamme weiter, oder ich verbrenne dich. Aber jetzt zittern ihre Hände. Das Streichholz fühlt sich dünn an, nicht stabil genug, um Feuer zu entfachen. Sie rutscht ab, einmal, zweimal, beim dritten Mal knickt das Streichholz um, und sie muss ein neues aus dem Heftchen lösen.

«Ich mach schon», sagt Sina und nimmt ihr die Schachtel aus der Hand. Sie klemmt sich die Kippe zwischen die Lippen und entzündet sie beim ersten Versuch. Als beide sich zur Flamme beugen, berühren ihre Köpfe sich fast.

Sina nimmt einen tiefen Zug und hustet. «Du rauchst also, statt zu schlafen», sagt sie.

«Ist mein Job», antwortet Janis.

Sinas Husten geht in ein trockenes Lachen über. «Ich möchte auch dafür bezahlt werden, dass ich nicht schlafe. Ich wäre steinreich.»

«Ist weniger lustig, als es aussieht», Janis nimmt einen Zug ihrer Zigarette, «vor allem wenn einem die Gäste einfach abhauen.»

«Ist das hier dein Pausenraum?», fragt Sina und schaut sich um.

Auch Janis' Blick gleitet über die feuchtschwarzen Matten, mit denen das Dach ausgelegt ist, die schäbige Antenne, seit Jahren außer Betrieb und inzwischen schief, und die alte Plastikplane, die als Vordach fungiert. In der kleinen Glasschale, die sie als Aschenbecher benutzt, vermischen sich Nikotin und Regenwasser zu einer hellbraunen Brühe.

«Tagsüber kann man von hier aus fast das Meer sehen», sagt sie. Eine klare Lüge, der nächste Küstenort ist vierzig Kilometer entfernt, und Janis spürt nie auch nur den Hauch einer Meeresbrise, wenn sie hier oben sitzt.

«Blöd nur, dass du nachts arbeitest», sagt Sina.

«Und?», fragt Janis. «Wolltest du springen?»

Sina nimmt die Beine hoch und versucht, das Nachthemd über ihre Knie zu ziehen. Ihre Waden zeigen Gänsehaut. Janis betrachtet die kleinen Erhebungen. *Piloerektion*, schießt es ihr durch den Kopf, eine Reaktion des sympathischen Nervensystems, bei der sich Muskelgruppen zusammenziehen. Ein wärmeisolierender Reflex, tritt auch bei emotionaler Erregung auf.

«Ich friere wie ein nacktes Huhn», sagt Sina.

Janis knotet den Pullover auf, den sie um die Hüfte gebunden hat.

«Hier», sie reicht den Hoodie herüber.

«Passt schon», Sina winkt ab.

«Los. Du erkältest dich.»

«Ja, Mama», Sina lacht und nimmt den Pullover.

«Ich bin nicht deine Mutter», sagt Janis, «aber ich bin deine Nachtwache, also wache ich heute Nacht über dich, verstanden?»

Sina sieht sie überrascht an. Dann streift sie sich den Hoodie über und zieht die Kapuze hoch, über den verkabelten Kopf. Es steht ihr gut.

«Danke», sagt sie.

Janis nickt.

«Machst du das schon lange, Nachtwache im Schlaflabor?», fragt Sina.

«Zwei Jahre.»

«Fällt es dir schwer?»

«Was denn?»

«Das Wachbleiben? Du schaust Leuten zu, die schlafen sollen, und selber darfst du nicht ins Bett?»

Janis denkt nach. Es stimmt, gelegentlich provoziert das Herumwälzen ihrer Gäste sie. Sie wissen gar nicht zu schätzen, dass sie schlafen dürfen, während Janis wach bleiben muss. Manchmal, wenn sie keine Sekunde ruhig liegen bleiben, wenn sie mit großen Augen ins Dunkel starren wie Nachttiere im Bau, zoomt sie mit der Kamera ein in ihre Gesichter, springt heran an die Schlaflosen und studiert ihre Not. Sie tut das, damit die kleine Ungeduld, die sie in sich hat, die sagt, *schlaf endlich*, nicht Besitz von ihr ergreift.

«Ich kann gut wach bleiben», sagt sie.

«Darin bin ich auch richtig super», antwortet Sina, «mein aktueller Rekord sind drei Nächte am Stück.»

«Glückwunsch», sagt Janis, entscheidet dann, dass Ironie

nicht angebracht ist, und fügt hinzu: «Tut mir sehr leid. Drei Nächte sind hart.»

Sina legt den Kopf in den Nacken und schließt die Augen.

«Superhart, aber leider kein Ausnahmezustand. Ich weiß gar nicht mehr, wie es sich anfühlt, ausgeschlafen zu sein», sie legt ihre Handballen auf die Augen und drückt fest, «ich hänge immer irgendwo zwischen müde und halbtot. Wenn ich die Augen aufhalten kann, ist das schon ein Erfolg.»

Janis nickt.

«Ich habe seit 2004 nicht mehr richtig geschlafen.»

«Wie bitte?» Sina nimmt die Hände weg und sieht sie entgeistert an.

«Ich war Krankenschwester im Schichtdienst. Da drüben.»

Janis deutet auf das hell erleuchtete Klinikum gegenüber.

«Wenn du ein paar Jahre im Wechsel Früh-, Spät- und Nachtdienst gemacht hast, weißt du irgendwann nicht mehr, ob es Morgen, Mittag oder Abend ist, wenn du ins Bett gehst.»

Sie lässt ihre Zigarette in die Brühe fallen. Es zischt.

«Und dann wachst du auf und fragst dich, welcher Wochentag ist, welcher Monat, wo wir uns gerade im Jahr befinden. Ist es bald Weihnachten oder kommt als Nächstes der Sommer? Du lebst außerhalb der Zeit. Und dann entscheidest du dich, wenn schon zeitlos, dann wenigstens richtig, und du machst nur noch Nachtdienst, das verspricht wenigstens einen regelmäßigen Rhythmus. Nur bist du jetzt wach, wenn alle anderen schlafen, und schläfst, wenn alle anderen wach sind. Das Leben zieht an dir vorbei.»

Sina sieht sie schweigend an. Dann schnippt sie ihre Kippe ebenfalls in den Aschenbecher.

«Das klingt übel.»

Janis lacht.

«Ja, ganz normaler Ausnahmezustand eben.»

Sina fröstelt. Es wird kalt dort oben.

«Lass uns gehen», sagt Janis.

Sinas Birkenstocks klappern hinter Janis durchs Treppenhaus und hallen durch den Flur.

«Seltsame Bilder, oder?» Janis zeigt auf die Fotos der Schlafenden. «Das hat was Unheimliches: Menschen, die in der Öffentlichkeit schlafen. Weil es so intim ist. Sie liefern sich aus, zeigen sich von ihrer schwächsten Seite.»

«Es gibt einen französischen Künstler, der sich seit zwanzig Jahren ins Schaufenster von Geschäften legt, oder ins Museum, und sich beim Schlafen beobachten lässt», sagt Sina, «Virgile Novarina. Ich habe mich immer gefragt, wie das geht: einschlafen, während andere zuschauen.» Sie sieht Janis an. «Ich bin überrascht, dass ich heute Nacht trotzdem ziemlich schnell eingeschlafen bin.»

Janis runzelt die Stirn. «Bewacht zu werden im Schlaf ist doch nichts Schlechtes. Die meisten Kinder schlafen in den ersten Jahren nur ein, wenn ihre Eltern bei ihnen sind. Sie können nur loslassen, wenn sie beobachtet werden. Das hat was mit Geborgenheit zu tun.»

Sina zieht die Kapuze des Hoodies runter. Der Stoff verhakt sich in den Elektroden. «Tut mir leid, aber ich fühle mich nicht besonders geborgen dabei. Diese Nacht kann ich mich jedenfalls nicht mehr hinlegen. Wenn ich einmal wach bin, ist es vorbei. Erst recht, wenn ich beobachtet werde. Und die Kabel stören auch.»

Sie zieht an einer Elektrode, die sich im Haar verheddert.

Janis schüttelt den Kopf. «Du kannst jetzt nicht gehen, das Schlafprofil ist noch nicht vollständig. Du könntest noch mindestens zwei Schlafzyklen schaffen, wenn du es noch mal versuchst.»

Sina sieht irritiert aus. «Schaffen, genau. Ich muss das einfach schaffen, nicht wahr? Augen zu und durch.» Sina verlagert das Gewicht, breitbeinig steht sie jetzt da. «Dann bräuchte ich jetzt doch die Schlaftablette.»

Janis betrachtet Sinas Wimpern. Sie sind tieforange. «Das geht leider nicht.»

Sina hebt die Augenbrauen. «Du hattest das vorhin angeboten. Zolpidem wäre gut, das verschreibt mir mein Hausarzt auch immer.»

Janis schweigt. «Es ist zu spät für ein Schlafmittel», sagt sie dann. «Ich darf nur bis Mitternacht Tabletten ausgeben. Sonst wirkt das Mittel zu lange in den nächsten Tag hinein.»

Das ist keine Ausrede. Die Mitternachtsgrenze ist ärztlich festgelegt. Allerdings nicht aus medizinischen Gründen, sondern weil Janis ihre Gäste spätestens morgens um sieben nach Hause schicken muss, im fahrtüchtigen Zustand. Sie sollen weder im Labor ausschlafen noch sich zugedröhnt ans Steuer setzen. Janis hält sich nicht immer daran. Ein Gast, der mitten in der Nacht vor lauter Schlaflosigkeit nach Hause will und Janis damit für den Rest ihrer Schicht arbeitslos macht, ist schließlich schlimmer als einer, der morgens etwas schwieriger zu wecken ist. Aber das gilt für gesunde Menschen, nicht für potenziell Suchtkranke.

«Heute Nacht keine Tabletten mehr», sagt sie.

Sina sieht sie erstaunt an, sie lächelt fast. Janis schaut zurück, überrascht, wie lange Sina ihrem Blick standhält. Dann blinzelt Sina und schlägt die Augen nieder.

Sina

Sina blickt auf ihre Füße herab. Schlafsocken in Birkenstocks. Rot-blaue Drähte hängen in ihrem Sichtfeld. Das ist sie. Eine mittelalte Frau in bequemen Latschen, die nachts auf einem Flur steht und um Schlafmittel bettelt. Lehrerin, Mutter, Ehefrau. Eine, die Treuepunkte im Supermarkt sammelt. Die gerne Sport machen, ins Kino gehen oder eine Ausstellung besuchen würde, dann aber doch zu müde ist. Die in Konferenzen einschläft. Die bei der Notenvergabe manchmal eine Drei gibt, wenn der Name der Schülerin ihr nichts sagt. Die wartet, bis es besser wird, statt die Dinge anzugehen.

Anders als die Nachtwache. Die sagt einfach Nein. Janis Templin, sie hatte den Namen schon wieder vergessen, aber er steht auf dem Kittel. Wie schafft die das wohl? Zwanzig Jahre Schichtdienst und kein einziger Schatten unter den Augen. Janis sieht frisch aus, zeitlos. Königin der Nacht, Herrscherin über Kopfkabel und Elektrodenpaste, die kein Volk braucht, das ihr zujubelt. Sie strahlt die Ruhe einer Person aus, die genau weiß, was sie tut.

Wie gern wäre Sina auch eine Königin der Nacht, eine, die ihrem eigenen Rhythmus folgt und nicht dem Takt der Welt da draußen. Wann hat sie zuletzt selbst bestimmt, wie sie ihren Tag einteilt?

In vorindustriellen Zeiten haben Menschen geschlafen, wann es gerade passte. Sie standen mitten in der Nacht auf und beschäftigten sich für mehrere Stunden, bis sie wieder schlafen konnten. Sie besuchten Nachbarn, kümmerten sich ums Feuer, zeugten Kinder. Schlafpausen waren damals kein Fehler im System. Sie waren üblich.

«Ich denke, ich brauche eine Pause vom Schlafen», sagt sie.

«Eine Pause? Jetzt?», fragt Janis.

Sina sieht auf die Uhr. Es ist nach 2:00 Uhr. «Ja, jetzt. Wie bei Cervantes: ‹Don Quijote entrichtete der Natur seinen Zoll, indem er dem ersten Schlummer unterlag, aber den zweiten gestattete er sich nicht.›»

«Kenn ich nicht.»

Lehrerfalle, denkt Sina. Sie hat Janis mitten hineinlaufen lassen.

«Ich wollte nur sagen, ich gestatte mir eine Auszeit. Vielleicht kann ich dann nachher noch mal antreten und ein paar von deinen, wie heißen sie, Schlafzyklen erledigen.»

«Hm. Und was möchtest du machen, bis du dich wieder hinlegst?»

«Ich könnte dir bei der Arbeit Gesellschaft leisten.»

Janis macht eine abwehrende Handbewegung. «Das ist nicht nötig. Ich brauche keine Gesellschaft.»

«Ich zitiere auch keine Klassiker mehr.»

«Auch dann nicht.»

Sina ist sich nicht sicher, ob die Unterhaltung damit beendet ist, und folgt Janis ins Überwachungszimmer. Sie betrachtet den Monitor, auf dem noch das Kamerabild angezeigt wird. Ihr ungemachtes Bett, in Schwarz-Weiß. Die Wäsche bildet Vertiefungen und Erhöhungen, wie eine wilde See.

«Wie sehe ich aus, wenn ich schlafe?», fragt sie.

«Weiß nicht», Janis hält kurz inne. «Es sah nach Arbeit aus. Als hättest du dir wirklich Mühe gegeben.»

Sie muss lachen. «Hätte nichts anderes von mir erwartet.»

Sie lässt sich auf den Bürostuhl vor den beiden Monitoren fallen.

«Hier sitzt du also?»

Sie holt Schwung, stößt sich mit den Füßen ab und hebt die Beine. Die Drehung macht sie ein wenig schwindlig. Wenn Ida oder Ben das tun, untersagt sie es. Jetzt genießt sie die Bewegung.

«Ich müsste mich da jetzt mal wieder hinsetzen», sagt Janis.

«Um was zu tun jetzt genau?» Sina deutet auf den Monitor mit dem leeren Bett.

«Es ist mein Platz.»

«Ja, aber wenn ich gerade Pause mache, überwachst du einen Haufen zerknüllter Laken.»

«Ich habe sehr wohl noch andere Dinge zu tun, wenn gerade kein Schlafprofil erstellt wird», sagt Janis.

«Echt? Was denn?»

«Jetzt lass mich da schon hin.»

«Ist ja gut!» Sina steht auf, und Janis setzt sich mit der Beflissenheit einer NASA-Mitarbeiterin vor ihre beiden Bildschirme, klickt alles einmal an, tippt laut und umständlich etwas in die Tastatur und probiert «eins, zwei, drei, check» ob die Gegensprechanlage noch funktioniert.

Sina lacht. «Pass auf, gleich antwortet der Hausgeist.»

«Legst du dich jetzt ins Bett, oder was machst du?» Janis ist sichtlich angefasst.

«Nein, das macht wirklich keinen Sinn.»

«Hör mal, manchmal, wenn meine Gäste gar nicht schlafen können, gehen sie einfach nach Hause. Vielleicht bist du da ja besser aufgehoben.»

Sina denkt an Ida, die sich richtig eingemummelt haben wird, an Ben, im Schlaf rosig und zart. An Matthias, wie er sich einmal umdreht, wenn sie ins Bett schlüpft. An Fanny, die wahrscheinlich weit ausgestreckt auf dem Sofa liegt. Ein stilles Haus voller Schlafprofis.

Sie schüttelt den Kopf. Dann fällt ihr ein, was sie machen könnte.

«Hast du ein Haargummi?»

Janis sieht sie verständnislos an.

«Oder eins aus Plastik?»

Janis holt aus der untersten Schublade ihres Schreibtisches ein pinkes Gummi hervor.

«Perfekt», Sina bindet sich die Kabel am Kopf zu einem Plastikzopf nach hinten. Endlich hängt ihr nichts mehr im Weg.

«Und jetzt», sie blickt sich um, «dies ist doch das Krankenhaus, oder?»

«Im weitesten Sinne, ja.»

«Wo ist denn die Orthopädie?»

«Was willst du da?»

«Nachfragen, ob jemand dort liegt, den ich kenne.»

«Du kannst nicht mitten in der Nacht einen Krankenbesuch machen», sagt Janis.

«Ich will nur wissen, ob diese Person noch da ist. Das müsste der Nachtdienst mir doch sagen können?»

«Die Orthopädie befindet sich nebenan, im neuen Haus. Dies ist das alte Klinikum, es steht leer, bis auf das Schlaflabor.»

«Wirklich? Dann sind wir hier ganz allein?»

«Ja.»

«Du, ich und der Hausgeist?»

«Ab und zu kommen mal Pflegekräfte und holen Material oder Betten, die hier noch rumstehen. Aber ansonsten ist der Ort verlassen. Es heißt schon seit einem Jahr, dass wir mit dem Schlaflabor auch bald umziehen, ist aber noch nicht passiert.»

«Das ist der unheimlichste Arbeitsplatz, von dem ich jemals gehört habe.»

«Es ist einfach nur ein leeres Krankenhaus. Mir gefällt's.»

Sina erhebt sich. «Ich muss jetzt los.»

Sie überquert den Flur. Janis folgt ihr, sieht zu, wie sie ihre Jeans anzieht, wie sie hüpfen muss, um den Knopf zuzukriegen.

«Du kannst nicht da rübergehen», sagt Janis.

«Ich geh ja nur kurz.» Sie schnürt die Turnschuhe zu und nimmt ihre Handtasche. «Ich komme gleich wieder, und dann mache ich noch ein paar Schlafzyklen für dich, okay? Kann ich den Pulli solange noch anbehalten?»

Sie wartet die Antwort nicht ab. Als Janis sie einholt, steht sie schon an den Aufzügen.

«Die werden dir nichts sagen, auf der Orthopädie. Dürfen sie gar nicht. Ich habe mal auf der Station gearbeitet, die machen keine Ausnahme.»

Die Aufzugtür gleitet auf. Ein dumpfes, tiefes Geräusch.

«Dann erkundige du dich doch vielleicht für mich? Eine kleine Anfrage unter Kollegen, kurzer Dienstweg?»

Das Licht aus dem Aufzug erhellt den Flur.

«Was?»

«Kannst du nicht einfach mitkommen, und wir fragen zusammen?»

Janis schüttelt den Kopf, die dunklen Haare fliegen. Es sieht entschieden aus. Aber in ihrem Blick liegt etwas, was

Sina kennt: Janis fürchtet sich. Vielleicht hat die stolze Einsiedlerin mehr mit ihr gemein, als sie denkt. Auf einmal wünscht sie sich wirklich, dass Janis mitkommt. Nicht um ihr Einlass zur Station zu verschaffen. Sondern weil sie mit Janis an ihrer Seite das Gefühl hätte, dass es in Ordnung wäre, Angst zu haben.

Sie stellt sich in den Aufzug. «Kommst du mit? Bitte?»

Die Tür gleitet zu. Da setzt Janis einen Fuß dazwischen und zwängt sich gerade noch hinein.

Janis

Von unten sieht das neue Klinikum aus wie die große leuchtende Schwester, die stolz die Brust herausstreckt und alle Aufmerksamkeit auf sich zieht, während das verwahrloste Pendant nebenan in der Dunkelheit verschwindet. Sie hat oft hier gestanden, vor Dienstbeginn. In den ersten Jahren scherzend mit anderen Pflegekräften, dann schweigend, dann voller Widerwillen und am Ende mit so großer Angst im Körper, dass sie kaum eintreten konnte. Auch heute empfindet sie so.

Sie holt umständlich ihre Zigaretten hervor, friemelt eine heraus und streicht über das Bild auf der Schachtel. Ein nacktes, verfaulendes Bein. Sie betrachtet es so ausführlich, als sähe sie es zum ersten Mal.

«Solltest du überkleben», sagt Sina neben ihr. Sie kramt in ihrer Tasche, holt einen Terminkalender hervor und fischt zwei Aufkleber heraus.

«Welpe oder Pferd?» Sina hält ihr die Sticker hin. Auf einem tapsen kleine Labradore herum, auf dem anderen galoppieren Pferde.

«Oder beides?» Sie wedelt mit den Bildchen, als wären es Lottoscheine. «Gibt es eigentlich nur bei einer Eins, aber für dich mache ich eine Ausnahme.» Sie lächelt.

«Ich will nichts überkleben», sagt Janis, «schon gar nicht mit niedlichen Tieren.»

Sina hebt eine Augenbraue. Sie steckt die Aufkleber zurück in das Notizbuch.

Janis weiß nicht, was sie sagen soll.

«Vielleicht lassen wir es lieber.»

«Ist es so schlimm da oben? Wieso arbeitest du nicht mehr dort?», fragt Sina. Jetzt hebt sie die andere Augenbraue.

Sie wünschte, Sina würde diese Mimik abstellen. Aber es ist eine berechtigte Frage. Wie schlimm ist es schon da oben? Ein Ort, dem sie alles gegeben hat, bis nichts mehr von ihr übrig war. Jetzt ist sie eine überqualifizierte Nachtwache, deren Tätigkeit entfernt an ihre eigentliche Aufgabe erinnert, nur ohne die Patienten, die sie ständig brauchen, die ohne Unterlass nach ihr klingeln, die sterben können, wenn sie nicht aufpasst.

«Kann ich dir nicht sagen», antwortet sie.

«Dann gehen wir da jetzt rein», antwortet Sina.

Die Türen gleiten geräuschlos auseinander.

Wärme schlägt ihnen entgegen, trocken, brütend, grell. Legt sich auf ihre Augenlider, bringt die Haut zum Jucken. Der Linoleumboden quietscht. Vor der großen Tafel an den Aufzügen, die Auskunft darüber gibt, wo sich die Stationen befinden, bleibt Sina stehen.

«Es ist die Fünf», sagt Janis, ohne hinzusehen.

Sie gehen den Gang hinunter zum Stationszimmer, und Janis' Schritte beschleunigen sich von allein. Alles ist wieder da, das Flackern, das Rufen, die Eile, das Aufseufzen, wenn sie ein Zimmer betritt, die Hand, die in ihre gleitet, der Blick, wenn sie die richtigen Worte findet.

Und später: das Prickeln, wenn sie nach einer langen Schicht im Bett liegt und ihr Blut sich anfühlt, als würde die Sonne darauf Schatten werfen. Irgendwann wird das Prickeln zu Zittern, das Zittern zu Stechen, und das Stechen geht nicht mehr weg, und dann hilft auch kein richtiges Wort, kein dankbarer Blick, kein erleichtertes Seufzen mehr.

Vor der Tür zum Stationszimmer bleiben sie stehen. Bei Janis stand sie immer offen. Jetzt ist die Tür zu. Neben dem Eingang hängt noch das gleiche Poster an der Wand.

Der sockenlose Sportler. Jens hat es da aufgehängt. Es enthält eine Anleitung, wie Schweres rückenschonend vom Boden gehoben werden soll. Auf dieser Station müssen so viele Patienten getragen oder gestützt werden, für jede Bewegung, für jeden Toilettengang. Wer auf der Orthopädie arbeitet, macht sich früher oder später den Rücken kaputt. Der durchtrainierte Typ auf dem Plakat zeigt, wie es richtig geht. Anhand einer Wasserkiste, nicht eines Patienten. Sein Bizeps glänzt, die Frisur sitzt, das Wasser ist hervorragend ausgeleuchtet. Er trägt keine Socken in seinen makellosen Sportschuhen.

Jens und sie haben sehr gelacht über den Sockenlosen, aber sich auch jedes Mal «Wasserkiste!» zugerufen, wenn jemand aus dem Bett gefallen war und hochgehoben werden musste. Jens bekam trotzdem einen Bandscheibenvorfall, mit Ende dreißig.

Jens.

Sie will da nicht rein, nicht, wenn er heute Dienst hat.

Wahrscheinlich wirft er sie hochkant von der Station. Nachdem sie gekündigt hatte, hat er sie angerufen, Nachrichten geschickt, sogar eine Postkarte. Er ist eine treue Seele, und Janis, nun ja, Janis eben nicht. Sie hat die ganze Station aus ihrem Leben radiert, Jens war dabei der Kollateralschaden. Das ist jetzt zwei Jahre her. Natürlich wirft er sie hochkant hinaus.

«Sollen wir klopfen?», fragt Sina.

«Wer ist das eigentlich, den du besuchen willst?», fragt Janis, «seid ihr verwandt?»

«Nein ... Ich war nur ... bei seinem Unfall dabei.»

«Ah.»

«Erste Hilfe geleistet.»

«Cool.»

«Dann gehen wir jetzt rein und fragen nach?»

Oder sie verlassen die Station einfach wieder, und Janis meldet sich gleich morgen bei Jens und entschuldigt sich für die lange Funkstille, ja, morgen macht sie das. Oder am Wochenende oder nächste Woche.

«Warte», sagt sie, aber was soll sie schon sagen? Verzeih bitte, mein Herz rast, weil sich hinter dieser Tür vielleicht jemand verbirgt, der wichtig war und den ich einfach nicht mehr angerufen habe?

«Was denn?»

«Wie ... wie heißt denn das Unfallopfer?»

Jetzt ist es Sina, die betreten aussieht.

«Horst», sagt sie, denkt nach, «Horst Peter.»

Janis nickt. Holt Luft, tritt ein.

Ein Mann, den sie nicht kennt, steht am Tisch und sortiert Medikamente. Er trägt eine dünne, randlose Brille, über die er sie beide streng ansieht. Natürlich ist er verärgert über die Störung. Das Setzen der Medikamente verlangt große Konzentration. Gelangt ein Mittel zum falschen Patienten, kann das schwere Folgen haben. Meist sucht man sich den ruhigsten Teil der Nacht aus, um diese Aufgabe zu erledigen.

«Kann ich helfen?» Sein Ton sagt, dass er vielleicht kann, aber auf keinen Fall will.

«Ich bin mit ihr hier.» Sina blickt Janis Hilfe suchend an.

Janis nimmt den fahlen, kleinen Raum in sich auf. Der graue Boden, die kargen Stühle. Patientenmappen, ordentlich gestapelt. Grelles Deckenlicht. Abgestandene Luft, so trocken, dass die Gesichtshaut sich nach Schichtende anfühlt, als würde sie abblättern. Zum Lüften kommt man nie. Ein kümmerlicher Ort. Aber ihr Ort.

Dritte Schublade von oben, Desinfektionsmittel. Vierte, Einweghandschuhe. Hängeschrank links, Papiertücher, in Plastik eingeschweißt. Hängeschrank rechts, Privatsachen. Da hat sie im Dienst ihre Jacke und ihren Rucksack aufbewahrt. Die Schublade hinten, Geheimvorrat Schokolade. Bestimmt liegen da immer noch die Zartbitterkugeln, die niemand mag.

Der Mann mit der randlosen Brille wartet auf Auskunft. Sie räuspert sich, dann schlägt sie den ruhigen, selbstsicheren Ton an, der in ihr abgespeichert ist. Dieser Ort ruft ihn automatisch hervor. Sie stellt sich als Nachtschwester vor und entschuldigt sich für die Störung. Der Pfleger sieht etwas versöhnlicher aus, jetzt, da er eine Kollegin vor sich hat.

«Ihr habt doch den Verkehrsunfall übernommen kürzlich», sagt Janis, «Horst Peter, ist der noch hier, oder wurde der schon entlassen?»

«Die Rippenserienfraktur mit Pneumothorax rechts? Der spaziert hier nicht so einfach wieder raus.»

Sinas Wangen bekommen rote Flecken. Janis berührt sie am Ellbogen und drückt sanft.

Der Kollege klappt seine Patientenmappe auf. «Liegt in der 15, wird konservativ behandelt. War's das dann?»

«Ist Jens nicht da?», fragte sie.

«Jens Bartek?» Er schaut überrascht auf.

Sie nickt.

«Der arbeitet schon seit ein paar Monaten nicht mehr hier.»

«Nicht mehr auf der Ortho oder nicht mehr in der Klinik?»

«Nicht mehr hier», wiederholt der Mann und wendet sich wieder seiner Medikamentenverteilung zu.

«Danke», sagt sie, zieht Sina hinaus und schließt die Tür.

Im Wartebereich der Eingangshalle sinkt Sina auf einen Stuhl und presst sich die Handgelenke mit Druck auf die Augen. Es sieht brutal aus, als würde sie sich den gesamten Bulbus Oculi in den Schädel drücken. *Okulodigitales Phänomen,* schießt es Janis durch den Kopf. Augenbohren. Sina reibt mit den Handballen, hart, rhythmisch, schneller. Janis weiß, wie schwer es ist, damit aufzuhören, wenn der Rhythmus sich einmal eingependelt hat. Es lichtet den Nebel im Kopf, aber es fühlt sich auch so an, als ginge gleich etwas kaputt.

Sie geht in die Hocke und versucht vorsichtig, Sinas Hände von den Augen zu lösen. Sie wirken wie festgeschraubt.

«Hey», sagt sie leise, «vorsichtig mit deinen Augäpfeln, die brauchst du noch, oder?»

Sina nimmt endlich ihre Hände weg. Die Augenlider sind geschwollen und rot. Sie blinzelt.

Janis geht zum Getränkeautomaten und wirft eine Münze ein. Krachend fällt eine Colaflasche ins Ausgabefach. Sie legt Sina das kühle Glas an die Wange.

«Besser?»

Sina nimmt die Flasche und versucht, sich die Augenpartie damit zu kühlen.

«Du hast also Erste Hilfe geleistet bei dem Verkehrsunfall?» Sie setzt sich neben Sina und lehnt den Rücken an die Wand.

«Nachdem ich ihn angefahren habe.» Sina hält die Augen geschlossen. «Ich hatte Angst, dass er stirbt. Oder im Koma liegt. Dann wurde er verlegt, und ich habe gehofft, dass es alles nicht so schlimm ist und er längst wieder zu Hause bei seiner Frau ist. Ich dachte, er könnte gut davongekommen sein.» Sina hält inne. «Und ich auch, ich hatte gehofft, dass wir beide gut davongekommen sind.»

«Seid ihr doch auch», sagt Janis, «wenn es richtig akut wäre, würden sie nicht konservativ behandeln, sondern operieren. Der wird schon wieder. Und du bist sowieso gut davongekommen, dir hätte ja auch was passieren können bei dem Unfall.»

Sina hebt den Kopf. «Meinst du?»

Janis nickt.

«Danke.»

Sina nimmt die Colaflasche, schraubt sie auf und trinkt.

«Du solltest nicht zu viel davon trinken, wir müssen langsam mal zurück.»

Sina nimmt noch einen Schluck. «Ich geh in kein Labor mehr», sagt sie, «ich schlafe sowieso nicht noch mal ein.»

«Aber du hast es versprochen.»

«Ich will einfach nicht mehr, okay?»

«Du hast doch ein Schlafprofil abzugeben, das geht nun mal nur, wenn du schläfst.»

«Ja, genau. Danke. Gut zu wissen, was ich zu tun habe.»

«Willst du nicht wissen, warum du nicht schläfst?»

Sina kneift die Lippen zusammen. «Denkst du, dafür brauche ich Daten und Zahlen? Und dieses Gebimmel?»

Janis schluckt. «Was meinst du denn, warum du nicht schläfst?»

«Ich glaube nicht, dass dich das was angeht.» Sina steht schwerfällig auf, streckt sich, lässt ihre Gliedmaßen knacken. «Ich habe im Leben genug auf den Schlaf gewartet, damit ist jetzt Schluss.»

«Gehst du dann jetzt nach Hause?»

«Nach Hause, unter die Brücke, aufs nächste Dach, ist mir ehrlich gesagt gerade egal. Hauptsache, ich liege nicht mehr in der Überwachungskammer.» Sina schultert ihre Tasche. «Es tut mir wirklich leid, okay? Du kannst nichts dafür. Aber ich will einfach nicht zurück.» Sie hebt die Hand zum Gruß und verlässt die Eingangshalle.

Es ist kurz nach drei. Janis denkt an das flatternde Flanell auf dem Dach, an die dunklen Stunden, die noch rumzukriegen sind, bis der Morgen kommt. Wenn Sina nicht aus purer Neugierde da oben gestanden hat, kann das jederzeit wieder passieren. Und sie, Janis, ist zuständig. Sina ist in ihrer Obhut. Sie in die Nacht zu entlassen, ist keine Option.

Sina

Als Sina an der Haltestelle ankommt, fährt der Nachtbus gerade los. Sie ist zu müde und zu stolz, um hinterherzurennen. Das schwere Zischen, mit dem die Türen sich schließen, verstummt, die Rücklichter spiegeln sich auf der nassen Straße. Innen leuchtet es warm und hell, wie ein Zuhause auf Zeit, das sich nun von ihr entfernt. Sie setzt sich auf die Bank, sieht nach, wann der nächste fährt, und flucht leise. Anderthalb Stunden.

Ihre Augen tun weh. Sie wünschte, sie hätte die kühle Flasche mitgenommen. Vorsichtig legt sie sich auf die Bank und schließt die Augen.

Scheißprovinzstadt, in der man Stunden auf den Nachtbus wartet.

Jott-We-Dee, hat ihre Mutter gesagt, als sie erfuhr, dass Sina und Matthias beide eine Stelle an der gleichen Schule annehmen würden, in einer Stadt, noch kleiner als ihr Heimatort. Renate hatte wohl mehr von ihr erwartet. Hätte sie eher in Hamburg oder Berlin gesehen. Früher wolltest du nach New York, erinnerte ihre Mutter sie. Als wäre das je eine echte Alternative gewesen.

Jott-We-Dee, eine Frechheit. Ihr neuer Nachname hatte ihrer Mutter auch nie zugesagt. Klingt wie eine Abkürzung, war ihr Kommentar nach der Hochzeit.

Hoffentlich ist der Busfahrplan wenigstens aktuell. Gott, sie hasst es, wenn ihre Mutter recht behält. Scheißprovinzstadt.

Die Holzbohlen der Bank schneiden ihr in den Rücken. Sina betrachtet die Werbung, die an der Bushaltestelle hängt. Ein Model lacht fröhlich auf sie nieder und präsentiert ihre Brüste, perfekt verpackt in einen Plus-Size-BH. Siebzig Prozent der Frauen, liest Sina mit brennenden Augen, tragen Büstenhalter, die ihnen nicht passen, weil sie gar nicht wissen, wie die optimale Passform sich anfühlt. Sie dreht sich weg.

Vielleicht hätte sie es doch noch einmal versuchen sollen im Schlaflabor. Das Bett dort ist in jedem Fall bequemer als diese Bank.

Wann haben die schlaflosen Nächte angefangen? Mit den Kindern, wäre die einfache Antwort. Die erste Zeit mit Ben hat ihren Rhythmus zerstört. Sie erinnert sich an Glückwunschkarten zur Geburt, die ihr «wenigstens ab und an eine Mütze Schlaf» wünschten. Als wäre das ein extra Sahnehäubchen, das nur oben auf den Kuchen kommt, falls es sich einrichten lässt. Offensichtlich hatte sie kein Anrecht mehr auf Durchschlafen, schließlich hatte sie dieses Kind ja selbst gewollt.

Es war eine Begleiterscheinung der Naturgewalt, die über sie hereinbrach. Monatelang schlief Ben nur, wenn er bei ihr, an ihr oder auf ihr lag, und nie länger als 45 Minuten am Stück. Sie gewöhnte sich an, im Sitzen zu schlafen, wenigstens für ein paar Minuten. Noch Jahre später wachte sie manchmal mitten in der Nacht auf, überzeugt, Babygeschrei zu hören.

Bei Ida hatte die Naturgewalt von Anfang an eine andere Qualität. Ganz gleich, wie ruhig und in sich selbst versunken ihre Tochter dalag, Sina schlief von der ersten Nacht an nicht mehr. Ihr Körper hatte das Notfallprogramm gestartet, und sie kam nicht mehr raus, auch nicht, als Ida bereits durchschlief.

Aber ihre Kinder sind nicht der Grund, dass sie heute Nacht aus einem Schlaflabor geflohen ist und an einer Bushaltestelle zu schlafen versucht.

Sie spürt, wie angespannt ihr Körper ist. Das Kinn presst sich in die Brust, so hoch hat sie die Schultern gezogen. Es liegt nicht an der harten Bank. Die Wahrheit ist, es gibt keinen Ort, an dem sie loslassen kann.

Sie muss an das Bild im Flur des Schlaflabors denken, von der alten Frau, die an ihrem Obststand eingeschlafen ist. Wer an öffentlichen Plätzen die Augen zumacht, hat keine Wahl. Es ist Ausdruck höchster Not. Sina hingegen hat ein warmes, sicheres Zuhause. Eine Familie und einen Beamtenstatus. Sie kann gar nicht so tief fallen, dass ihr nur die Kirchenmauer bleibt. Warum ist sie ständig in Alarmbereitschaft?

Als sich jemand der Haltestelle nähert, setzt sie sich auf. Die Holzbank ist ohnehin keine Alternative.

«Na, Nachtbus verpasst?»

Es ist Janis.

«Was machst du hier?»

«Ich hab Feierabend. Hast du doch selbst gesagt: ohne dich bewache ich nur ein Haufen zerknüllter Laken.» Janis setzt sich neben sie auf die Bank. «Außerdem hast du noch meinen Pulli.»

Sie blickt an sich runter. Den Hoodie hatte sie ganz vergessen. Er fühlt sich an, als hätte sie ihn immer schon getragen.

«Oh. Ja. Tut mir leid.»

«Kein Problem, kannst ihn dir ausleihen», Janis inspiziert den Busfahrplan, «hier dauert es ja anscheinend noch.»

«Nimmst du auch den Bus?», fragt sie. Auf anderthalb Stunden Gesellschaft ist sie nicht eingestellt.

«Ich muss in deine Richtung», sagt Janis.

Woher will sie wissen, was ihre Richtung ist?

«Hey», sagt Janis und berührt ihren Ärmel, «ich kann verstehen, dass du nicht mehr zurückwolltest.»

«Aber?»

«Kein Aber.»

«Klingt aber so», sagt sie und zieht den Arm weg.

«Das Schlafprofil ist super, um herauszufinden, ob eine Störung vorliegt, eine Apnoe oder ein Restless-Legs-Syndrom oder so. Aber was wirklich auf der anderen Seite passiert, wenn du schläfst, zeigen die Maschinen nicht an.»

«Andere Seite? Was meinst du?»

«Die andere Seite deines Bewusstseins. Die Seite, in der du ein Drittel deines Lebens verbringst, obwohl du keinerlei Erinnerung daran hast.» Janis lehnt sich zurück, und Sina entspannt sich etwas.

«Wir können dein Schlafprofil analysieren, die Gehirnwellen anschauen und die Schlafphasen interpretieren, wir wissen sogar, wie viel Sauerstoff in deinem Blut ist. Und trotzdem haben wir keine Ahnung, was das eigentlich ist, der Schlaf.»

«Bei mir vor allem ein seltener Gast», sagt Sina.

«Wir denken immer, dass sich alles Wichtige im Wachzustand abspielt», sagt Janis, «dass Schlaf die Ausnahme ist. Aber vielleicht ist es andersrum. Um wach zu sein, muss das Gehirn sich richtig anstrengen, muss Botenstoffe ausschütten, ein ganzes Erregungssystem aktivieren. Im Schlaf ruht das alles. Vielleicht ist das der Normalzustand, und Wachsein bringt uns nur aus dem Gleichgewicht.»

«Warum sollen wir dann überhaupt wach werden zwischendurch, wenn das alles so anstrengend ist für das Gehirn?»

«Für ein paar lebenserhaltende Maßnahmen natürlich wie essen oder Sex.»

Sina lacht. Essen versteht sie, aber für Sex bleibt sie nicht mehr wach. Und Matthias auch nicht. Allerdings ist meist sie diejenige, die wegrückt, wenn er sich zu ihr dreht. Es ist bemerkenswert, wie schnell körperliche Anziehung verschwindet, sobald man müde ist. Matthias kann seinen durchtrainierten Körper noch so wirkungsvoll in Szene setzen – Lust, ihn anzufassen, hat sie selten.

«Seltsam, dass die Natur das so eingerichtet hat, oder?», sagt Janis.

«Hm.» Sie ist gedanklich noch bei Matthias.

«Warum sollte sie eine Daseinsform erschaffen, die ein Drittel der Zeit sinnlos brachliegt?» Janis beginnt, auf und abzugehen. «Das verbraucht nur Luft und Platz und Lebenszeit. Wir sind wie eine Maschine mit eingebauter Bremse. Voll funktionsfähig, aber nur für ein paar Stunden am Tag, nur wenn wir wach sind. Die Natur weiß es doch besser. Das muss einen Sinn haben.»

«Kannst du dich vielleicht setzen? Und was für ein Sinn soll das sein?»

Janis setzt sich wieder.

«Keine Ahnung. Aber ich wüsste zu gern, was mein Schlaf-Ich so treibt auf der anderen Seite. Ist doch tröstlich, dass das hier vielleicht nicht alles ist.»

Sina fragt sich, was sie sehen würde, wenn sie auf der anderen Seite des Bewusstseins die Augen aufschlagen würde. Ihre eigene Küche wahrscheinlich.

«Oder wir schlafen einfach, um uns vom Tag zu erholen, Punkt.» Sie will gar nicht so fatalistisch klingen. Aber Janis fühlt sich nicht angegriffen. Sie sieht sie mit offenem Blick an.

«Ja, kann auch sein. Aber ein bisschen Trost schadet auch nicht.»

Zwei Mädchen nähern sich der Bushaltestelle, ganz mit sich selbst beschäftigt. Sie sind identisch gekleidet, in weißen Hosen, hellen oversized Jacken und Turnschuhen mit dicker Sohle.

Wie hieß noch die Mitschülerin, mit der sie damals zum Friseur ging? Hand in Hand, um sich gegenseitig Mut zu machen für das große Umstyling? Beide wollten einen ganz eigenen neuen Look, und am Ende kamen sie mit exakt der gleichen Frisur wieder raus, nur die Ponylänge war anders. Sie sahen aus wie geklont, aber zugegeben hätten sie das nie. Verdammt, wie hieß sie noch?

Die Mädchen nutzen das Licht an der Bushaltestelle, um sich gegenseitig zu filmen. Eine schneidet eine Grimasse, die andere lacht, und schon lehnen sie sich aneinander und bekommen einen Lachanfall, der gar nicht aufhören will. Sina steht auf.

«Ich gehe zu Fuß», sagt sie, «kann ich dir den Pulli ein andermal vorbeibringen?»

Janis sieht sie an. «Ich kann auch einfach mitkommen, wir haben fast den gleichen Weg», und klaubt schon ihre Sachen zusammen, «oder willst du lieber allein sein?»

Ja, wäre sie tatsächlich lieber. Aber Janis steht schon neben ihr, abmarschbereit wie beim Schulausflug.

«Nee, super, klar», sagt Sina und hofft, dass sie die Botschaft versteht. Aber Janis geht schon los.

Sie durchqueren ein Neubaugebiet. Stille Straßen, die im Wendehammer enden, wenn man nicht rechtzeitig abbiegt. Links und rechts weiße, rote, gelbe Klinkerbauten. Vorgärten mit Kieselbeet und Marmorbrunnen, Zäune, die nur Zierwerk sind. Der Mond taucht die Straße in kühles Licht. Janis und sie werfen lange Schatten. Ihre Silhouetten sind scharf, die Sicht so klar, als hätte jemand einen Filter vor die Sonne geschoben und die Nacht lediglich angeordnet. Janis geht mitten auf der Straße und spielt Schattentheater mit den Händen. Ein Kaninchen mit riesigen Ohren. Sina muss lachen. Sie faltet die Hände zum Wolf, Ring- und Mittelfinger klappen das Maul auf, und der Schatten jagt das Kaninchen über die Straße.

Die Stadt wirkt, als hätten alle Menschen die Erde verlassen und unsichtbare Kräfte sorgen dafür, dass die Kiesbeete schön sauber bleiben. Der Gedanke gefällt ihr: postapokalyptischer Spaziergang zwischen Gartenzwergen und Zierbrunnen. In Öl auf Leinwand würde das gut aussehen. Mit Hopper-Vibes.

Sie schluckt etwas herunter, das plötzlich ganz nach oben gerutscht ist. Es hat sich einen Weg durch ihren Körper gebahnt, hart und glatt und rund wie eine Murmel, und wenn sie nicht aufpasst, kommt es wieder und wird größer und nimmt einen Platz ein, der schon lange nicht mehr vorgesehen ist in ihr.

Es ist lächerlich, eine Stimmung aufzuschnappen und sie auf Leinwand bannen zu wollen, nachdem sie Jahre nicht gemalt hat. So funktioniert das nicht. Malerei ist Handwerk, zuallererst. Übung. Jeden Tag eine Zeichnung, hat ihr Professor gesagt, sonst verwelkt dein Strich. Damals hätte sie so einen Zierbrunnen im Garten in zehn Variationen zu Papier gebracht, neun davon wären für die Tonne gewesen. Aber der letzte Versuch hätte vielleicht etwas enthalten, das über das reine Abbild hinausging. Vielleicht. Oder auch nicht, und dann ginge es von vorne los.

Insgeheim hat Sina immer gefürchtet, dass ihre Kunst Bedeutsamkeit nur behauptet. Dass es am Ende nichts anderes ist als Kitsch. Sie wollte düster sein und wild und unergründlich, aber es fühlte sich an, als sei sie durchsichtig wie ein Stück Plastikfolie.

Sie denkt an das Gemälde, das sie während des Studiums gemalt hat. Sie hat es nie aus dem Lager abgeholt, wo sie es damals zwischengeparkt hatte. Heute ist auf dem Gelände kein Lagerraum mehr, sondern ein Parkplatz. Vielleicht war das Bild nicht besonders gut, vielleicht war es tatsächlich Kitsch, aber auf jeden Fall war es ein Dokument ihrer selbst. Dass sie es so leichtfertig aufgegeben hat, macht sie auf einmal traurig.

«Alles okay?», fragt Janis. Sie scheint gute Antennen zu haben, nicht nur für Physiologisches. Und da spricht Sina von diesem Bild. Von der Zeit, in der sie es gemalt, von den Farben, die sie so geliebt hat. Der Anstrengung, der enormen Anstrengung, und dem Geruch nach Terpentin, den sie heute noch mit zu Hause assoziiert. Wie sehr sie das Gemälde vermisst, obwohl es wahrscheinlich abstoßend ist. Ein Vexierbild mit verschiedenen Lesarten, eine schrecklicher als die andere.

«Wie ist das, so ein Bild zu malen?», fragt Janis.

«Als würdest du dir das Fleisch von den Rippen schneiden und es auf die Leinwand schmieren», sagt Sina, ohne nachzudenken. «Sorry, sollte nicht so gewalttätig klingen.»

Aber Janis nickt.

«Du gibst alles und hoffst, dass etwas von dir bleibt?»

«Ja», antwortet Sina erstaunt. «Ich glaube schon.»

«Ich habe keine Ahnung von Kunst, aber das Bild würde ich gern in echt sehen. Vielleicht ist es ja noch irgendwo.»

Der Gedanke gefällt ihr. Dass es noch existiert.

«Auf irgendeinem Dachboden», sagt sie. «Erschreckt Mäuse und Hausgeister!»

Janis grinst. «Ach was, es hängt bestimmt in einem berühmten Museum, und alle fragen sich, von wem das wohl ist.»

«Ja! Das MoMa in New York, direkt neben den *Demoiselles d'Avignon*.»

«Klingt nach guter Gesellschaft», sagt Janis.

Sina fühlt sich leicht auf einmal. «Wir sollten hinfahren und nachsehen.»

«Unbedingt», sagt Janis. «An unserem Geburtstag.»

«Hm?»

«Wir haben am gleichen Tag Geburtstag», sagt Janis, «habe ich auf deiner Überweisung gesehen.»

Ira Mahler. So hieß das Mädchen, mit dem sie damals zum Friseur gegangen ist. Sie waren gar nicht gut befreundet. Eher waren sie sich gegenseitig von Nutzen.

Sie muss an die Dinnerabende mit Cleo und Frank denken. Auch ein Zweckbündnis, und noch nicht mal eines, das seinen Zweck erfüllt. Weder mit Cleo noch mit Frank hat sie etwas gemein. Vielleicht, überlegt sie, noch nicht mal mit Matthias.

«Hast du schon mal die Schule geschwänzt?», fragt sie.

Janis lacht. «Kann ich im Nachhinein dafür bestraft werden?»

Sina lacht auch. «Mir fällt nur gerade eine Mitschülerin

ein, wir waren gemeinsam beim Friseur, und wir haben auch einmal zusammen die Schule geschwänzt.»

«Und, war gut?»

Sie erinnert sich jetzt, wie stolz sie war, als Ira sie auswählte, wie sehr sie hoffte auf ein Bündnis, das exklusiv und ewig war. Sie hatte ein Kärtchen gemalt, ein großes lila Herz, Iras Lieblingsfarbe. Sie würde es Ira an dem Tag, den sie zum Blaumachen auserkoren hatten, überreichen und fragen, ob sie beste Freundinnen sein wollten. Wie immer verließ sie das Haus um zehn nach sieben. Ira wartete auf sie in der Innenstadt. Stadtbummel, hatte Ira angeordnet, aber kein einziges Geschäft hatte so früh offen. Also gingen sie zu McDonald's, teilten sich eine Cola, weil das Geld nicht für zwei reichte, und schwiegen sich an. Es gab einfach nichts zu sagen, nichts zu teilen, nichts aneinander zu entdecken. Um zehn vor eins, als die Schule aus war und sie endlich nach Hause durften, vergrub Sina das Kärtchen tief in ihrer Tasche. Erst als Ira am Ende des Schuljahres sitzen blieb, ließ die Beklemmung nach, die sie jedes Mal spürte, wenn sie in der Klasse ihrem Blick begegnete.

«Ich hab nie wieder lila Herzchen gemalt.»

«Die Schule hab ich nicht geschwänzt», sagt Janis, «aber mal eine Torte geklaut.»

«Wie kann man denn eine Torte klauen?» Sina lacht.

«Vom Tresen. Aber für einen guten Zweck! Es war ein Geburtstagsgeschenk.»

«Ich habe letztes Jahr beim Back-Wettbewerb unserer Schule einen Blaubeerkuchen vom Bäcker Meyer um die Ecke eingereicht. Bisschen Puderzucker drüber, hat keiner gemerkt. Dritter Platz! Mit Urkunde!»

«Wusstest du, dass man die Ehrenurkunde bei den Bundesjugendspielen supereinfach fälschen kann? Meine Mutter war so glücklich! Hat sich nur gewundert, dass ich trotzdem eine Drei in Sport hatte.»

«Meine Mutter weiß bis heute nicht, wie schlecht ich in Mathe wirklich war. Ich habe von meinem eigenen Geld die Nachhilfe bezahlt, damit sie nichts mitkriegt. Hab sogar im Café gejobbt dafür. Sie dachte, ich spare für eine Musikanlage.»

«Was würde sie sagen, wenn du es ihr heute erzählst?»

Sina überlegt.

«Ich denke, sie würde mich fragen, warum ich ihr das nicht sagen konnte. Und egal, was ich antworte, sie würde die Schuld dafür bei sich suchen.»

Sie hakt sich unter.

«Und du? Was verschweigst du deiner Mutter bis heute?»

Janis antwortet nicht.

«Sag schon.»

«Ich habe ihr nie gesagt, wie stolz ich auf sie bin», sagt Janis dann.

«Das wäre schön», meint Sina leise, «wenn man sich das sagen könnte.»

Und dann erzählt sie von ihrer Mutter, die immerzu enttäuscht ist, weil sie sich eine ausgeschlafene, fröhliche Tochter wünscht, und sie erzählt von ihrer eigenen Tochter und ihrem Sohn und ihrem Hund und ihrem Mann, in der Reihenfolge, und es geht ihr auf einmal leicht von der Hand, es ist gar nicht schwer, das auszusprechen: dass es Dinge gibt, die sie sich zurückwünscht, die ihr im Lauf des Lebens abhandengekommen sind.

«Pinsel, Leinwände, Ölfarben, den Mut, sie zu benutzen,

Freunde, gutes Essen, guter Sex, alles ohne schlechtes Gewissen. Und bei dir?»

Janis bleibt stehen. Sie muss eine Weile nachdenken.

«Ich wusste früher besser, wann ich zu viel bin, wann zu wenig und wann genau richtig», sagt sie, «ach so, Freunde und Sex nehm ich auch.»

Jetzt bleibt Sina stehen.

«Ich kenne dieses Haus.»

Sie blicken auf einen kalkuliert zugewachsenen Garten. Bäume, Hecken und Stauden wuchern wild durcheinander, um den Eindruck echter Natur zu erwecken. Zwischen den Büschen steht eine Skulptur: zwei Steine, die ineinander verflochten aussehen, als wären sie organisch gewachsen. Sina erkennt sie sofort. Cleo hat sie einem Bildhauer aus Würzburg abgekauft, von dessen Arbeit sie schwärmt und der kürzlich viel zu früh gestorben ist. Sogar im bleichen Licht des Mondes entfaltet die Skulptur eine große Kraft. Das Haus liegt ansonsten genauso dunkel da wie die restlichen in der Straße.

«Hier ...», Sina zeigt auf das kleine Gartenhaus, das sich weiter hinten befindet und kaum zu sehen ist, «... genau hier habe ich mal unfassbar gut geschlafen, für bestimmt zwanzig Minuten.»

Sie erzählt, wie sie sich in Cleos Atelier nur kurz hingelegt hat, als sie zu Besuch waren. Wie Matthias sie hat wecken müssen.

«Richtig schütteln musste er mich, und danach war ich so ... wie in Zeitlupe, aber mit scharfem Verstand. Als hätte ich acht Stunden durchgeschlafen in einem Himmelbett. Es war fantastisch.»

Wie erholt und achtsam sie war, und wie sie sich plötzlich

wieder selbst gemocht hatte – das Gefühl trug sie durch den Rest des Abends. Nur Matthias ärgerte sich über sie. Er fand es unverschämt, dass sie bei Gästen eingeschlafen war.

«Weißt du, warum ausgerechnet hier?» Janis geht ein paar Schritte in den Garten, um das Atelier besser zu sehen.

Sina schüttelt den Kopf. «Wenn ich das wüsste, würde ich wahrscheinlich hier einziehen.»

Janis findet einen kleinen Pflasterpfad, der zum Eingang des Gartenhauses führt, und schleicht weiter nach vorne.

«Psst», flüstert Sina, «was machst du denn da!»

«Ich werfe schnell einen Blick hinein», ruft Janis, und Sina, die Angst hat, dass Cleo aufwacht oder Frank oder gleich beide, geht hinterher. Janis steht jetzt vor der Tür zum Gartenhaus, probiert die Klinke, die sich problemlos drücken lässt, und öffnet die Tür.

«Nein!», flüstert Sina. «Janis! Was soll das denn?»

«Nur kurz gucken», Janis verschwindet im Gartenhaus.

Sina schleicht widerwillig hinterher.

Im Atelier ist es zu dunkel, um etwas zu erkennen. Sie hört Rumpeln und unterdrücktes Fluchen.

«Alles okay?»

«Hab mich gestoßen. Gibt's hier irgendwo Licht?»

«Bist du wahnsinnig?»

«Aber ich seh nichts.»

«Hier gibt es ja auch nichts zu sehen. Wir können also gehen.»

«Hast du nicht wenigstens eine Taschenlampe?»

«Nein!»

Sie hört, wie Janis ihre Klamotten abtastet und offenbar ihr Telefon findet. Im Halbschein der Handy-Taschenlampe steht sie auf einem Fuß und reibt sich umständlich den anderen, während sie gleichzeitig die Balance zu halten versucht. Sina kann zusehen, wie sie langsam zur Seite kippt, sich noch kurz an der Wand abstützt und dann krachend zu Boden geht.

«Au», kommt es resigniert von unten.

Sie greift nach Janis und zieht sie hoch. Janis hält ihr Handy in die Höhe und leuchtet damit den Raum aus, wie Indiana Jones, der mit einer Fackel eine Höhle erkundet. Es ist vollkommen leer. Keine Staffelei, keine Kunstwerke.

Und kein Sofa. Stattdessen, in der Mitte des Raums, Kisten mit zusammengepackten Malutensilien. Rollen ragen heraus, wahrscheinlich die aktuellen Blätter. An diesen Kisten muss Janis sich im Dunkeln gestoßen haben.

«Hier hast du geschlafen?», fragt Janis.

«Nein, also, ja. Hier stand ein kleines grünes Sofa, so ein antikes.»

«Ah, das, was draußen steht?»

«Draußen?»

«Ja, an der Straße, für den Sperrmüll. Kannst du so mitnehmen.»

Das Sofa steht neben den Mülltonnen am Carport. Es ist feucht geworden, und das kleine gelbe Kissen, das noch darauf liegt, ist kühl und nass. Aussortiert, obwohl es noch in bester Ordnung ist. Sina zwängt sich an Franks Geländewagen vorbei und setzt sich aufs Sofa, Janis tut es ihr gleich. Schweigend sitzen sie nebeneinander. Blicken auf den Hinterreifen des SUV.

«Super Aussicht», sagt Janis.

«Hm.»

«Irgendwie schade um das Sofa, oder?»

«Ja, pure Verschwendung.»

«Wir sollten es mitnehmen, bevor es in den Sperrmüll kommt», sagt Janis.

«Vielleicht wollen sie es noch verkaufen», antwortet Sina.

«Dann würden sie es nicht ungeschützt über Nacht hier stehen lassen.»

«Was willst du denn damit machen?»

«Keine Ahnung», sagt Janis, «ist doch dein Schlafsofa.»

Ein absurder, schöner Gedanke. Wo würde sie es hinstellen? Im Arbeitszimmer, das sie mit Matthias teilt, ist kein Platz. Da stehen zwei identische Sessel, die sie im Doppelpack gekauft haben, als sie im Angebot waren. Matthias sitzt dort manchmal, Sina nie. Aber Matthias wird sich nicht zugunsten eines geklauten Sofas von seinem Sessel trennen. Auch im Wohnzimmer oder in der Küche müssten andere Möbel weichen, wenn das Sofa dort Platz haben sollte. Im Schlafzimmer will Sina es nicht haben. Das Zimmer ist mit so viel negativer Energie aufgeladen, dass es die schlaffördernde Magie des Sofas bestimmt untergräbt. Bleibt nur der Flur, aber sich dorthin zu legen, mit Aussicht auf Jacken, Schuhe und die kitschigen Familienfotos, kommt gar nicht infrage. Und das, konkludiert sie, sind schon alle zur Verfügung stehenden Optionen. Sie besitzt ein Haus mit 175 Quadratmetern Wohnfläche und hat dennoch keinen Zentimeter übrig für ein kleines Sofa.

«Scheibenkleister», sagt sie, und das gibt ihr den Rest: Kein Kind weit und breit, und trotzdem ist ihr Schimpfwort-Filter intakt. Sogar ihre Sprache ist besetzter Raum.

Tränen steigen hoch, sie wischt sie unauffällig mit dem Ärmel ihres Pullis ab. Janis legt ihr die Hand auf den Rücken und lässt sie kreisen, immerzu die gleiche Bewegung, sie wird nicht schneller, nicht langsamer, sie verändert nicht den Druck, sie bewegt ihre Hand auf Sinas Rücken, als würde sie nie mehr damit aufhören, und Sina weiß nicht, wann sie sich zuletzt derart getröstet gefühlt hat.

«Hast du nicht ein eigenes Klassenzimmer oder so?», fragt Janis.

«Wieso?»

«Kann das Sofa da nicht stehen?»

Sina schmunzelt durch ihre Tränen hindurch.

«Soll ich im Liegen unterrichten?»

«Haben das nicht die alten Römer auch gemacht?» Janis' Hand kreist immer noch. «Und wenn deine Schüler mal länger brauchen, machst du zwischendurch die Augen zu.»

Jetzt lacht Sina wirklich.

Janis

Janis' Hände fühlen sich gut an. Die Luft ist kühl, das Sofa feucht, ihre Hosenbeine weichen langsam durch. Es ist kein Wetter, um draußen zu sitzen. Aber ihre Hände sind nicht kalt. Sie liegen jetzt ineinander auf ihrem Schoß. Mit dem Daumen streicht sie über die Haut. Glatt, warm, sicher. Sie geben ihr das Gefühl, als könnte sie alles tragen.

«Was meinst du, wollen wir?», fragt sie.

Sina sieht sie überrascht an. «Wie jetzt, wirklich? Du willst das Sofa mitnehmen?»

«Dein Sofa, deine Schule», Janis löst ihre Hände und wedelt damit, «deine Partnerin in crime. Einmalige Gelegenheit.»

«Wir beide tragen jetzt dieses Sofa in meine Schule?»

«Wenn du es möchtest.»

Sina schaut nach, wie weit es ist. Zweieinhalb Kilometer.

«Schaffen wir locker», sagt Janis.

Sie zeigt Sina, wie man ordentlich in die Hocke geht, bevor man etwas hebt, «Wasserkisten, Patienten, Sofas, immer dasselbe Prinzip», und Sina macht jetzt einen so vorbildlichen Bogen, als hätte sie Privatstunden beim sockenlosen Sportler genommen. Das Möbel ist schwerer, als es aussieht. Janis sucht nach dem richtigen Halt, stabilisiert den Griff und macht den Rücken gerade. Es tut fast gar nicht weh.

Schritt für Schritt verlassen sie die Einfahrt. Sina geht rückwärts, also gibt sie das Tempo vor. Ihr Tritt ist unsicher, und sie bewegt sich in etwa so schnell wie ein Öltanker beim Einparken.

Bevor sie die erste Straße hinter sich lassen, bereut Janis ihren Vorschlag schon. Auch Sina atmet schwer. Aufgeben kommt nicht infrage, aber Janis spürt mit jedem Schritt Rücken, Hände und Beine, die zittern unter der Last.

Sie tragen das Möbelstück durch Eschenweg, Kastanienallee und Buchenstraße, einen ganzen Mischwald lassen sie hinter sich, aber zweieinhalb Kilometer, denkt sie jetzt, sind in Wahrheit doch das Doppelte, ach was, das Dreifache, wenn man so kleine Schritte geht. Ständig kommt sie aus dem Tritt, und fast löst sich ihr Griff. Isarstraße, Rheinweg, Moldau-Allee. Sie haben das Flussviertel geschafft.

«Hey, Sina», keucht sie, «Pause?»

Sie setzen das Sofa auf dem Bürgersteig ab und lassen sich erschöpft nieder.

«Wie viel haben wir?», fragt sie, und Sina schaut auf ihren Routenplaner.

«Siebenhundert Meter.»

«Dann fehlen ja nur noch tausendachthundert.»

Dies ist kein Neubauviertel mehr. Sie befinden sich in einer einfachen Straße mit Mehrfamilienhäusern, viel Beton, kaum Grün. Kein Ort für ein Samtsofa.

Auf der gegenüberliegenden Straßenseite nähert sich eine Gestalt mit einem weißbraunen Terrier. Jetzt schießt das Tier an seinem Besitzer vorbei und steuert eine der spärlichen Grünflächen auf dem Bürgersteig an, nur ein paar Meter von ihnen entfernt. Der Terrier stapft über die verbliebenen Halme, dreht sich einige Male, entscheidet, dass er keine andere Wahl hat, und macht einen Buckel.

«Sorry», ruft der Besitzer und pfeift halbherzig, «Lasagne! Komm her!»

Der Hund reagiert nicht.

«Hat er Lasagne gefressen, oder heißt er so?», ruft sie dem Besitzer zu.

«Sowohl als auch.»

Lasagne springt im hohen Bogen von seiner Grünfläche weg, erblickt das Sofa und galoppiert darauf zu.

«Geschoss hätte auch gepasst», sagt Sina.

«Kommst du her!», ruft der Besitzer, aber der Hund hat beschlossen, dass zwei Frauen, die sich nachts auf der Straße ein Sofa teilen, der Welt nicht verborgen bleiben sollen, und bellt sie aus vollem Herzen an. Der Besitzer ermahnt ihn, still zu sein, was der Terrier zum Anlass nimmt, noch ein paar Dezibel zuzulegen. Licht geht an, ein Fenster wird aufgerissen, und ein Mann lehnt sich hinaus, «ist mal endlich Ruhe hier!», aber den Hund kümmert das nicht, er springt jetzt an Sina hoch und bellt sich die Lungen wund.

«Lassie! Aus!», sagt Sina, und der Hund schweigt überrascht. Das Fenster knallt zu. Der Terrier springt aufs Sofa, legt sich auf den Rücken und streckt Sina den Bauch entgegen.

«Wow wow wow», sagt der Besitzer, und Janis unterdrückt ein Grinsen, als er zu ihnen ins Licht der Straßenlaterne tritt. Er trägt einen verwaschenen Pyjama mit Superman darauf, dazu einen offenen, flauschigen Bademantel, einen dicken Schal und Gummistiefel. Erstaunt betrachtet er seinen Hund.

«Das hat er noch nie gemacht. Also, nicht das mit dem Bellen, das macht er ständig, aber dass er so gut hört, ist eigentlich gar nicht sein Ding.»

Seine Pupillen sind geweitet, er spricht langsam und weich, und sie nimmt an, dass er ziemlich bekifft ist. Der Hundebesitzer stellt sich jetzt als Schmittie vor, so heiße er wirklich, das habe er längst akzeptiert, und wenn ihn heute noch jemand mit Jörg anspreche oder sogar mit Herrn Schmidt, könne er nur lachen, und das tut er dann auch, er kichert, bis er innehält und Sinas verkabelten Kopf betrachtet.

«Seid ihr irgendwo ausgebrochen oder so?»

«Aus dem Schlaflabor», sagt Sina.

«Zapfen die da Träume ab oder was», Schmittie lacht über seinen eigenen Witz, nimmt den Hund vom Sofa, setzt sich in die entstandene Lücke und legt das Tier auf seinem Schoß ab.

«Klar, die sind richtig was wert auf dem Schwarzmarkt», sagt Janis, und Schmittie überlegt laut, dass seine Träume wohl nicht so viel einbringen würden, das sei viel zu abgedrehtes Zeug, er träume immer von geometrischen Formen, die sich gegenseitig zu fressen versuchen, und wer schon einmal gesehen hätte, wie ein Rechteck einen Kreis fertigmacht, der brauche keinen gekauften Alptraum mehr.

Was Janis denn so träume?

Sie hat gar keine Lust, über sich zu sprechen, aber an ihrem Bein haften Bademantelflusen, so nah sitzen sie, und das ist erstaunlich angenehm, deshalb erzählt sie von der Kanne, die in ihren Träumen immer wiederkehrt, aus der so lange Milch fließt, bis ganze Räume geflutet sind, sie schwimmt regelmäßig in Milch, und das, findet Schmittie, ist durchaus an Seltsamkeit ebenbürtig.

Von rechts räuspert sich Sina, sie streckt sich unauffällig, aber Janis sieht trotzdem, dass ihr das zu eng ist, zu dritt auf einem Einpersonensofa, und sie haben ja auch noch zu tun, es wird höchste Zeit.

Schmittie aber hat sich gerade erst warm geredet. Er bietet seine Hilfe an, wenigstens bis zum Ende der Straße kann er mittragen, und Sina stimmt zu. Er nimmt das Sofa in der Mitte hoch und entlastet so Sina und Janis an den jeweiligen Enden. Es sind nur wenige Meter bis zur Kreuzung, aber als Schmittie sich verabschiedet, kommt es ihr vor, als hätten sie das Wesentliche voneinander erfasst.

«Ihr könnt mal vorbeikommen», konstatiert Schmittie, «ihr wisst ja, wo ihr mich findet.» Er tritt unschlüssig von einem Bein aufs andere, noch nicht bereit, sie ziehen zu lassen.

«Immer an der nächsten Grünfläche», sagt Janis und streichelt zum Abschied Lasagne über den borstigen Kopf. Schmittie sieht zu, so zufrieden, als würde sie *ihm* den Kopf streicheln. Dann umarmt er sie zum Abschied. Kein loses Arm-in-Arm oder Kinn-an-Schulter, es ist eine echte Umarmung, und für einen kurzen Moment verschwindet sie in seinem Bademantelfell. Er verschränkt sich mit ihr, als würde er einen alten Freund verabschieden. Oder sich an einem neuen festkrallen.

«Ihr passt auf euch auf», sagt er, winkt Sina zu, klemmt sich den Terrier unter den Arm und schlendert über die Straße zurück in die Dunkelheit.

Janis und Sina gehen weiter, jetzt so zügig wie möglich, um den Rhythmus beizubehalten. Ihre Schritte synchronisieren sich, und das unhandliche Möbel trägt sich leichter.

«Es ist nicht mehr weit», sagt Sina, «hinter dieser Mauer liegt der Friedhof. Und auf der anderen Seite ist direkt die Schule. Wenn wir mittendurch gehen, sparen wir die halbe Strecke. Der Eingang ist offen, man kommt so rein.»

Jetzt erkennt sie es auch. Die Mauer hat sie sich gut eingeprägt. Jede Furche, jeder Riss, jedes Efeublatt wirkt vertraut, obwohl sie seit zwei Jahren nicht hier gewesen ist. Dieser Ort beherbergt das Einzige an Familie, das Janis gehabt hat. Sie ist vielleicht zweihundert Schritte Luftlinie von ihrer Mutter entfernt.

Trotzdem besucht sie das Grab nie. Bedächtig an einem Stein zu stehen, Blumen zu bringen oder womöglich ein Gebet zu sprechen, hat nichts mit dem zu tun, was sie für ihre Mutter empfindet. Sie fühlt sich ihr nicht näher, wenn sie dort ist.

«Okay», sagt sie, «gehen wir.»

Wer jemals entschieden hat, dass Friedhöfe nachts unheimliche Orte sind, hat noch nie versucht, ein Sofa hindurchzutragen. Statt an tote Seelen zu denken, gibt es viele praktische Dinge, die zu beachten sind: Griff halten, Füße voreinandersetzen. Der Pfad, auf dem sie gehen, ist schmal, es ist dunkler hier als auf dem Bürgersteig. Äste einer ausladenden Weide schlagen erst Sina ins Gesicht und dann ihr. Trotzdem kann sie sich gut orientieren. Hinten links, das vierte von rechts.

Da liegt sie.

Schön, dass du mich besuchst, aber ich wusste nicht, dass du gleich einziehst, hört sie ihre Mutter sagen. *Hast dir ganz schön Zeit gelassen.*

Du dir nicht, antwortet Janis, *mit dem Sterben, meine ich.*

Ich hab auf dich gewartet. Aber dann war es Zeit.

Janis beschleunigt den Schritt, vorbei an hohen, eckigen Steinen, großen Inschriften, an Marmorengeln, die Schatten werfen im Mondlicht. Das Grab hinter diesen akkuraten Reihen ist jetzt nur wenige Meter entfernt, aber nicht einsehbar vom Weg aus, zugewachsen und verwildert. Sie hatte sich für einen Findling entschieden, der auf den ersten Blick aussieht, als sei er zufällig liegen geblieben aus der letzten Eiszeit. Sie denkt daran, wie sie bei der Beerdigung ihren Kiefer so stark zusammengepresst hat, dass sie danach eine Woche Muskelkater hatte. Wie der Pastor den Namen ihrer Mutter falsch ausgesprochen hat und sie ihn nicht korrigierte. Wieder beißt sie die Zähne zusammen. Das Sofa ist schwer.

Sina

Friedhöfe machen ihr keine Angst. Sie findet es beruhigend, wie der Tod hier sortiert wird in Grabplätze, durchnummeriert und aneinandergereiht. Was am Tod so geheimnisvoll sein soll, hat Sina nie verstanden. Er ist doch einigermaßen vorhersehbar. So gesehen ist ein Friedhof wirklich kein heiliger Ort. Und doch ist ihr ein wenig unwohl, ein grünes Samtsofa an Grabsteinen vorbeizutragen.

«Hey Janis», sagt sie, «meinst du, wir stören hier jemanden?»

«Meine Mutter liegt hier», sagt Janis.

«Oh.»

Sie ist nicht gut in so was. Schon Kondolenzkarten treiben ihr Schweiß auf die Stirn, und sie meidet Beerdigungen, weil sie fürchtet, etwas Falsches zu sagen. Menschen, die einen Verlust erlitten haben, kommen ihr oft erwachsener vor. Als wäre in der Trauer eine Wahrheit verborgen, die man erst erkennt, wenn man jemanden verloren hat.

«Tut mir leid.» Mehr bringt sie nicht heraus.

«Ist schon zwei Jahre her», sagt Janis, dann ist es still. Sina weiß keine Floskel, keine Beileidsbekundung, die das auffangen könnte. Wenn etwas weh tut, tut es weh, ganz gleich, wie umsichtig es in Worte gefasst wird.

«Wie hieß sie?», fragt sie.

Janis schweigt einen Moment, und Sina fürchtet bereits, ihr zu nahe getreten zu sein. Aber als Janis antwortet, lächelt sie fast.

«Allegra. Allegra Templin.» Sie spricht es aus, als würde sie eine Berühmtheit ankündigen.

«Wow.»

«Ja.»

«Ihr echter Name?»

«Nein.» Janis zögert. «Eigentlich hieß sie Anita. Aber sie fand, der Name steht ihr nicht.»

Sina muss an ihren achtzehnten Geburtstag denken. Ihre Mutter hat ihr herzlich, aber recht förmlich gratuliert und anschließend angeordnet, Sina möge sie von nun an mit Renate ansprechen. Du bist jetzt erwachsen, hat sie gesagt. Wenn du möchtest, dass wir uns auf Augenhöhe begegnen, nenn mich bitte nicht mehr Mama.

«Und?»

«Was denn?»

«Hat sie gelebt wie eine Allegra Templin?», fragt sie.

«Ich glaube nicht», sagt Janis. «Sie ist eher als Anita gestorben.»

Genau solche Situationen überfordern sie: Wenn die Traurigkeit so dick in der Luft hängt, dass sie greifbar ist, aber Sina nicht weiß, wo sie anfassen soll.

«Erzählst du mir von Allegra?», fragt sie.

Und dann spricht Janis mit leiser, klarer Stimme von einer Frau, deren Leben sich in Geschichten abspielte. Anekdoten, die nie ganz erfunden, aber auch nie ganz wahr waren und die trotzdem so plausibel klangen, dass Janis jedes Wort davon glauben konnte. Einer Frau, die ihre eigene Wirklichkeit hatte, in der Janis sich gut aufgehoben fühlte. Doch dann kam der Krebs, und nur zwei Monate später war ihre Mutter tot. «Das fehlt mir am meisten», sagt Janis, «ihr ganz eigener Blick auf die Realität. Eine Schwebende zwischen den Welten war sie. Ich wäre gern noch ein bisschen mitgeschwebt.» Janis spricht kontrolliert, aber Sina kann das Loch, das Janis in sich hat, fast am eigenen Körper spüren. Eine Sehnsucht, die ihr nicht fremd ist. Wieder denkt sie an ihren achtzehnten Geburtstag. Sie wusste doch noch gar nicht, wie das Leben ging, achtzehn und erwachsen, ja, aber wo sollte sie die Augenhöhe hernehmen, die ihre Mutter sich wünschte? Sie hat sich lustig gemacht über das Mama-Verbot, weil sie nicht zugeben konnte, wie tief es sie traf. Wie sehr es sich anfühlte, als kündigte Renate einfach ihre Mutterschaft auf, als ließe sie sie im Stich, mit sofortiger Wirkung.

Heute noch kommt es Sina vor, als wäre ihr etwas verweigert worden, worauf sie Anspruch hat. Sie weiß nur nicht genau, was.

Das Sofa schneidet ihr in die Handflächen, sie muss sich konzentrieren auf die Schritte. Die Weiden stehen hier so eng, dass ständig Zweigwerk im Weg ist.

«Konntest du bei deiner Mutter sein, als sie starb?», fragt sie leise.

«Nein», sagt Janis.

«Oh.»

Schon wieder dieses Oh.

«Meine Mutter lebt noch», sagt sie und hätte sich am liebsten gleich geohrfeigt. Wer sagt bitte so etwas, wenn man eigentlich trösten will.

«Glückwunsch», kommt es von der anderen Seite.

Ein Ast schlägt Sina ins Gesicht, so plötzlich, dass sie zuckt und dabei eine Elektrode verliert, die sich vom Kopf gelöst hat. Das Plastikkabel fällt auf den Boden, und sie stapft darüber, und dann schnappt etwas in ihr zu. Ihr Körper spannt sich an, sie wehrt sich noch, aber es brodelt hoch und bricht aus ihr heraus. Sie lacht, wie andere Leute weinen, mit hohen, gellenden Tönen.

Janis sieht sie erschrocken an.

«Was ist denn los?»

Sie kann nicht antworten. Bauch und Schultern versteifen sich, ihr Zwerchfell zieht sich zusammen, und sie muss das Sofa abstellen, weil die Beine nachgeben. Sie will es aufhalten, immerhin sind sie hier auf einem Friedhof, und es ist nichts Lustiges passiert, wirklich gar nichts, aber je klarer Sina wird, wie unpassend es ist, desto stärker muss sie lachen, desto lauter, desto bestimmter übernimmt ihr Körper die Kontrolle, und er will sich einfach gehen lassen, will sich dem Sprudeln hingeben.

Janis steht staunend daneben, und Sina stammelt, es tue ihr leid, doch dann schüttelt die nächste Welle ihren Körper, und sie klammert sich an das Sofa, und dann geschieht es, Janis stimmt mit ein, mit tiefem, kehligem Ausholen, das ein wenig wie Schnarchen klingt, und das befeuert Sina erneut. Sobald ihre Blicke sich kreuzen, erschüttert eine neue Salve sie beide, und wann immer eine sich gerade beruhigt hat, reicht das kleinste Geräusch der anderen, um aus dem tiefsten Körperinneren das nächste Brodeln hervorzubringen.

Der Druck ebbt erst ab, als sie sich nach Luft ringend auf das Sofa fallen lassen. Sina bemerkt ein Wogen im Körper, der Atem reguliert sich langsam. So fühlt es sich also an, wenn alle Anspannung von einem weicht. Wenn nichts zu halten ist, weil nichts gehalten werden muss. Sie spürt, wie ihr Tränen über die Wangen laufen. Sie wischt sie nicht weg. Als sie sich zu Janis dreht, ist nichts Albernes mehr zwischen ihnen. Kein Meter grüner Samt, kein Widerwille, kein Taxieren. Auch Janis' Gesicht ist nass. Aber sie lächelt. Und für den kurzen Moment, in dem sie sich ansehen, erkennt Sina alle Traurigkeiten, die Janis in sich trägt, die kleinen, die großen, diejenigen, die kaum auszuhalten sind, die, die den Alltag bestimmen, und die, an denen man festhält, weil sie Teil des Lebens geworden sind. Sie lächelt zurück und legt alles hinein, was sie selbst zu geben hat.

So sitzen sie eine Weile, bis sie zu frösteln beginnen.

«Wollen wir weiter?», fragt sie, und zusammen tragen sie das Sofa die letzten Meter zum Ausgang.

Vor ihnen wird es heller. Das Schulgebäude kommt in Sicht, mit seinen hohen Fenstern und dem großen ausgebauten Dachgeschoss. Enttäuschend alltäglich, der Anblick. Hier steht sie jeden Morgen. Das Gebäude kommt ihr erdrückend vor. Aber heute trägt sie ein Sofa, keine Schultasche. Und sie hat Janis dabei.

Sie hat ihr noch nicht gebeichtet, dass sie das Sofa noch fünf Treppen hinauftragen müssen. Sie ist die Einzige im Kollegium, die den Kunstraum auf der obersten Etage in der Dachspitze nutzt. Er eignet sich perfekt.

Sie betritt das Foyer. Obwohl sie mit ihrem eigenen Schlüssel soeben die schwere Glastür aufgeschlossen hat, kommt es ihr verboten vor, nachts hier zu sein. Von innen ist ihr das Gebäude auf einmal fremd. Die Notbeleuchtung taucht Flur und Treppenhaus in grünes Licht und verwandelt das Foyer in einen unbekannten Raum.

Gemeinsam stemmen sie das Sofa hinein und die erste Treppe hinauf. Es ist jetzt mindestens doppelt so schwer. Sie kann keine Spannung mehr in ihre Gliedmaßen bringen und blinzelt ständig, weil ihre Augenlider vor Trockenheit brennen. Janis scheint es nicht besser zu gehen. Auf dem ersten Treppenabsatz halten sie an, keuchend, schwitzend.

«Wie hoch müssen wir genau?», will Janis wissen.

«Ganz nach oben, fünf Treppen.»

Janis stöhnt auf.

«Und wenn wir es erst mal woanders abstellen? Im Lehrerzimmer?»

«Lieber nicht, da sieht es ja jeder», antwortet Sina.

«Wieso? Was ist schlimm an dem Sofa?»

«Na ja, genau genommen gehört es meiner Kollegin. Es stand in ihrem Atelier.»

«Die Künstlerin, bei der du eingeschlafen bist?»

«Sie ist auch Lehrerin. An dieser Schule.»

«Das heißt, wir klauen ein Sofa, schleppen es durch die halbe Stadt und deponieren es am Ende am Arbeitsplatz der Person, der wir es gestohlen haben?»

«Genau. Das war doch deine Idee.» Sina hört, wie kindisch sie klingt.

«Und was machst du, wenn deine Kollegin zufällig auch mal da oben unterrichtet?»

«Hab ich noch nicht drüber nachgedacht.»

«Dir fällt bestimmt was ein», sagt Janis jetzt. Es klingt, als würde sie es genau so meinen.

Janis

Der Kunstraum ist wirklich der höchste Punkt der ganzen verdammten Schule. Fünf Treppen haben sie das Sofa hinaufgeschleppt, und gerade als sie sagen will, dass sie nie wieder ein Sofa irgendwo hintragen wird, deutet Sina schuldbewusst auf die kleine Holztreppe in der Ecke. Es geht noch weiter, bis unters Dach.

Der Spitzboden sieht aus wie eine riesige Abstellkammer. Kaputte Schulstühle, aussortierte Tische, Bänke und Kreidetafeln, Kisten, alte Landkarten: Hier sammelt sich, was niemand mehr gebrauchen kann. Hinter dem Gerümpel ist noch eine Tür. Ein letzter Klassenraum, der höchste der Schule. Der Ort, an dem Sina Kunst unterrichtet.

Es sieht überhaupt nicht nach Klassenzimmer aus. Janis betritt ihn mit Ehrfurcht, als wäre es nicht Sinas Arbeitsplatz, sondern ihr Wohnzimmer. Am liebsten hätte sie die Schuhe ausgezogen.

Riesige Dachfenster geben dem Raum einen Loft-Charakter, breite Holzdielen auf dem Boden. Statt der üblichen U-Form aus Schulmobiliar stehen hier schwere Eichentische wild durcheinander. Sie wirken wie Kneipentische mit ihren Farbklecksen und eingeritzten oder aufgemalten Sprüchen. Jede Generation verewigt sich hier. «Sonja liebt Axel» klingt nach späte Achtziger, «Abi '96» spricht für sich selbst, «F*ck the Patriarchy» ist wohl noch nicht so lange her. An eine Tischkante ist tief ins Holz ein Datum geritzt, 17.09.2002. Markiert das ein weltbewegendes Ereignis oder nur den Versuch, für einen Moment die Gegenwart festzuhalten? Janis hätte gern ein Taschenmesser genommen und selbst etwas hinterlassen.

«Und, hast du's schon gesehen?», fragt Sina, die das Pult zur Seite schiebt, «witzig, oder?»

Jetzt entdeckt Janis die kantigen Buchstaben in schwarzem Edding, links unten auf der Tischplatte: «Jott ist Schrott». Daneben, in anderer Schrift: «Schrotti-Jotti».

Sie kommt Sina zu Hilfe mit dem Pult, dann nehmen sie sich ein letztes Mal das Sofa vor.

«Soll es direkt hierher, nach vorn?»

«Ja, als Ersatz für das Pult», sagt Sina.

Sie bringen das Sofa in Position und rücken es ein wenig zurecht. Es passt perfekt in den Raum. Die geschwungenen Holzbeine stehen elegant auf den Dielen, die Sitzfläche schimmert. Wer hier sitzt, hat die Kneipentische im Blick, aber auch die Fensterfront, wo sich am Ende des Horizonts der Himmel ein wenig aufhellt. Bald wird es Tag. Über die Stadt hinweg, in einiger Entfernung, sind die beiden Türme des alten und neuen Klinikums zu sehen. Es ist erst einige Stunden her, dass sie gemeinsam da oben gestanden haben.

Sie lässt sich neben Sina auf das Sofa sinken. Sobald sie den Samt berührt, hat sie das überwältigende Bedürfnis, die Augen zu schließen. Sie spürt Sinas Nähe, ihren Körper, der auch schwer ist vor Müdigkeit, und sie widersteht dem Impuls, ihren Kopf an Sinas Schulter zu lehnen. Aber ihre Lider werden schwer, der Puls verlangsamt sich, sie gähnt, und dann zieht sie die Füße hoch und legt den Kopf einfach ab, nicht an Sinas Schulter, sondern auf ihrem Oberschenkel, der schwach duftet, nach Jeans und Schweiß und etwas, das sie nicht einordnen kann. Ihre Anspannung löst sich, Muskeln und Sehnen werden weich, und etwas streicht federleicht von innen an ihrer Bauchwand entlang. Sie spürt, wie nah der Schlaf ist.

Sinas Gesicht über ihr kommt ihr so vertraut vor, als wäre dies ein Urzustand und sie beide hätten schon immer so gelegen.

«Da sind wir», murmelt sie.

«Schrotti-Jotti und die Nachtwache», antwortet Sina.

Janis lächelt schläfrig. «Vielleicht bist gar nicht du gemeint, vielleicht meinen sie Matthias.»

«Nee, den nennen sie ‹Flankenjott›, wegen Fußball, denke ich», antwortet Sina.

«Wohl kaum wegen Mathe-Olympiade», kichert Janis.

«Dafür würden sie bestimmt auch einen Namen finden.» Sina holt gähnend ihr Handy hervor und blickt auf die Uhr. «Oh Gott, ich hab schon bald wieder Unterricht. Ich glaube, ich muss nach Hause und mich noch mal kurz hinlegen. Oder wenigstens duschen.» Sie richtet sich auf und schiebt Janis' Kopf vorsichtig zur Seite.

Widerwillig setzt auch sie sich auf. Sie will die Wärme und Nähe noch nicht loslassen.

«Hey», sagt Sina, «gibst du mir deine Nummer? Falls ich mal wieder ein Sofa zu tragen habe?»

«Ja, klar, warum nicht.»

Sie tauschen Nummern, und Janis macht ein Foto von Sina mit den heruntergerockten Elektroden im Haar. Das Bild fügt sie zum Kontakt hinzu.

Währenddessen checkt Sina ihre Nachrichten.

Sie stutzt. Ihre Miene verdüstert sich.

Janis schießt hoch. Sie hatte es vergessen. Es kann nur in

einem anderen Leben gewesen sein, in einem anderen Universum, einer anderen Zeit. Auf keinen Fall heute Nacht.

Sina scrollt.

«Um die Zeit habe ich doch geschlafen», sagt sie.

Janis schaut weg. Draußen ist es jetzt hell. Ein paar frühe Vögel zeichnen sich dunkel gegen den Himmel ab.

«Da vertut man sich leicht.»

«Die Nachricht klingt überhaupt nicht nach mir», antwortet Sina.

Sie lässt das Handy sinken, als die Erkenntnis einsickert.

«Warst du an meinem Handy? Während ich geschlafen habe?»

Sie hält Janis ihr Telefon hin.

Ich schlafe schon.

«Es stimmt doch, du hast geschlafen und solltest nicht gestört werden», sagt Janis, aber das macht die Sache keineswegs besser, im Gegenteil. Sina lässt ihr Handy fallen, als hätte sie sich daran verbrannt. Es scheppert auf den Boden.

Janis schließt die Augen. Jetzt, denkt sie, jetzt wäre ein guter Moment, die Seite zu wechseln. Endgültig Schluss zu machen mit alldem hier. Sie will hier nicht sein. Nicht auf diesem Sofa, nicht in dieser Schule. Nicht auf dieser Seite des Bewusstseins.

Sina

Mit zitternden Händen hebt sie das Telefon auf. Die Einzigen, die trotz Verbots manchmal an ihr Handy gehen, sind Ida und Ben. Matthias nie, das ist Gesetz. Sie würde auch sein Telefon nicht anrühren. Sie hat noch nicht mal seine Nachrichten gecheckt, als sie ziemlich sicher war, dass etwas lief mit der jungen Sportkollegin auf der Fortbildung.

Die Enttäuschung könnte nicht größer sein.

Eine unangenehme, fleckige Hitze nimmt von ihren Wangen Besitz und verteilt sich auf Hals und Dekolleté.

Sie hat Janis eine Version von sich gezeigt, die sonst niemand kennt. Die Sina, die im flatternden Flanell an der Kante des Dachs gestanden und für einen Moment überlegt hat, was wäre, wenn sie einen Schritt weiterginge. Es hat sich angefühlt, als hätte Janis sie gesehen, richtig gesehen. Eine wildfremde Person, die sich wie eine Freundin benahm. Eine, mit der man alles teilen kann. Eine, die robust ist und stark und aushält, wenn es hässlich wird. Sina spürt noch ihre kreisende Hand auf dem Rücken, das kühlende Glas der Colaflasche am Gesicht. Kleine Trost-Inseln, verteilt über die Nacht.

Das ist es, was Janis ihr vorgegaukelt hat: dass sie aufgefangen wird, wenn sie fällt. Und jetzt sitzt sie hier, in ihrer Schule, in ihrem Klassenraum, sackt tiefer in dieses blöde Sofa und schließt sogar die Augen, als wäre Zeit für ein entspanntes Schläfchen, einen Powernap, bevor das Leben weitergeht. Eine kurze Auszeit, die ihr, wie allen anderen

Menschen, offenbar einfach so zufällt, man legt sich hin und macht die Augen zu und zack, Schlaf, zack, Ruhe, zack, Entspannung, zack, neue Energie, auf geht's, rein ins Leben. Und wie gern würde sie mal wieder rein ins Leben, sich in ihrem Körper und in ihrem Geist fühlen, als wäre sie darin zu Hause. Heute Nacht hat sie zum ersten Mal seit langer Zeit wieder eine Einheit mit sich selbst gespürt. Sie war gleichzeitig die Sina von gestern und die Sina der Gegenwart, und das hatte zur Folge, dass eine Sina der Zukunft plötzlich vorstellbar war. Bis jetzt.

Etwas in ihr rastet ein, und dann brüllt sie, verschwinden soll Janis, auf der Stelle, runter von dem Sofa, raus aus der Schule, weg aus ihrem Leben. Sie brüllt, wie sie seit Jahren nicht gebrüllt hat, und Janis erschrickt. Sie springt vom Sofa, stößt sich dabei das Schienbein an einem der Eichentische und eilt zur Tür hinaus, die krachend zufällt.

Dann ist Sina allein, und es ist still.

Sie stellt sich ans Fenster, wartet, und da, da bewegt sich etwas, schnell, eine dunkle Figur, die sich in einer geraden, klaren Linie entfernt, weg von ihr, und Sina spürt Genugtuung, weil sie das verursacht hat.

Für einen Moment genießt sie die Macht. Sie setzt Janis in Bewegung, so wie Janis sie in Bewegung gesetzt hat. Sina sieht zu, wie sie sich entfernt, wie sie kleiner wird und letztlich verschwindet, eine unbedeutende, schon vergangene Episode ihres Lebens.

TAG

Im Flur steht etwas Großes. Es ist mit einem Tuch abgedeckt und lehnt an der Wand. So sperrig ist es, dass ich mich richtig daran vorbeidrängeln muss, wenn ich ins Wohnzimmer will.

Vorsichtig öffne ich die Tür, nur einen Spalt, und linse hindurch. Die Jalousien lassen ein bisschen Licht herein, in schmalen Bändern. Der ganze Raum ist hell-dunkel gestreift oder warm-kalt oder beides.

Auf der Couch liegt jemand.

Ich betrete den Raum, so leise ich kann, und bleibe vor der schlafenden Person stehen. Am liebsten hätte ich sie kurz angefasst, nur um zu sehen, ob sie wirklich echt ist.

Aber eigentlich brauche ich das nicht. Ich sehe es auch so.

Hier liegt sie, das können alle sehen. Bei uns im Wohnzimmer, ganz in Wirklichkeit, und ich denke mir das überhaupt nicht aus.

Janis

Vor mir ist ein Mädchen. Ich spüre, dass sie mich betrachtet, und ich sehe sie, mit ihrer durchscheinenden Haut und den Sommersprossen. Ich habe Angst, dass sie verschwindet, wenn ich die Augen aufmache. Das Kind ist mir vertraut wie ein Echo aus einer anderen Welt.

Hinter meinen Lidern spüre ich das Morgenlicht. Die Jalousie muss halb geöffnet sein, in hellen Streifen dringt die Sonne ins Wohnzimmer und wärmt meinen Körper. Ich liege auf einem Sofa, das ein wenig nach Hund riecht. Es ist durchgesessen, so weich, dass ich den Schlaf fühlen kann, der bald kommen wird.

Oder ist er schon da?

«Du kannst hier nicht schlafen», sagt das Kind.

Ich öffne den Mund, aber es kommt kein Ton heraus.

«Warum nicht?», formuliere ich.

«Du hast noch keinen Traum gekauft.»

«Welchen würdest du denn empfehlen?»

Das Mädchen überlegt.

«Sie sind alle schön.»

«Was ist mit Alpträumen?»

«Habe ich nicht im Angebot. Ich habe nur schön, wild und gefährlich.»

«Dann nehme ich einen wilden Traum. Was kostet er?»

«Wir tauschen. Du kriegst meinen, ich krieg deinen.»

«Einverstanden.»

Ihre Präsenz lässt nach, wird übertönt von gedämpften

Geräuschen, die nach Alltag klingen, Kaffeemaschine, klirrendes Geschirr, Kühlschrank, der auf und zu geht. Dann ist es still. Eine Tür schließt sich, und alles in mir wird langsamer, ein Organismus in Zeitlupe, ich falle, nicht ins Bodenlose, sondern in eine andere Zeit, in einen anderen Raum, und im Fallen beschleunige ich, werde schneller, immer schneller.

Sina

Bald ist die Nacht vorüber, aber sie lässt den neuen Tag noch nicht an sich heran. Im Treppenhaus, in dem sie noch vor einer Stunde mit Janis zusammen das Sofa geschleppt hat, setzt sie sich in eine tiefe Fensterbank. Das milchige Glas lässt die aufkeimende Helligkeit des Morgens nur in Nuancen herein.

Wie still es hier ist und wie leer.

Wie einsam.

Janis. Die kürzeste Freundschaft aller Zeiten. Wie kann es sein, dass Sina fast alle Menschen, die ihr in den vergangenen Jahren nahegestanden haben, verloren hat? Nicht so schnell und abrupt wie Janis, nein, bei den meisten ist es einfach – geschehen. Was ist mit den beiden Monis? Mit Knut? Mit Flo, mit dem sie eine Zeit lang wirklich alles geteilt hat, bis Matthias auf der Bildfläche erschien und es nicht mehr passend schien, die Nächte mit einem anderen Mann durchzuquatschen? Was ist mit ihren Freundinnen von früher, mit Katrin und Josi und Bea? Sie schreiben sich Weihnachtskarten mit Fotos der Kinder, und der Text endet immer mit: *Hoffentlich schaffen wir es nächstes Jahr mal wieder, uns zu sehen.*

Dieses ganze Gerede in Büchern und Filmen von der besten Freundin, die nachts um drei parat steht und der man alles erzählen kann, die einen länger begleitet als alle anderen Lebensbeziehungen – existiert die? Sina hat es jedenfalls noch nicht erlebt. Wie kann es sein, dass sie mit Mitte vierzig einen Job, eine Familie, ein Haus, sogar verdammt noch mal einen Hund hat, aber keine einzige Person, die sie anrufen kann, wenn es ihr schlecht geht? Oder auch: Wenn es ihr gut geht? Mit wem teilt sie überhaupt Dinge, die ihr wichtig sind?

Sie sackt ein Stück tiefer in die Fensterbank. Sie teilt diese Dinge nicht, weil sie gar nicht weiß, *was* ihr wichtig ist. Sina betrachtet ihre bleichen Hände, die halb in Janis' Pulli verschwinden. Janis hat sich gekümmert, auch nachts um drei.

Diese schwer zu greifende Person fernab des Systems. Die beobachtet, nicht mitmischt. Die eine Außenseiterin ist, aber daraus eine Freiheit bezieht, die Sina imponiert. Janis hat einfach akzeptiert, dass sie anders tickt.

Es wird kalt, sie steht auf und vertritt sich die Beine. Die leere Schule, denkt sie, ist genauso ein Nicht-Ort wie das leer stehende Krankenhaus. Erst durch die Menschen, die jeden Tag herkommen, die enorme Energie hineinstecken, bekommt der Ort einen Sinn. Was für ein Kraftakt.

Warum bringen alle diese Energie klaglos auf, nur sie nicht?

Janis hat sich einfach verweigert. Vielleicht ist sie deshalb so geworden. Und vielleicht, der Gedanke nagt an Sina, ist sie selbst auch eine Außenseiterin, nur will sie es nicht wahrhaben.

In weniger als einer Stunde sitzen die ersten Kollegen im Lehrerzimmer und putzen ihre Brillen. Sina hat einen Tag vor sich mit sechs Unterrichtseinheiten. Es gibt kein Entkommen, der Kraftakt muss geleistet werden.

Sie spürt, wie schwer sie wird. Geht die Treppe hoch, zurück in ihr Klassenzimmer. Wenn sie schon ein Sofa im Raum hat, kann sie es auch benutzen, wenigstens für den Moment.

Sie legt sich hin, nichts ist im Weg, die Arme sind dort, wo sie hingehören, der Kopf liegt auf dem Kissen. Das Sofa fühlt sich an, als könnte sie die Augen schließen. Und loslassen.

Als sie erwacht, steht ihr Leistungskurs Kunst unentschlossen um sie herum. Doppelstunde. Thema: Porträt. Unterrichtsbeginn: vor fünf Minuten.

«Sie wacht auf!», ruft einer, und als sie sich langsam aufsetzt, mit ihrer wirren Frisur, den Resten der Elektroden noch darin, in einem Pulli, der nicht mal ihr gehört, geht ein Raunen durch die Gruppe. Als wäre sie von den Toten auferstanden.

«Guten Morgen», sagt sie, ganz automatisch kommt der Gruß aus ihrem Mund, der nichts mit dem Morgen zu tun hat oder damit, ob er gut ist oder nicht, und den sie trotzdem jeden Tag anwendet, um zu signalisieren, dass es jetzt losgeht. Aber nicht heute. Sie ist noch nicht so weit.

Sie will keinen guten Morgen, sie will eine gute Nacht. Einen erholsamen, ausreichenden Schlaf. Sie schaut in die jungen, bereits gestressten Gesichter, die nach dieser Doppelstunde noch Mathe, Politik, Latein oder Bio absolvieren müssen. Die – genau wie sie – tagein, tagaus Höchstleistung zu vollbringen haben. Menschen, die noch gar nicht wissen, welchen Wert sie haben können, hier aber lernen, dass dieser Wert sich bemisst nach der Länge von To-do-Listen und absolvierten Arbeitsstunden. Und sie soll ihnen das beibringen.

Dabei hat sie doch nur den einen Wunsch. Sich hinhauen. Aufs Ohr legen. Eine Runde ratzen, pofen, knacken, dösen, schlummern, rasten, pennen, schnurkeln. In Morpheus' Armen liegen will sie, heia machen und dabei eine Mütze Schlaf genießen. Ist es nicht komisch, dass die deutsche

Sprache ausgerechnet für einen Akt des Nichtstuns so viele verschiedene Verben parat hält?

Sina räuspert sich. Zwanzig unsichere Augenpaare blicken sie an.

«Guten Morgen», sagt sie noch einmal, und dieses Mal meint sie es so. Sie steht auf, streckt sich, geht zur Tafel und nimmt die Kreide. Alle setzen sich, Augen nach vorne, Hefte und Federmäppchen parat. Die Ordnung ist wiederhergestellt, und Sina merkt den Schülern die Erleichterung an.

Sie schreibt etwas an die Tafel. Geht zurück zum Sofa, zieht ihre Schuhe aus und legt sich hin.

Hinter ihr, an der Tafel, stehen in großen Lettern vier Wörter:

Nichtstun ist ein Tun.

Sie schließt die Augen und wird ruhig von innen.

Janis

Ich schaffe es noch. Es ist zwei Minuten nach, und ich bin noch drei Straßen entfernt, aber es muss möglich sein, die Uhr zurückzudrehen, wenn ich alles, was ich habe, in die Waagschale werfe, die schmerzenden Beine, die brennende Lunge, die Muskeln, den Willen, das ganze Bemühen.

Ich spüre das Fahrrad, den Widerstand, die Straße. Fahre auf die Ampel zu, noch ist sie grün, das muss sie bleiben, das brauche ich, das muss sie für mich tun, bleib grün, bleib grün, bleib grün, nein, nein, gelb, ich schaffe es noch, nein, nein, rot, aber es geht, das ist eine große Kreuzung, der Verkehr wird verzögert starten, ich habe noch ein paar Sekunden, gleich, gleich, gleich bin ich da, aber dann setzt sich der Autostrom in Bewegung, eine Wand aus Audi, Mercedes und VW, träge, aber endlos, sie fahren alle in Richtung Feierabend, nur ich nicht, denn ich:

Ich komme zu spät.

Ausgerechnet heute Abend. Den ganzen Tag habe ich darauf gewartet, dass mein Dienst beginnt. Dass ich letzte Nacht ausbügeln kann. Alles richtig machen diesmal, mich kümmern, professionell sein und: Distanz halten. Ich wollte sogar früher losfahren deswegen, aber es wurde später, ganz von selbst. Ohne mein Zutun.

Warum ich scheitere am Pünktlichsein, weiß ich nicht. Es mangelt weder an Uhren noch an meiner Bereitschaft, ihren Dienst in Anspruch zu nehmen. Ich habe einen Wecker am Bett, eine Wanduhr im Bad und eine digitale Anzeige in der

Küche. Ich kenne die Turmuhren dieser Stadt, ich höre sie schlagen und zähle mit. Auf dem Weg zur Klinik komme ich an elektronischen Werbetafeln vorbei, die Angaben zur Uhrzeit machen. Zusätzlich könnte ich jederzeit meine Armbanduhr konsultieren oder mein Handy aus der Hosentasche ziehen. Ich weiche der Uhrzeit nicht von der Seite, aber ein Moment der Unachtsamkeit genügt, und sie tickt an mir vorbei. Aus früheren Verspätungen lerne ich nicht, was daran liegt, dass es jedes Mal anders ist.

Heute komme ich zu spät zur Arbeit. Von allen Verspätungen ist sie mir die unangenehmste, und das, obwohl sie überhaupt keine Konsequenzen hat.

Niemand nimmt mich mahnend zur Seite, rechnet mir vor, wie sehr ich der Klinik schade, wie ich bei anderen eine Zeit des Wartens verursache, in der nichts geschehen kann, weil ich nicht da bin. Vermutlich dauert es Stunden, bis mein Fehlen überhaupt auffällt. Der Schlafgast im Labor wird erst eine Weile warten und dann denken, dass er sich im Termin vertan hat oder in der Adresse.

Der Autostrom versiegt, ein Rennrad zischt an mir vorbei. Ich steige wieder auf und fahre weiter, langsam jetzt. Ohnehin schaffe ich es nicht mehr pünktlich.

Erstaunlich, dass ich überhaupt noch auf den Beinen bin. Heute Morgen, als ich nach Hause kam nach dieser verkorksten Nacht mit Sina, habe ich versucht zu schlafen. Habe mich ins Bett gelegt, die Augen zugemacht und ganz aktiv nicht daran gedacht, was alles schiefgegangen ist. Meistens gelingt es mir auch nach aufwühlenden Nachtdiensten, runterzufahren. Macht der Gewohnheit. Aber nicht heute. Stattdessen gingen in meinem Kopf alle Lichter gleichzeitig an. Als wären alle Funktionen an einen Hauptschalter gekoppelt, und wenn man den umlegt, ist Jahrmarkt im Gehirn.

Wie das mit der Nachricht passieren konnte, weiß ich selbst nicht. Ich wollte Sina nicht zu nahe treten. Und ihrem Mann auch nicht. Dass ich, statt zu arbeiten, ein Sofa durch die Gegend getragen habe, ist auch nicht so gut. Und dann Sina. Wie sauer sie war. Keine Ahnung, ob ich das wieder geradebiegen kann.

Ich hätte gedacht, dass jemand sich bei mir meldet. Dr. Greven zum Beispiel, der das Schlaflabor betreut und den Dienstplan macht, um nachzufragen, warum es kein vollständiges Schlafprofil von letzter Nacht gibt. Aber mein Telefon hat den ganzen Tag nicht geklingelt.

Inzwischen bin ich schon zehn Minuten über der Zeit. Ich stelle mein Fahrrad am neuen Klinikum ab, wo es überdachte Stellplätze gibt. Vor dem Eingang stehen Leute und rauchen. Sie reden kaum miteinander, blicken ernst und inhalieren tief, als hätten sie lange auf diese kleine Pause gewartet. Die Raucher könnten auf Krankenbesuch hier sein oder zufällig im Vorbeigehen ein Rudel gebildet haben. Aber unter ihren Mänteln lugen Bademäntel hervor und verraten sie. Sie machen Pause vom Kranksein. Eine Zigarettenlänge lang gehören sie zur Draußenwelt, bestimmen selbst, wann sie den Arm heben, wie tief sie Luft holen und welches Gift sie ihrem Körper zufügen. Erst wenn die Kippe verglimmt ist und die Glastür sich hinter ihnen schließt, werden sie wieder zu Patienten. Manche von ihnen nicken mir zu, als würden sie mich kennen. Vielleicht sehen sie mir an, dass ich auch eine Pause brauche.

Im Fahrstuhl auf dem Weg nach oben sehe ich mich im Spiegel. Wie viele Stunden ist es her, dass ich hier mit Sina unterwegs war? Ich versuche, es auszurechnen, aber komme mit den Uhrzeiten durcheinander. Es kommt mir sehr lang her vor und gleichzeitig kurz. So wie mir Sina vertraut vorkommt und fremd. Wieder wünsche ich mir, ich könnte die Uhr zurückdrehen, nicht um die Viertelstunde, die ich jetzt zu spät bin, sondern um die Zeit, seitdem Sina in mein Schlaflabor gekommen ist.

In einer anderen Version dieser Nacht hätten wir die Klinik gar nicht verlassen, wir wären einfach auf dem Dach geblieben bis zum Morgengrauen, und am Ende hätten wir Nummern getauscht und uns verabredet, und dann hätte ich jetzt eine Person in meinem Leben, mit der ich Kaffee trinken gehen kann. Eine, die mir sagt, wann es genug ist oder dass ich nicht verrückt bin. So eine ist Sina. So eine war Sina. Für den Moment hatte ich eine Freundin.

Ich steige aus dem Fahrstuhl, der sich krachend hinter mir schließt. Die Glastür zur Station ist schwerer geworden über Nacht. Ich lehne mein ganzes Gewicht dagegen, um sie aufzustemmen. Der Flur dahinter liegt in Dunkelheit. Nichts deutet darauf hin, dass heute jemand hier war. Die Station kommt mir noch verlassener vor als sonst. Nur das Bett ist frisch bezogen, und auf meinem Schreibtisch liegt eine neu ausgedruckte Überweisung. Helmut Werding, siebzig Jahre, Schlafapnoe-Patient.

Aber er ist nirgendwo zu sehen. Entweder ist er wieder gegangen, weil ich nicht pünktlich war, oder er ist noch gar nicht aufgetaucht.

Ich lege Elektrodenpaste und Kabel bereit und schalte die Monitore ein. Die Kamera zeigt das Zimmer, das leere Bett. Ich gehe nach nebenan und mache Licht an. Setze mich auf das gemachte Bett, vorsichtig, um die Decke nicht zu zerknittern. Lasse mich langsam nach hinten sinken. Mein Rücken berührt die Matratze, ich zögere kurz, dann entspanne ich die Muskeln. Lege das rechte Bein hoch, das linke Bein. Falte die Hände auf dem Bauch und schließe die Augen. Hinter den Lidern brennt etwas. Es ist unangenehm, die Augen geschlossen zu halten. Ich fühle mich wie diese Figur aus *Clockwork Orange*, bei der die Augenlider mit Zangen aufgehalten werden. Nur sind die Zangen meine eigenen Muskeln.

Mir fallen die Raucher vor der Tür ein. Wie sie kurz auf Pause drücken, um Kraft zu sammeln für das Leben, das voranschreitet, das sie überholt, aber sie kommen nicht hinterher, sie strampeln sich ab, und doch reicht es nie. Sogar in dem kurzen Moment, in dem sie ausbrechen wollen, stehen sie lediglich herum, saugen Nikotin ein und warten darauf, dass es weitergeht.

Ich sperre die Augen auf. Ich brauche keine Pause.

Plötzlich habe ich es eilig. Ich stehe vom Bett auf, streiche ein wenig über die Decke, damit sie wieder glatt wird, räume die Verkabelungssachen weg und lösche das Licht.

Fast renne ich den Flur hinunter, an den Schlafenden auf den Bildern vorbei, die alte Frau, die an ihrem Obststand döst, die Familie auf der Mauer, ich wünsche euch alles Gute, schlaft weiter, aber ich, ich muss jetzt gehen.

Sina

«Sie schläft wirklich!», ruft ein Junge aufgeregt. Die Kinder juchzen, sie haben offenbar schon gehört, dass Frau Jott sich jetzt gelegentlich rauszieht.

Sie hält die Augen geschlossen und konzentriert sich auf sich selbst. Atmet ein, atmet aus, atmet den Tumult um sie herum weg.

Eine Gruppe Mädchen beugt sich über sie und flüstert so lautstark, dass es in Sinas Ohren kribbelt.

«Sollen wir sie wecken?»

«Nein, ich glaube, sie will es so.»

«Vielleicht ist sie krank?»

«Oder nur müde?»

Nur müde. Wenn es so etwas gäbe. Es reicht immer aus als Erklärung, niemand fragt nach. Dabei sollte das eigentlich eine Ansage sein, die Alarm auslöst.

«Die aus der 8b sagen, sie bleibt jetzt so», sagt einer.

«Och nööö», klingt es aus den hinteren Reihen. Das muss eines von den klugen Mädchen sein, die schon wissen, dass es viel anstrengender ist, sich selbst zu beschäftigen, als beschäftigt zu werden.

«Lass uns was spielen!», ruft die aufgeregte Stimme von eben. «Jungs gegen Mädchen!» Schon donnern die Kinder los in alle Richtungen. Aus der Ferne ergänzt ihr Gehirn die Tonspur tadellos, Quieken, Grölen, Rufen, schnelle Schritte, Sprünge auch, Plastiksohlen auf Holz. Dann entkoppelt sie sich von den Kindern, dem Klassenzimmer, der Schule. Zieht sich zurück an einen Ort, der nur ihr gehört. Eine Insel der Ruhe, umgeben von einem See aus Lärm. Nichts von dem, was geschieht, geht sie etwas an. Die Geräusche schwellen an und ebben ab, wehen vorüber wie eine leichte Brise. Anwesend und abwesend zugleich.

Sie sinkt noch tiefer in sich selbst hinab. Die See wird glatt, die Insel umfängt sie. In ihr ist es dunkel, warm, still.

Etwas fliegt durch die Luft, jemand verliert die Fassung, brüllt so laut, dass ihre Ruheinsel kurz verschwindet.

Einige nähern sich erneut. Atem, Präsenz, Geraschel.

Sina dreht den Kopf, eine minimale Bewegung nur, aber es bringt die Mädchen neben ihr zum Quieken.

«Sie macht etwas!»

«Aber was?»

Sina atmet tief ein, tief aus. Sie versinkt wieder, die Stimmen entfernen sich.

«Weiß nicht, sie macht ...», das a so lang gezogen, dass Sina darauf noch tiefer in die Entspannung gleitet, «... nichts.»

«Dann machen wir das jetzt auch», klingt es fern.

«... also nichts, wir machen einfach – nichts.»

Und dann versuchen sie, nichts zu tun. Gekicher weht vorüber, Getuschel, Flüstern.

Aber einigen wenigen gelingt es auf Anhieb. Sina kann spüren, wie sich der Raum verändert. Kein quirliges Durcheinander mehr, sondern mehrere Inseln, die Ruhe ausstrahlen, friedlich, wohltuend.

Ein Dreiklang ertönt, der Sina zurück in die Gegenwart zwingt. Die Stunde ist zu Ende, widerwillig öffnet sie die Augen. Sie fühlt sich, als hätten sie richtig etwas geschafft heute. Die meisten Schüler stürmen hinaus, nehmen kaum wahr, wie Sina sich langsam aufrichtet und vorsichtig streckt.

Nur eins der Kinder bleibt noch sitzen. Es ist Tabea, eine Schülerin, die Sina bislang kaum aufgefallen ist. Auch Tabea erwacht langsam wieder zum Leben, streckt sich, gähnt und nimmt dann mit etwas widerwilligen Bewegungen ihre Jacke und den Rucksack. Sie kommt nach vorne zum Sofa und bleibt vor Sina stehen. Blinzelt, als hätte sie Stunden geschlafen. «Danke, Frau Jott, das war schön.» Dann geht sie mit leichten Schritten davon.

Janis

Ich nehme mir Zeit für den Rückweg. Wieder Berufsverkehr, Menschen auf dem Weg nach Hause. Aber diesmal füge ich mich ein in den Strom. Ein ganzer Abend liegt vor mir, und das macht mich so glücklich, dass ich den Pizzaboten anstrahle, der mir die Quattro Formaggi vorbeibringt. Er nimmt irritiert sein Geld entgegen und trabt die Treppe hinunter.

Jetzt ziehe ich mit den Zähnen Käsefäden von der Pizza und lausche dem sanften Rhythmus der Nachrichten, die im Nachtwachen-Chat eingehen. Offenbar ist Helmut Werding doch noch aufgetaucht, und mein Fehlen wurde bemerkt. Jedenfalls hat Dr. Greven vorhin im Abstand von jeweils exakt acht Minuten versucht, mich zu erreichen. Er hat sich also 24 Minuten lang um meine Arbeitskraft bemüht. Das ist fast eine halbe Stunde, die er in mich investiert hat. So betrachtet hat Dr. Greven sich viel Mühe gegeben. Allerdings hat er mir keine Nachricht hinterlassen. Er hat mir weder draufgesprochen noch eine SMS geschickt. Direkt nach dem letzten Anruf ging es dann mit dem *Pling* los im Chat.

Natürlich schaue ich mir die Nachrichten nicht an. Es reicht mir zu wissen, dass sie da sind. Das *Pling* leistet mir Gesellschaft.

Ich male mir aus, was sie schreiben. Stelle mir vor, dass Dr. Greven im Chat Alarm geschlagen hat. Sich erkundigt hat, *weiß jemand, was mit Janis ist? Pling*. Die anderen teilen seine Sorge, *hoffentlich ist ihr nichts passiert, pling, oder krank geworden, pling, sollten wir nicht nach ihr schauen, pling*.

Wir kennen uns vielleicht nicht besonders gut, aber immerhin sind wir ja doch ein Team, und wenn jemand unversehens nicht zum Dienst erscheint, kümmert man sich natürlich. In der Not sind wir füreinander da, und sie wissen ja nicht, dass meine Not momentan darin besteht, mir fettige Käseschlieren vom Pulli zu wischen.

Schon zehn Minuten seit dem letzten *Pling*.

Schon fünfzehn Minuten seit dem letzten *Pling*.

Zwanzig.

Ich höre jetzt, wie still es hier ist. Keine Schulkinder, die sich streiten, keine Busse, die vorbeifahren, kein Müll, der abgeholt wird. Keine Morgengeräusche von Leuten, die sich nicht vorstellen können, dass der Tag für andere gerade zu Ende geht. Ein Feierabend wie jeder andere, nur für mich zur falschen Tageszeit. Ich bemühe mich ja, den Abend zu gestalten. Mit der Pizza auf dem Sofa. Aber es ist so still hier. So still wie im Schlaflabor, wenn alle Arbeit erledigt ist und das Warten beginnt.

Fünfundzwanzig.

Was soll's. Ich öffne den Chat.

Es sind viele Nachrichten, fast zwanzig. Einige haben sich sogar mehrfach zu Wort gemeldet.

Aber nur in der ersten Nachricht geht es um mich.

Nachtwache heute ausgefallen, wer springt ein? Dr. Greven, eine Minute nach seinem letzten Anruf bei mir. Nacheinander sagen alle ab, mit einer kurzen Begründung, warum es wirklich nicht geht. Klausurenphase, sagen die meisten. Ich scrolle nach unten, um zu sehen, wer sich am Ende geopfert hat. Dascha, ausgerechnet. Die Einzige, die sich alle Beine ausreißen muss, um ihre Tochter unterzubringen, wenn sie Nachtdienste schiebt. Ich sehe sie vor mir, wie sie hastig ihr

Kind bei den Nachbarn abgibt, die Treppe hinunterstürmt zum Bus, der an zu vielen Haltestellen hält, wie sie Herrn Werding begrüßt und ihn zu beruhigen versucht, und das wird dann das zweite Mal sein, dass es um mich geht, *es tut uns leid, unsere Kollegin ist schuld, sie hat Sie hängen lassen,* und dann begibt er sich in Daschas Obhut, und sie sitzt hinter den Monitoren, und ich liege hier und starre an die Decke und spüre, wie etwas an mir zerrt, das dunkel ist und schwer. Es kostet Kraft, nicht nachzugeben. Nicht ins Bodenlose hineinzuschauen, das sich auftut.

Zum ersten Mal, seitdem ich hier lebe, also seit vierzehn Jahren, nehme ich wahr, dass niemand da ist. Das macht mir nichts, ich bin gern für mich. Die wenigen Menschen, die mir bislang nahe waren, haben mich nicht veranlasst, daran etwas zu ändern. Wenn sie weiterzogen, habe ich Bedauern, aber kaum Wehmut empfunden. Manchmal habe ich die größte Liebe erst gespürt, wenn ich wieder allein war. Mein Leben eignet sich einfach besser, für mich gelebt zu werden.

Ich habe schon eine Weile nicht mehr darüber nachgedacht, dass die Gesellschaft anderer für mich infrage kommen könnte. Bis letzte Nacht. Bis zu dem Moment, in dem sich 80 Muskeln gleichzeitig aktiviert haben, Atemluft mit 100 km/h durch meine Bronchien geschossen ist und meine Stimmbänder 500-mal pro Sekunde vibriert haben. Der einzige Muskel, der nicht mitgemacht hat, war der Blasenmuskel. Ich habe mir fast in die Hose gemacht vor Lachen.

Dass Sina und ich diesen Lachanfall zusammen erlebt haben, ist mir mehr wert als Sex. Unsere Körper sind eins geworden, wie man so schön sagt, und wir mussten uns dafür noch nicht einmal berühren. Diese Erfahrung sitzt jetzt in mir drin. *Was wäre wenn?*, dröhnt sie, *was wäre wenn?* Ja, was wäre, wenn Sina und ich Freundinnen wären? Wenn ich Teil von ihrem Leben wäre und sie Teil von meinem? Der Gedanke breitet sich in mir aus, warm und wohlig. Aber dann liege ich auf dem Sofa und habe nur den warmen Pizzakarton auf dem Bauch.

Ich lege die Schachtel beiseite und gehe ins Bad, kämme mir mit wütenden Strichen die Haare, bis sie mir platt herunterhängen, dann nehme ich beide Hände und zerwuschel sie mir wieder. Ich muss mich nicht um Herrn Werding sorgen oder um die anderen Nachtwachen oder um Dascha und ihre Tochter. Ich muss meinen Tag gestalten und dann den nächsten und am besten irgendwann dazwischen auch mal schlafen. Mit weit geöffneten Augen blicke ich in den Spiegel. Keine Ruhe. Keine Müdigkeit.

Trotzdem lege ich mich ins Bett und nehme noch einmal mein Handy. Ich könnte Sina einfach anrufen oder ihr eine Nachricht schreiben. Die Nummer habe ich gespeichert. Das Bild, das ich letzte Nacht von ihr gemacht habe, bringt mich zum Lächeln. Sie sieht verrutscht aus mit der wirren Frisur und meinem Pulli. Da ist sie wieder, die Wärme, sie ist blass und nicht gut greifbar, aber sie ist da. Ich umschließe das Telefon mit der ganzen Hand und drücke es mir an die Brust. Als wäre es ein Fotoalbum mit Bildern meiner Familie.

Sina

Die Ruhestunden in der Klasse haben einen eigentümlichen Effekt. Obwohl sie nicht schläft während des Unterrichts, sondern sich kurz zurückzieht, ist diese Zeit fast so wirkungsvoll wie echter Schlaf. Immer noch liegt Sina nachts wach. Aber jetzt erledigt sie keine Dinge mehr, die am Tag liegen geblieben sind, Wäsche falten, Klausuren korrigieren oder Unterricht vorbereiten. Es entlastet sie, dass sie die fehlende Erholung tagsüber nachholen kann.

Dennoch fühlt es sich nicht gut an. Die Nacht liegt vor ihr wie ein langer, schwarzer Raum, der sich ins Unendliche fortsetzt. Wenn um 2:07 Uhr die Nordwest-Bahn nach Delmenhorst angerattert kommt, erwartet sie den Zug jetzt schon. Dann zieht sie den tiefblauen Vorhang am Fenster ein Stück auf und blickt in den Garten, hinter dem die Gleise verlaufen. Der Zug ist schwärzer als die Schatten der Bäume, aber von innen leuchtet er. Wenn er vorbeirattert, wirft er goldene Vierecke in den Garten. Sina kann in die hell erleuchteten Fenster blicken, und für einen Moment blitzen die Fahrgäste auf. Sie sieht sie erstaunlich deutlich. Einige sind in Handys vertieft, andere schlafen auf den Plastiksitzen, manche haben schon einen Kaffeebecher in der Hand. Menschen der Nacht, unterwegs, ohne erkennbares Ziel. Einmal ist Sina sicher, dass sie Janis dort sitzen sieht. Da unten, im strahlend gelben Viereck, dreht sie den Kopf und blickt hinaus, hoch zu ihrem Fenster, eine Millisekunde nur, aber ihre Blicke treffen sich, und Sina tritt erschrocken einen Schritt vom Fenster weg. Der Zug verschwindet in der Nacht. Obwohl neben ihr Matthias schläft und ihre Kinder nur zwei Zimmer entfernt sind, spürt sie es bis tief ins Mark: wie allein sie ist.

Janis

Der Körper sagt einem schon, was er braucht, hat meine Mutter immer gesagt. Du musst nur hinhören. Sie selbst ließ alles stehen und liegen, wenn der Körper signalisierte, jetzt bitte sofort ein Käsebrötchen. Oder Pinkelpause. Oder Mittagsschlaf. Gedankt hat er es ihr nicht. Hat sie von innen aufgefressen, in nur zwei Monaten.

Mein Körper ist genauso vorlaut, er sagt nicht höflich, was er braucht, sondern er fordert, und heute Nacht brüllt er mich an. Die Botschaft ist klar. Wach in Endlosschleife.

Ich werde nicht im Bett liegen bleiben, wenn mein Körper nicht bereit ist, einen einzigen Muskel zu entspannen.

Ich erwische eine späte Bahn. Es sind noch erstaunlich viele Menschen unterwegs. Einige schlafen auf den unbequemen Plastiksitzen, Ischias lässt grüßen morgen früh, andere klammern sich schon an ihren Kaffee. Mir gegenüber sitzen zwei Jungs, die sich gegenseitig Videos zeigen. Ich lege den Kopf an die Fensterscheibe, blicke nach draußen und übe mich in Lidschlägen. Mit jedem Blinzeln erkenne ich etwas Neues in der vorüberziehenden Landschaft. Klick – der angeleuchtete Wasserturm. Kleine Lichtpunkte werden zu hellen Fäden. Klick – Hintergärten mit entlaubten Sträuchern. Klick – Wohnhäuser im Dunkeln. Klick – da oben ist jemand. Am Fenster, zwischen dunklen Vorhängen, blitzt sie auf und verschwindet sofort. Jetzt blinzle ich schnell, 150 Augenaufschläge pro Minute, klickklickklickklickklick, ich stelle scharf, aber das Fenster oben bleibt leer.

Vor dem Eingang des Clubs steht auch um diese Zeit noch eine lange Schlange, die auf Einlass wartet. Der Laden heißt «Steamy Nights», das entnehme ich der blinkenden Leuchtreklame in Pink und Blau. Ich war noch nie hier. Der letzte Abend, an dem ich aus war, ist lange her. Ich weiß nicht, was man heute trägt oder wie man tanzt, geschweige denn, ob sich die Gesetze zum Einlass verändert haben. Wenn ich mich umschaue, was die anderen anhaben, kann ich nur hoffen, dass der Türsteher nicht nach Outfit entscheidet. Ich sehe Pailletten, Glitzerteile und nackte Haut, trotz Winter. Ich hingegen habe einfach einen Pulli angezogen. Immerhin aus dünner, hochwertiger Wolle, und er liegt so eng an, dass er meine Körperform betont. Der Stoff ist sogar ein bisschen durchsichtig. Als ich endlich vor dem Türsteher stehe, hebt er beide Augenbrauen. Er und ich sind die Einzigen über vierzig hier. Es scheint ihn zu amüsieren, jedenfalls tritt er zur Seite und lässt mich rein. Eine schwere Stahltür, die ich aufziehen muss. Durch einen dunklen Flur, der nach Urin und Bier riecht, gelange ich in den Hauptraum. Hier ist der Name des Ladens Programm: Dampf steigt auf von tanzenden Leibern und kondensiert in dicken Tropfen an der niedrigen Decke, sogar von den Wänden. Das Treppengeländer, an das ich mich lehne, ist feucht, die Menschen, die sich an mir vorbeidrängen, schwitzen. Ich weiß nicht, wohin ich mich wenden kann, um nicht mit feuchten Körpern in Berührung zu kommen. Und dann die Hitze. Es ist so warm hier drin, dass ich kaum atmen kann. Meine Kleiderwahl erweist sich als unpassend in jeder Hinsicht. Die Wolle klebt bereits am Rücken, der Rollkragen kratzt am Hals. Ich muss dringend etwas trinken.

Der Weg zur Theke ist ein Spießrutenlauf aus Armen,

Beinen, Haaren, Taschen, Haut, Textil. Alles klamm, zu nah, unberechenbar. Als sich eine Lücke auftut zwischen zwei breiten Rücken an der Bar, schlüpfe ich hindurch. Atme auf. Vor mir eine Theke aus Kunststoff, ein paar Bierpfützen, die Oberfläche klebt. Aber ich habe freie Sicht und vor mir einen Menschen, der mich nicht berühren kann, weil eine Theke zwischen uns ist. Er zeigt mit dem Finger auf mich, was ich als Bestellaufforderung verstehe. Ich ordere Wasser und kippe es hinunter, sobald das Glas vor mir steht.

«Da ist aber Durst im Spiel», sagt der breite Rücken neben mir, jetzt eher breiter Bizeps, breite Nase, breite Stirn.

«Gott ja, ich dehydriere.» Ich hebe das Glas in Richtung Barkeeper, damit er es erneut füllt.

«Soll ich dir ein Geheimnis verraten», sagt der Mann. Ich reagiere nicht, sondern stürze das zweite Glas Wasser hinunter.

«Wasser ist gar nicht so gut, wie du denkst», er rückt seinen nackten Bizeps näher an meine dünne Wolle, «du kannst sogar sterben, wenn du fünf Liter hintereinander trinkst», Bizeps und Wolle berühren sich jetzt, «das hat mit dem Salzgehalt im Körper zu tun.» Ich kann nicht wegrücken, es ist zu eng hier. Er hebt zwei Finger in Richtung des Barkeepers und zeigt auf sich und mich. Einen Moment später stehen zwei Tequila auf dem Tresen. «Du brauchst jetzt mal was Richtiges», er schiebt mir einen Tequila hin, mit Salz und einem Stück Zitrone. Ich überlege, dass ich gar nicht weiß, wie das geht, da war was mit der Reihenfolge, aber schon souffliert er von der Seite: «lecken, schlucken, beißen», und er macht es gleich vor, er leckt und schluckt und beißt und sieht mich dann erwartungsvoll an.

Ich schütte mir Salz auf die Hand. Habe das Anfeuchten

vergessen, aber das Salz bleibt von allein kleben, sogar meine Hände schwitzen. Ich zögere. Der Alkohol wird meine Synapsen in Brand setzen.

«Na los!» Der Typ wartet immer noch.

Was soll's. Ich lecke, kippe, schlucke, beiße und fühle mich wie neugeboren.

Der Typ klatscht, als hätte ich soeben die Olympiade gewonnen.

Dann streckt er mir die Hand hin, die er soeben abgeschleckt hat.

«Patrick», er lehnt sich zu mir, Bizeps presst sich an Wolle, «und du?»

«Janis!» Ich versuche auszuweichen, aber auf der anderen Seite klemmt eine ganze Traube von Menschen an der Theke. Der Alkohol hat den Jahrmarkt in meinem Kopf auf fast forward gestellt und schickt mir jetzt ein paar Hickser, die unkontrolliert meinen Mund verlassen. Patrick denkt, ich lache ihn aus. Sein Blick verdüstert sich, und kurz denke ich über den Bizeps nach, der sich an Wolle presst. Ich klopfe mir mit der Hand auf die Brust. «Es ist Schluckauf», sage ich, und Patricks Blick klart auf, «siehst du, zu viel Wasser», und wir beschließen, dass darauf dringend getrunken werden muss. Diese Entscheidung wird noch einige Male wiederholt, Bizeps reibt an Wolle, aber es stört mich nicht mehr so, denn Patrick ist unterhaltsam, ein Fitnesstrainer, der beeindruckend viele Muskelpartien beim Namen kennt. Die Shots kommen jetzt in kürzeren Abständen, Patrick bestellt ständig nach, und irgendwann denke ich, dass Wolle an Bizeps eine gute Idee ist, weil meine Beine vermutlich nicht mehr lange halten.

Auf der Toilette kotze ich alle Shots wieder aus. Ich lasse

das Wasser aus dem Hahn über mein Gesicht laufen und schnappe wie ein Fisch nach dem kühlen Strom, ich trinke gierig und spüle mir den Mund aus, aber den sauren Geschmack kriege ich nicht weg. Meine Augen sind rot, die Lippe hängt ein bisschen. Ich habe kalten Schweiß im Nacken.

Als ich wieder auf den engen Gang trete, steht Patrick da, er wartet dort, nicht aus Sorge, sondern aus Höflichkeit. Er hat geduldig ausgeharrt, bis ich fertig bin, damit wir loslegen können, gleich hier, in diesem dunklen Flur. Die Wand im Rücken hält mich stabil, und von vorne hindert Patrick mich daran, wegzukippen. Er ist massig, ich spüre Arme und Beine und dieses riesige Kreuz, dann schiebt er mir die Zunge in den Mund, und ich kann mir nicht vorstellen, dass er das Saure nicht schmeckt, es ist offensichtlich, was soeben auf dem Klo passiert ist, aber es scheint ihn nicht zu stören. Er stöhnt sogar ein bisschen, als wäre dies ein Hochgenuss, als könnten wir hier den Gipfel der Erotik erreichen zwischen Bierlachen und Klotür.

Patrick schiebt meinen Pulli hoch und stößt auf mein Unterhemd. Er zieht daran, das Hemd muss weg, er braucht die Haut, die nackte, aber ich habe es tief in die Jeans gesteckt. Und wie er da mit seinen Fitnesstrainerfingern an meinem Bauch entlangschrubbt, an dem Unterhemd zieht wie an der widerspenstigen Plastikfolie über der Supermarktgurke, brodelt es in mir hoch, ich lache, und schon wieder denkt er, ich lache ihn aus. Diesmal macht es ihn ärgerlich. Er sagt es nicht, aber ich spüre es, denn er zieht auf einmal so stark an dem Unterhemd, dass es sich aus der Jeans löst, und er schiebt seine Hand über die nackte Haut direkt hoch zur Brust.

«Geht doch», sagt er zufrieden. Er will die Zunge wieder reinschieben, und ich überlege, was jetzt zu tun ist, um die Sache möglichst bald und geräuschlos zu beenden. Mir fällt nicht ein, was ich sagen könnte, also tauche ich unter seinem Arm durch, weg von der Wand.

«Was denn?»

«Nichts, ich geh jetzt», sage ich.

«Wir fangen doch grad erst an.»

«Nee, reicht mir», sage ich, und jetzt ärgert Patrick sich richtig, er macht eine Geste, die mich an Fußballfans erinnert, wenn die Gegenseite ein Tor schießt.

«Tut mir leid», sage ich und gehe. Ich bereue die Entschuldigung sofort.

«So hübsch bist du auch wieder nicht», ruft er mir hinterher. Ich drehe mich noch einmal um, ohne anzuhalten, und zeige ihm den Finger.

Auf dem Weg nach draußen komme ich an dem Türsteher vorbei.

«Alles klar bei dir?»

«Geht so», antworte ich.

«Soll ich wen vermöbeln?»

«Lass mal.»

Ich kaufe mir eine Cola, um den Geschmack loszuwerden, und bestelle einen Döner, damit mein Magen was zu tun hat. Der Geruch des Fleisches nüchtert mich schon aus, bevor ich den ersten Bissen genommen habe. Die Imbissbude ist eine der wenigen Orte der Stadt, an denen man nach Mitternacht noch was zu essen bekommt. Der Salat in der Auslage ist übergrün, die Tomaten blass. Im Laden ist es so hell, dass ich die Poren auf der Nase des Verkäufers sehe.

Ich setze mich ans Fenster und lehne den Kopf an die Scheibe. Das Glas ist glatt und fest und kühlt mir die Stirn. Die Bude spiegelt sich in der Scheibe und überdeckt die Stadt dahinter. Ich lege meine Hände um die Augen, damit sie sich ans Dunkle gewöhnen. Geduldig warte ich, bis sich Konturen herausbilden. Mir fällt ein, dass ich blinzeln sollte. 15 Lidschläge pro Minute macht das Auge im Schnitt. Das hält das Auge sauber und hilft dabei, scharf zu sehen. Trotzdem fühlt es sich so an, als bräuchte ich den Lidschlag nicht. Mein Blick ist klar. Ich sehe alles. Einer wirft eine Bierdose auf den Boden und wird lautstark beschimpft. Zwei, die sich an den Händen halten, verschwinden in einer dunklen Gasse. Drei Jungs schwingen Reden, einer tanzt dabei. Ich sehe ihnen zu, aber ich sehe auch mich, meine Kontur, die sich in der Scheibe spiegelt. Ich bin da. Und ich bin nicht da.

Ich zahle meinen Döner bei dem Verkäufer mit den Poren. Er bewegt sich mit der Langsamkeit eines Nachtarbeiters, der gerade seinen absoluten Tiefpunkt erlebt.

«Wann hast du Feierabend?», frage ich mitleidig. Der Junge versteift vor Schreck. Er ist noch keine zwanzig. Die Poren sind Mitesser, *Komedonen*, schießt es mir durch den Kopf.

«Ähm, dauert noch», stammelt er. Er blickt auf die große weiße Plastikuhr, die an der Wand hängt, als könnte sie ihn verraten.

«Oh!», entfährt es mir, als mir aufgeht, dass er sich von einer alten Schachtel angegraben fühlt, «ich wollte nur wissen, wie lange du noch musst!», aber das macht die Sache nicht besser, jetzt denkt er, dass er wirklich antworten muss. Ich werfe ihm ein Trinkgeld auf den Tresen und verschwinde.

Zu Hause ziehe ich den Pulli aus. Er riecht nach Schweiß und Kotze und ein wenig nach Frittierfett. Ich schlüpfe in ein Schlafshirt und lege mich ins Bett, das ich frisch bezogen habe. Es ist Zeit, jetzt muss es passieren. Aber noch sperrt sich alles. Immer noch wach in Endlosschleife.

Duschen. Erst lauwarm, dann immer heißer. Danach ist mein Körper so erschöpft, als hätte ich Sport getrieben. Liegen. Fühlt sich gut an, aber nun sind meine Haare nass. Ich überlege, ob es stimmt, dass das Erkältungen begünstigt. Stehe auf und föhne. Mit trockenen Haaren im Bett ist es auf einmal sehr warm. Schlage die Decke zurück, jetzt ist die eine Körperhälfte zu kalt, die andere zu warm.

Ich nicke. Ich habe verstanden. Mein Körper ist noch nicht so weit. Der ganze Abend ist in mir abgespeichert, ach was, die ganze Nacht, die ganze Woche, die ganzen letzten Monate. Wie weit muss ich zurückgehen, bis es wieder gut ist?

Sina

Hannes fängt sie auf dem Lehrerparkplatz ab, als sie gerade einparkt. Er betrachtet ihr Auto und pfeift anerkennend. Sie hat den Wagen immer noch nicht zur Werkstatt gebracht. Die Riesendelle von dem Unfall prangt in der Motorhaube.

«Das ist offiziell die schrottigste Karre, die ich je gesehen habe», sagt er, «und ich habe in einem früheren Leben mal Gebrauchtwagen verkauft.»

«Guten Morgen», Sina nimmt ihre Tasche vom Rücksitz, «ist nur eine Delle, ansonsten ist der super in Schuss.»

«Und du?», fragt er, als sie gemeinsam über den Schulhof in Richtung Eingang laufen.

«Was ich?»

«Wie bist du so in Schuss?» Er sieht sie aufmerksam an.

Sie bleibt stehen.

«Was willst du von mir?»

Hannes zögert. Dann erzählt er ihr, was er von seinen Schülern gehört hat. Dass sie gar nicht mehr unterrichtet, sondern pünktlich zu Beginn der Stunde ein wirres Motto an die Tafel schreibt, um den Rest des Unterrichts zu verschlafen.

«Ich versteh dich wirklich, ich hätte auch Lust, mal die Füße hochzulegen», sagt er, «aber ich werde nicht der Einzige sein, der das von den Schülern aufschnappt.»

«Füße hochlegen? Du denkst, das ist es, was ich da mache?»

«Sieht jedenfalls verdammt danach aus.» Er zieht sein

Handy aus der Tasche und wischt ein paarmal, bis er ihr Bilder zeigt.

«Deine Schüler posten das im Klassenchat, wusstest du das?»

Sina betrachtet die Fotos. Sie ist in verschiedenen Posen zu sehen, mal auf der Seite, mal auf dem Rücken, mal friedlich zusammengerollt. Auf allen Bildern hat sie die Augen zu und scheint zu schlafen.

«Wie schön», entfährt es ihr.

Sie vergrößert eines der Bilder. Es ist merkwürdig, sich so zu sehen. Von außen, schutzlos, blank. So hat Janis sie auch gesehen.

«Sag's einfach keinem, okay?», sagt sie und geht an ihm vorbei zum Eingang.

Janis

Ich muss in Bewegung bleiben, bloß nicht anhalten. Es kommt nicht darauf an, in welche Richtung ich gehe, Hauptsache, ich komme voran. Solange ich im Tritt bleibe, kann mir nichts passieren. Seit Stunden bin ich unterwegs, oder sind es Minuten? Erst mal Pizza. Im Laden ist es voll und laut, die Schlange ist lang. Herumstehen ist nicht einfach, wenn der Körper so drüber ist. Oder ist es der Geist? Eins von beiden steht auf jeden Fall am Abgrund. Langsam wird es knapp mit der Energie. Ich zahle und ziehe weiter. Es läuft besser, ich habe jetzt einen warmen Karton, den ich heile nach Hause bringen muss. Eine Aufgabe.

Im Treppenhaus treffe ich meine Nachbarin. Sie lebt in der Wohnung gegenüber. Manchmal sehe ich sie, wenn sie mit ihrem Rollator spazieren geht, aber ich kenne ihren Vornamen nicht. P. Decker, steht auf dem Klingelschild. Jetzt steht sie vor ihrer Tür und kramt in ihrer Tasche, wahrscheinlich sucht sie den Schlüssel. Obwohl wir sogar Wände teilen, höre ich von ihrer Seite selten etwas, keinen Fernseher, kein Radio, keinen Besuch. Sie führt ein stilles Leben. So wie ich.

«Janis! Sie sind ja schon wieder zu Hause! Das ist ungewöhnlich, oder? Jetzt immer abends? Haben Sie Urlaub?» Frau Decker scheint mich besser zu kennen als ich sie.

«Urlaub, ja, so ähnlich», sage ich. Ich klemme mir den Pizzakarton an die Hüfte, damit ich eine Hand frei habe und selbst nach meinem Schlüssel langen kann. Sie kramt immer noch und blinzelt. Offenbar sieht sie nicht viel.

«Brauchen Sie Hilfe?» Ich sage es aus Reflex und verfluche mich in der nächsten Sekunde dafür.

«Das wäre wunderbar», sie hält mir die Tasche hin, «ich habe meine Brille nicht auf, wissen Sie.»

Ich stelle meine Funghi mit doppelt Käse auf der Treppe ab. «Riecht gut!», sagt Frau Decker, während ich in ihrer Handtasche die erstaunlichsten Dinge finde. Eine Bastelschere, Absperrband, Tesafilm, weiße Kreide. Frau Decker könnte einen Tatort sichern. Aber ihre Tür öffnen kann sie nicht.

«Hier ist kein Schlüssel», sage ich, und im gleichen Moment schlägt Frau Decker sich mit der Hand an die Stirn.

«Natürlich nicht! Jetzt weiß ich's wieder. Er hat einen neuen Platz. Er liegt jetzt immer auf dem kleinen Brettchen über der Kommode, damit ich mich nicht so bücken muss.» Sie lacht. «Neben der Brille!»

Ich habe keine Ahnung, wovon sie spricht. Ich habe ihre Wohnung noch nie betreten.

«Aber wenn Sie rausgehen, müssen Sie doch den Schlüssel mitnehmen», sage ich, etwas lauter als sonst, mit meiner Krankenschwester-Stimme.

«Ja, das ist jetzt zu spät. Da habe ich ja Glück, dass Sie ausnahmsweise mal keinen Nachtdienst haben!» Sie schultert ihre Tasche. «Können wir zu Ihnen gehen?», und schon bewegt sie sich ein paar Meter weiter über den Flur in Richtung der gegenüberliegenden Tür. Meiner Tür.

«Ich bin momentan nicht auf Besuch eingestellt», sage ich, aber da sind wir schon drinnen, und das Erste, was Frau Decker sieht, als wir in meinem Flur stehen, ist der Haufen Klamotten mitten im Gang.

Genau genommen bin ich nie auf Besuch eingestellt. Es

kommt ohnehin keiner vorbei, der sich darüber beschweren könnte, dass ich meine Wäsche im Flur sortiere. Für mich ist das ein logischer Ort. Die Waschmaschine ist im Keller, warum sollte ich also nicht alles, was ich waschen will, hier sammeln? Frau Decker hält sich an meinem Arm fest, und gemeinsam navigieren wir an Buntwäsche, 30 Grad, und Unterwäsche, 60 Grad, vorbei. Damit sie nicht über die Handtücher stolpert, die sich besonders hoch stapeln, muss sie den Körper ein wenig eindrehen und macht einen eleganten kleinen Ausfallschritt. Das hätte ich der alten Dame mit den beigen Stützstrümpfen und den Gesundheitsschuhen gar nicht zugetraut, und als ich eine Bemerkung darüber mache, leuchtet ihr Gesicht auf.

«Ich habe Turnier getanzt», sagt sie, und es folgt ein kurzer Abriss aller gewonnenen Pokale in chronologischer Reihenfolge. Sie hat mit ihrem Hermann getanzt, so haben sie sich überhaupt kennengelernt, und dann zählt sie alle Meilensteine ihres Lebens mit Hermann auf.

Ich erinnere mich jetzt an den freundlichen Mann mit gebücktem Gang, am Ende konnte er nicht mehr gut gehen, hören und sehen, und dann war er auch nicht mehr freundlich. Hermann also. Er ist schon seit einigen Jahren tot, aber *seinen* Vornamen weiß ich schon mal. Ich traue mich nicht, Frau Decker nach ihrem zu fragen, dafür wohnen wir schon zu lange nebeneinander.

Sie steht jetzt auf wackeligen Beinen in meinem Wohnzimmer und lässt den Blick schweifen. Auch dieser Raum ist nicht auf Besucher eingestellt. Nicht, dass ich nicht putze oder unordentlich bin, im Gegenteil, ich habe ein hohes Maß an Ordnung, aber es ist eben *meine* Ordnung. Auf dem Sofa ist meine Lieblingsecke klar markiert durch die halb leere

Chipstüte und die Getränke aller Art auf dem Couchtisch davor. Den noch warmen Pizzakarton platziere ich auf den ausgedienten Vorgängern der vergangenen Tage.

«Wir rufen mal den Schlüsseldienst, oder?», sagt Frau Decker und macht es sich auf meinem Sofa gemütlich. «Das riecht aber wirklich lecker!» Und schon macht sie den Deckel auf, lugt hinein und erhebt mit lauten Hhhhmm-Geräuschen Anspruch auf meine warme Mahlzeit.

Ich rufe den Schlüsseldienst an, kann dauern, sagen sie, und hole aus der Küche zwei Teller. Da sitzen wir nebeneinander, über den Couchtisch gebeugt, und Frau Decker macht sich über die halbe Pizza her, als hätte sie seit 1956 kein Fast Food mehr angerührt.

«Wir könnten fernsehen», sagt sie und greift nach der Fernbedienung, schaltet ein und zappt gekonnt durch die Apps. Bei einer Kochshow bleibt sie hängen und stellt auf stumm. Während der Käse in meinem Mund Fäden zieht, sehe ich einem Fernsehkoch beim Ausrasten zu, es ist nicht klar, ob vor Wut oder Wonne.

Mein Handy, das auf dem Tisch liegt und auf Nachricht vom Schlüsseldienst wartet, vibriert. Dr. Greven ruft zum ersten Mal heute an. Die Frequenz nimmt ab, gestern waren es um diese Zeit zwei Anrufe. Vorgestern drei. Dr. Greven legt sich nicht mehr so ins Zeug.

Im Nachtwachen-Chat ist die Hölle los. Die anderen beschweren sich, dass ich zu meinen Diensten nicht mehr erscheine, ohne abzusagen. Sie schaukeln sich gegenseitig hoch, und in dieser hitzigen Stimmung vergessen sie, dass ich zwar untergetaucht bin und nichts zur Unterhaltung beitrage, aber immer noch Teil des Chats. Vor allem die Medizinstudenten, denen es nie ganz geheuer war, dass unter ihnen eine überqualifizierte, ambitionslose Krankenschwester ist, ziehen über mich her.

Das Telefon vibriert immer noch. «Wollen Sie denn gar nicht rangehen?», fragt Frau Decker. Ich drehe das Handy schnell um.

«Nein», sage ich, «ich möchte lieber nicht.»

«Sagen Sie», Frau Decker kann den Hals nicht gut wenden, deshalb dreht sie den gesamten Rumpf, um mich forschend anzusehen, «das ist ja doch kein Urlaub hier, oder?»

Ich beiße noch einmal von meiner Pizza ab, damit ich nicht sofort antworten muss.

Kaue. Schlucke. Sie guckt immer noch. Ein Koch im Fernsehen schiebt sich einen Riesenlöffel in den Mund.

«Es ist ... eine Art Atempause», sage ich.

«Und?»

«Hm?»

«Wie läuft es so ohne Atmen?»

Frau Decker kaut genüsslich. Auch bei ihr zieht der Käse Fäden.

«Wie meinen Sie das?»

«Bei uns damals gab es gar keine Luft zum Atmen. Nicht vor, nicht nach, nicht während der Arbeit.»

«Was haben Sie denn gemacht?», frage ich höflich und fürchte die nächste Meilenstein-Erzählung.

«Ach so, als Beruf, meinen Sie? Nein, so etwas hatte ich nicht.» Frau Decker leckt sich die Finger ab.

«Mein Sohn, der Hans-Jochen, der ist gut geraten, da war ein bisschen Glück dabei, und mein Hermann, na, mit dem konnte ich im Großen und Ganzen auch zufrieden sein. Hauptsache, es gab pünktlich Essen, das war ihm wichtig.»

«Würden Sie es heute anders machen?»

Frau Decker winkt ab.

«Was weiß denn ich. Ich hab dem Hermann die Buchhaltung gemacht, das hat mir Spaß gemacht. Und der Rest kam eben dazu.»

Sie wendet sich wieder mit dem ganzen Körper zu mir, damit sie mich anblicken kann.

«Und Sie, Sie können doch machen, was Sie wollen, oder?»

«Ich kann nicht mehr zur Arbeit gehen.»

Wie schön es ist, das laut auszusprechen. Ich will es am liebsten direkt wiederholen.

«Ich möchte das nicht mehr», sage ich.

Frau Decker schaut sich um, in meiner verwilderten Wohnung.

«Aber so bleiben kann das auch nicht.»

«Gerade haben Sie gesagt, ich kann machen, was ich will.»

Sie legt mir die Hand, die ein bisschen fettig glänzt, aufs Knie. Ich starre darauf, aber möchte sie nicht wegschieben. Sie gräbt ihre Finger in den Stoff meiner Jogginghose.

«Herzchen, Sie brauchen doch einen Grund, um aufzustehen jeden Morgen. Ein Tagwerk. Dann ergibt sich der Rest von allein.»

Ich weiß nicht genau, was sie damit meint. Den Tag als Arbeit begreifen, vielleicht. Als ein Werk, das zu vollenden ist, in verschiedenen Schritten und natürlich in der korrekten Reihenfolge, sprich: erst den Morgen, dann den Mittag, dann den Abend, dann die Nacht und nicht andersherum. Dafür müsste es allerdings erst mal normal werden, dass ich morgens aufstehe und nicht nachmittags oder abends. Und im Idealfall zuvor auch geschlafen habe. Frau Decker nimmt sich den Rest der Pizza und wendet sich dem Fernsehprogramm zu. Aber in mir arbeitet es noch, als es klingelt und ich zur Tür gehe, um den Schlüsseldienst hereinzulassen.

Sina

Sie bewegt sich in Zeitlupe durch den Flur, um kein Geräusch zu machen. Sie beugt sich, knotet die Schnürsenkel mit den Fingerspitzen auf und flucht leise. Fast verliert sie das Gleichgewicht, als sie die Schuhe auszieht, sie greift nach der Kommode neben sich, flucht etwas lauter. Sie hält inne, das Haus ist still. Donnerstags sind beide Kinder um diese Zeit nicht da, und Matthias kann in Ruhe seinen Mittagsschlaf halten. Sie hat keine Lust, ihn mit ihrem Gerumpel zu wecken und den Rest des Tages seiner schlechten Laune ausgesetzt zu sein.

Aber als sie auf Socken in die Küche kommt, wartet Matthias auf sie. Er wärmt ihr Suppe auf, die er gekocht hat. Sie pustet ausgiebig vor jedem Löffel, aber die Kürbiscreme ist trotzdem viel zu heiß. Matthias sitzt ihr gegenüber und dreht einen leeren Kaffeebecher in den Händen. Er betrachtet aufmerksam jeden Löffel, der in ihrem Mund verschwindet. Offenbar ist es zwingend, dass sie seine Suppe aufisst. Er lässt sie nicht aus den Augen, und als sie endlich fertig ist, nimmt er ihr den Teller sofort weg und stellt ihn in die Spülmaschine.

«Was ist denn?», fragt sie schließlich.

«Was soll sein?»

«Na, das hier?»

«Ich habe dir Suppe gemacht, war das nicht richtig?»

«Doch, danke.»

Er wischt den Tisch mit einem Lappen sauber.

«Musst du eigentlich noch mal ins Schlaflabor?»

Sie hat ihm nicht erzählt, dass sie die Nacht abgebrochen hat. Auch nicht von Janis und dem Sofa. Hat sich nicht ergeben, und er hat nicht gefragt. Weder die Klinik noch ihr Hausarzt haben bislang angerufen. Wenn sie selbst sich nicht meldet, geschieht wahrscheinlich nichts. Ihr ist das recht. Sie hat kein Interesse daran, diese Nacht zu wiederholen.

«Ich glaube nicht, wieso?»

«Du solltest noch mal über die Tabletten nachdenken.»

«Wie meinst du das?»

Er wäscht den Lappen aus, trocknet sich die Hände ab und setzt sich wieder.

«Ich habe einfach den Eindruck, dass du es gar nicht in den Griff bekommst mit der Schlaflosigkeit. Ist doch klar, dass du nicht funktionieren kannst, wenn du nächtelang wachliegst.»

Er schenkt ihr einen Kaffee ein und schiebt ihr die Tasse hin.

«Mit den Tabletten bist du doch erst mal gut zurechtgekommen, wenn's wirklich hart auf hart kam. Vielleicht musst du die noch eine Weile nehmen, bis du wieder auf den Füßen bist.»

«Bis ich wieder auf den Füßen bin.» Sina legt die Hände an die Tischkante. Gut, etwas zu haben, woran man sich festhalten kann.

Matthias setzt seinen strengen Lehrerblick auf.

«Bis du wieder zu Hause schläfst und nicht in der Schule.»

Sie lehnt sich zurück. Hannes, der Mistkerl. Keine drei Tage hat er dichtgehalten. Und Matthias. Wie er hier auf sie gewartet hat, als müsste sie vor Gericht erscheinen.

«Hast du schon mal darüber nachgedacht, wie merkwürdig es ist, dass ich überall besser schlafe als zu Hause neben dir?», fragt sie.

Wenn Matthias es gut mit ihr meint, nennt er sie «Schatz». Ärgert er sich über sie, spricht er sie mit Vornamen an. Das führt dazu, dass Sina weder die zärtliche Anrede noch ihren Namen aus seinem Mund gern hört. Beides ist wie ein Richterspruch.

«Sina», fällt er jetzt sein Urteil, «hier geht es nicht um mich oder um uns, hier geht es um deinen Ruf als Lehrerin, um deine berufliche Existenz, und ich denke, die solltest du ernst nehmen.»

Eine Flamme durchschießt ihren Körper. Ganz heiß, aus der Bauchgegend, sticht sie durch zur Brust, greift nach ihrem Hals und züngelt an ihrer Haut. Es dauert einen Moment, bis Sina erkennt, dass das echter, brodelnder Ärger ist.

Aber für Matthias ist das Gespräch beendet.

«Ich leg mich jetzt hin», sagt er, «schaust du bitte, dass die Kinder leise sind, wenn sie nachher kommen?»

Er verlässt die Küche, und dann ist sie allein mit ihren Löscharbeiten und versucht, die Flamme zu ersticken. Aber noch am Abend, als sie alle zusammen eine Quizshow anschauen und Matthias ausnehmend freundlich zu ihr ist, spürt sie, wie es in ihr schwelt.

Janis

Um Punkt 8:00 Uhr klingelt mein Wecker. Ich sehe dabei zu, wie die zittrige rote Nadel die Minute vollmacht und der große Zeiger nachrückt. Der Weckruf ist laut und scheppernd, er schafft Tatsachen, aber noch mache ich ihn nicht aus.

Ich habe ihn gestellt, um mich daran zu erinnern, dass der Tag nicht nur denen gehört, die jetzt in die Dusche hetzen, Brote schmieren, später zur Frühschicht radeln, Kinder versorgen, dann Mittagessen kochen, ein Nachmittagstief erleben und am Abend müde ins Bett fallen. Nein, irgendwo ist auch Platz für mich, ich muss nur herausfinden, wo genau.

Jetzt stelle ich den Wecker endlich aus. Er ist uralt, ich muss mit Kraft darauf drücken, damit das Scheppern verstummt. Ich kann mich von diesem Exemplar nicht trennen. Er hat meiner Mutter gehört und ist nach ihrem Tod von einem hässlichen Alltagsgegenstand zur Reliquie transzendiert.

Da ist er also, der Morgen. Ich warte schon eine Weile auf ihn. Mein Kopf ist schwer, oder ist er leicht? In jedem Fall hat er nicht das richtige Gewicht.

Ich muss daran denken, was heute Nacht auf der Strecke geblieben ist. Das glymphatische System konnte seinen Job nicht erledigen. Das ist der innere Aufräumdienst, der durchs Gehirn feudelt, wenn wir schlafen. Ich stelle ihn mir immer vor wie diese großen Fahrzeuge, die nach Konzerten oder

Straßenfesten Bürgersteige kehren. Sieben Gramm Biomüll pro Nacht fallen im Gehirn an, die abtransportiert werden müssen. Zur Entsorgung gibt es ein Kanalsystem, das aktiv wird, sobald der Schlaf einsetzt. Wenn alles wieder sauber ist, erwacht der Geist in einem frischen, neuen Zuhause.

Davon kann bei mir keine Rede sein. In meinem Gehirn sieht es aus wie auf einer Deponie. Dreimal hintereinander wurde der Müll nicht abgeholt. Ich sehe Stapel zellulären Schrotts vor mir, giftige Proteinabfälle und neurofibriläre Bündel, die längst abgebaut sein sollten. 21 Gramm, die in meinem Kopf Alzheimer auslösen können oder Parkinson.

Es wundert mich, wie selbstverständlich sich das anfühlt. Eigentlich ist das unmöglich. Der menschliche Organismus bleibt nicht einfach so wach. Aber ich spüre keinen Schlafmangel. Meine Gedanken waren noch nie so klar, mein Geist noch nie so hell. Ich dusche, erst lauwarm, dann immer kälter, das Wasser strömt meinen Körper hinab und gibt mir Energie. Jetzt gerade ist ein einmaliges Zeitfenster. Es wird nicht ewig gut gehen, aber solange ich noch Kraft habe, werde ich sie nutzen.

Nun schnell Kaffee, ich muss mich beeilen mit dem Frühstück, vielleicht ist es schon bald wieder vorbei mit dem Tatendrang. Als Erstes wasche ich das Brotschneidebrett ab, mache das sehr sorgfältig, schrubbe richtig in die Ritzen hinein.

Meine Mutter hat das Brett immer in die Spülmaschine gestellt, aber seitdem ich es nach der Wohnungsauflösung zu mir genommen habe, kümmere ich mich gut. Ich wusste nicht, dass mir ein Brett ans Herz wachsen kann. Es ist aus Silikon, blasslila in verwaschenem Pastell, und es trägt

Kerben, die ich lieber nicht genauer ansehen will, ich bin sicher, in den Ritzen befindet sich allerhand organisches Material.

Ich trockne das Brett ab, dann schneide ich mir eine Scheibe Brot, beschmiere sie mit Butter und Marmelade und stehe kauend vor dem Fenster.

Es ist grau draußen. Keine Sonne zu sehen, aber die Euphorie, die ich spüre, könnte nicht größer sein, wenn herrliches Frühlingswetter wäre. Jenseits der Fensterscheibe wartet der Tag, und ich werde ihn gestalten.

Dann trete ich aus der Tür und weiß nicht weiter. Zu viele Möglichkeiten. Ich könnte mich in ein Café setzen oder eine Runde spazieren. Mich im Fitnessstudio anmelden, ins Kino gehen, ein Buch lesen. Nichts davon reicht aus, um meinem Tag einen Sinn zu geben. Ein junger Mann mit einer dicken Schultertasche drängt sich vorbei, ich stehe im Weg. Seine Tasche klatscht mir in die Seite. Er blickt sich nicht um, so eilig hat er es, voranzukommen. Der Bürgersteig ist voller Leute, die eine Richtung haben, die wissen, wohin es geht. Ein Pulk junger Mädchen kommt mir entgegen, sie reden durcheinander, sie lachen, sehen mich nicht. Wie eine Welle, die auf mich zufließt, umschließen sie mich, sie setzen mich in Bewegung, fließen weiter und tragen mich fort. Ich treibe mit ihnen, und dann, als sie anhalten, weiter, den Bürgersteig entlang in Richtung Park.

Dort hängt Nebel zwischen den Bäumen, das Gras ist aufgeweicht. Die Wege sind voller Pfützen. Es regnet nicht, aber die Luft ist so feucht, dass meine Wangen nass werden. Radfahrer überholen mich, auf dem Weg zur Arbeit oder zur Schule, eine Wolke aus Wortfetzen oder Kichern oder billigem Parfüm hinter sich herziehend. Menschen mit Hunden, außerdem dick eingepackte Mütter, die Kinderwagen mit breiten Reifen durch den Matsch schieben. Und ich, ich bin mittendrin.

Einige Jogger absolvieren ihre Runden. Sie tragen Thermokleidung, Ohrenschützer und Stirnlampe. Von Kopf bis Fuß auf den Tag eingestellt.

Einer von ihnen nähert sich, im lockeren Tritt. Er hat seinen Schal tief ins Gesicht gezogen. Guter, gerader Rücken, Bewegungsabläufe, die keinerlei Mühe kosten. Bandscheibe, Meniskus, Kreuzband: eins a. Er drosselt das Tempo, joggt dann auf der Stelle und schaut sich um.

Er ist nicht allein.

Etliche Meter hinter ihm schleppt sich ein Mädchen mit hochrotem Kopf durch den Park. Sie ist noch ein Kind, aber ihre Willenskraft spüre ich bis hier. Das Mädchen versucht, zum Vater aufzuschließen, und holt mit einem Sprint die letzte Kraft aus den kurzen, starken Beinen. Beinahe erreicht sie ihn, doch dann setzt er sich erneut in Bewegung und vergrößert den Abstand zwischen ihnen wieder.

«Papaaaaa!», klingt es empört.

Er bleibt abermals stehen und redet auf sie ein, aber sie setzt sich mit verschränkten Armen auf einen dicken Baumstamm am Wegesrand. Er streicht ihr über den Kopf und joggt weiter, mit etwas mehr Anspannung im Leib.

Als ich an dem Baumstamm vorbeikomme und das Mädchen aus der Nähe sehe, kommt sie mir bekannt vor.

Sie macht etwas Komisches mit den Händen, als würde sie auf einem unsichtbaren Klavier spielen.

«Ist alles in Ordnung bei dir?», frage ich vorsichtshalber. Das Mädchen blickt hoch, und wieder denke ich, ich kenne sie. Sie hat helle Augen und durchscheinende Haut.

«Hm-hm», sagt sie, aber sie schiebt dabei den Unterkiefer weit vor. Gleich weint sie.

«Wartest du auf deinen Papa?» Ich nicke in Richtung der kleiner werdenden Figur.

Sie schüttelt heftig den Kopf.

«Nee, ich bleibe hier noch ein bisschen, und dann jogge ich meine kleine Runde», antwortet sie.

«Darf ich mich zu dir setzen?»

Als sie nickt, rücke ich zu ihr auf den Baumstamm. Sie hat nicht aufgehört, mit ihren Fingern eine imaginäre Tastatur zu spielen. Bestimmt hat sie heute Klavierstunde und übt noch dafür. Vielleicht ist sie so ein Kind, das alles können muss. Sie beachtet mich nicht weiter.

«Ich spiele Flöte», sage ich, «kann ich dich begleiten?» Ein anderes Instrument traue ich mir pantomimisch nicht zu.

Das Mädchen betrachtet mich erst misstrauisch. Dann nickt sie.

«Okay, aber erst einsetzen, wenn ich es sage.»

«Alles klar.»

Sie hält inne, schließt die Augen und holt tief Luft, wie eine Starpianistin, die sich an den Flügel setzt. Wir sind auf einer Bühne, und sie kündigt ihre Gastflötistin an. Automatisch setze ich mich gerade hin und verneige mich vor dem Publikum.

«Jetzt», sagt sie und legt los. Mit einer theatralischen Geste haut sie in die Tasten. Ich hingegen muss erst mal meine Position finden, wie sieht das noch mal aus, wenn man Flöte spielt? Mir fällt die Blockflöte aus Plastik ein, die ich früher hatte. Keinen ordentlichen Ton habe ich herausbekommen. Aber ich weiß noch, dass man verschiedene

Finger gleichzeitig auf die Löcher drückt, und das versuche ich nachzumachen. Das Mädchen spielt, ab und an blickt sie verstohlen zur Seite, und dann hole ich zu einem besonderen Move aus, ich wiege den Kopf und die Flöte hin und her, wie ich es im Fernsehen früher beim Weihnachtskonzert gesehen habe. Inbrünstig, hat meine Mutter immer gesagt, die spielen inbrünstig. Ich hatte keine Ahnung, was das Wort bedeutet, ich dachte, es hat etwas mit Brust zu tun, mit *in der Brust sein* vielleicht, und jetzt denke ich, das stimmt sogar, denn wie wir spielen, das spüre ich genau dort.

Zum Finale holen wir beide richtig aus, es muss ein furioses Stück sein, und ich höre den tosenden Beifall schon, als wir zum letzten, grandiosen Akkord ansetzen. Dann stehe ich vom Baumstamm auf und bedeute ihr, es mir gleichzutun. Wir verbeugen uns vor unserem Publikum. Eine ältere Dame, die gerade mit ihrem kleinen Hund an der Leine vorbeikommt, bleibt stehen.

«Ist das für mich?», fragt sie verunsichert.

«Ja», sagt das Mädchen, «für Sie und für alle anderen», und die Dame blickt sich hilflos um, im Park ist sonst niemand zu sehen.

«Was habe ich denn gemacht?»

«Sie haben alles richtig gemacht», sage ich. Die Dame schüttelt verärgert den Kopf, sie fühlt sich auf den Arm genommen.

«So was», schimpft sie und zieht ihren Malteser hinter sich her.

Das Mädchen und ich prusten los, sobald sie außer Sichtweite ist.

«Sie hat nicht richtig hingehört», sage ich.

Das Mädchen schneidet eine Grimasse.

«Ich muss jetzt nach Hause», sagt sie.

Wir gehen eine Weile schweigend nebeneinanderher Richtung Ausgang. Dort wartet ihr Vater. Er macht Dehnübungen, um warm zu bleiben.

«Na dann», sage ich, und sie winkt mir zu, bevor sie für die letzten Meter noch einen Zahn zulegt und auf ihren Vater zujoggt. Ich muss lachen, als sie mit der gleichen Theatralik, die sie beim Klavierspielen an den Tag gelegt hat, vor ihm abbremst und sich hechelnd krümmt, als wäre sie Marathon gelaufen.

In der Nacht liege ich im Bett und starre an die Decke. Mich lässt nicht los, woher ich das Mädchen kenne. Sie ist zu jung, um auf meiner Station gewesen zu sein. Schlaflabor kommt auch nicht infrage. Bei mir im Haus wohnen ein paar Kinder, ab und an sehe ich sie im Treppenhaus. Zu ihnen gehört sie nicht. An wen erinnert sie mich? Dann fällt es mir ein. Sie ist es.

Das Blaubeerkuchenmädchen.

Ich rolle mich ein. Denke nicht darüber nach, ob es kalt ist oder warm oder hart oder weich, ob die Augen zu sind oder offen und wie viele Lidschläge ich machen muss.

Ich denke nicht an Sina, an ihre Tochter oder an die Nächte, die mir in den Knochen sitzen, ich denke nicht an die Plings im Nachtwachen-Chat, verpasste Anrufe von Dr. Greven, nein. Noch nicht einmal an meine Mutter, die nicht hier ist, denke ich, nicht an Jens, den ich verscheucht habe, nicht an die Arbeit, die ich geliebt und aufgegeben habe. Kurz, ganz kurz denke ich an den alten, schrammeligen Wecker, der morgen früh vielleicht klingeln wird. Dann schließe ich die Augen.

Sina

Wer die große Pause im Lehrerzimmer verbringt, läuft Gefahr, sich mit allem anzustecken, was hier herumschwirrt: Selbstzweifel, Größenwahn, Burn-out, Zynismus, Allianzbildung, Depression. Sich davon abzugrenzen, ist nahezu unmöglich. Auch Sina schafft das nicht. Seit Jahren wirft sie Müdigkeit, Erschöpfung und Überspannung in den Pool.

Sie holt sich einen Kaffee am Automaten und hält Ausschau nach Hannes, aber er lässt sich nicht blicken. Neben ihr steht eine Referendarin und tippt auf ihrem Telefon. Sina holt auch ihr Handy hervor.

Zwei Anrufe in Abwesenheit. Sie starrt auf den Namen. Das kann nicht sein. Warum sollte Flo sich bei ihr melden? Nach wie viel Jahren Funkstille? Siebzehn? Und dann gleich zweimal hintereinander? In dem Moment klingelt es erneut, und wieder taucht sein Name auf.

Bastian Flohr, genannt Flo. Dass er überhaupt noch ihre Nummer hat. Und sie seine. Sie drückt den Anruf weg. Auf gar keinen Fall wird sie hier, in diesem Raum, rangehen.

Am langen Tisch sitzt Ritchie, der Bio und Französisch unterrichtet. Er trägt Vollbart, einen Tick zu lang, um cool zu sein. Um ihn hat sich eine kleine Menschentraube gebildet. Sie schauen sich etwas auf seinem Handy an. Sina linst über Köpfe hinweg, um auch einen Blick auf das Display zu erhaschen. Und dann sieht sie sich selbst. Auf dem Sofa, in immer neuen Schlafposen.

Michaela, die Englisch-Kollegin, die in ihrem Unterricht

hauptsächlich Filme zeigt, hält erschrocken die Hand vor den Mund. Sören, Sport und Politik, jung und ehrgeizig, spitzt die Lippen zu einem ho-ho-ho und schaut Sina jetzt mit großen Augen an. Kirsten, Musik und Mathe, gutes Herz, muss lachen.

«Mensch, Sina», sagt Petra, Reli, Deutsch, Vertrauenslehrerin.

«Ja, Mensch», sagt Sina.

Matthias betritt den Raum, und alle halten den Atem an. Karsten, Latein, Physik, Norwegerpulli, tätschelt Matthias mitfühlend die Schulter, als hätte er soeben von Sinas außerehelicher Affäre erfahren.

«Frank will dich sprechen», sagt Matthias, nickt Sina zu, wie ein Vize eben einer Kollegin zunickt, die er soeben zum Direktor geschickt hat, und zieht sich einen Kaffee am Automaten.

Franks Büro ist für seine Verhältnisse persönlich eingerichtet. An den grauen Aktenschränken lehnt sein Fahrrad, das er jeden Tag hochträgt, aus Angst, Schüler könnten ihm das 3000 Euro teure Bike demolieren. Wahrscheinlich ist die Furcht berechtigt. Die Wand hinter dem riesigen Schreibtisch hängt voll mit Urkunden, sodass jede Person, die ihm gegenübersitzt, Kenntnis davon nehmen muss, dass Frank sein Studium mit Auszeichnung abgeschlossen, Zusatzausbildungen mit Bravour bestanden und beim Stadtlauf 2009 den ersten Platz belegt hat. Es hätte Sina nicht gewundert, wenn hier noch eine Siegerurkunde der Bundesjugendspiele von 1994 gehangen hätte. Er selbst, der mit dem Rücken zu seinen Errungenschaften sitzt, lässt sich jetzt im Chefsessel nach hinten fallen. Der Stuhl wippt ein wenig nach.

«Sina», sagt er, mit lang gezogenem a am Ende, «was machst du denn bloß?»

Sie sucht noch nach Worten, als Frank bereits weiterspricht. Es ist offenbar eine rhetorische Frage.

«Mich hat Herbert Schermann angerufen. Den kennst du, oder?»

Bei dem Namen klingelt es weit entfernt. Schermann, Marie, 10. Klasse, still, klug.

«Herbie und ich kennen uns noch von den Alten Herren», sagt er, und jetzt erinnert Sina sich dunkel an die Fußballmannschaft, die bei ihnen im Garten zum Saisonabschluss gegrillt hat, Matthias war auch in der Mannschaft. Herbert Schermann stand am Grill und hat Würste gewendet.

«Und nun möchte er von mir wissen, warum die Lehrerin seiner Tochter im Unterricht pennt.» Frank lacht jetzt, sodass Sina beide Zahnreihen sehen kann, oben und unten. Sie sind makellos.

«Das kann ja mal passieren, Sina. Müde sind wir alle mal. Du hattest viel um die Ohren jetzt, habe ich schon von deinem Göttergatten gehört.»

Sein Stuhl wippt nach vorne.

«Aber vielleicht guckst du doch, dass du nachts mal besser schläfst, ja? Dass sich die Eltern nicht wieder bei mir beschweren.» Wieder das Zahnreihen-Grinsen.

Sina nimmt an, dass die Unterhaltung damit beendet ist, und steht auf.

Da hebt er mahnend den Zeigefinger.

«Sina.»

«Ja?»

«Du solltest mit Cleo über das Sofa sprechen. Sie ist ... etwas von der Rolle deswegen.»

«Es sah nach Sperrmüll aus bei euch», sagt Sina.

Er schüttelt den Kopf. Auf einmal wirkt er müde.

«Klär das mit Cleo», sagt er, «ich will damit nichts zu tun haben.»

Nach dem Unterricht versucht Sina es in Cleos Klasse. Sie sitzt an ihrem Pult und korrigiert, die Haare hochgesteckt, in einen losen Dutt. Er soll lässig aussehen, aber jetzt, am Nachmittag, ist er so weit nach unten gesackt, dass er schludrig wirkt.

«Cleo», sagt Sina, und jetzt erst sieht sie, dass Cleo nicht korrigiert, sondern den Rotstift mit beiden Händen so stark umklammert hält, dass er zu brechen droht. Sie weint lautlos. Ihre Tränen tropfen auf das Heft, das aufgeschlagen vor ihr liegt, und Sina zieht es vorsichtig unter ihr weg und klappt es zu.

«Hey», sagt sie und streicht ihr eine Strähne, die sich gelöst hat, nach hinten, damit sie Cleo ins Gesicht schauen kann, «was ist denn los?»

Cleo wischt sich die Tränen ab und wendet sich ihr zu.

«Willst du eine merkwürdige Geschichte hören?»

«Klar, erzähl.»

«Das Sofa, das bei dir oben steht. Ich habe drei Versuche unternommen, es loszuwerden, und dreimal ist es zu mir zurückgekehrt.»

Sina nimmt sich einen Stuhl und setzt sich zu ihr.

«Es war ein Geschenk von Frank», sagt Cleo, «zum dreißigsten Geburtstag. Darauf werden wir zusammen alt, hat er gesagt.»

«Das ist doch ein schöner Gedanke?»

«Ganz ehrlich, ich habe es von Anfang an gehasst. Wer mag denn bitte Samtsofas?»

Sina hebt die Augenbrauen.

«Etwas ganz Besonderes. Ein Schmuckstück, hat er gesagt», Cleo lacht bitter, «wie seine Frau.»

Soll sie Cleo in den Arm nehmen? Janis hätte das längst getan, schießt es ihr durch den Kopf.

«Ich sage ihm also, dass es nicht zu unserer Einrichtung passt, und er spricht original eine Woche nicht mit mir, so beleidigt ist er. Er beruhigt sich erst, als ich nachgebe und das Sofa zu mir ins Atelier stelle. Damit ich es wenigstens nicht im Haus ständig sehen muss.» Sina schiebt Cleo ein Taschentuch zu. Sie putzt sich geräuschvoll die Nase.

«Und da steht das Sofa dann, fünfzehn Jahre lang, und einmal ist mir Farbe darauf ausgelaufen, dicke rote Acrylfarbe. Wirklich aus Versehen, aber ich war so erleichtert. Da kommt Frank mit einem Spezialreiniger um die Ecke. Alles sauber wieder.»

«Oje», sagt Sina.

«Und jetzt trennen wir uns, und endlich kann das Sofa weg, niemand zwingt mich, es mitzunehmen, wenn ich ausziehe, oder?»

«Ihr trennt euch?»

Cleo blickt sie mit verheulten Augen an.

«Hast du das noch nicht gehört? Ich dachte, das weiß inzwischen jeder.»

Sina fragt sich, ob Matthias das gewusst hat. Wahrscheinlich nicht. Es ist genau die Art von Tratsch, die Matthias auf jeden Fall weitererzählt hätte.

«Cleo, das tut mir wirklich leid.»

Cleo wischt sich die Nase ab.

«Ja, mir auch. Ich wollte so sehr, dass wir es schaffen.»

Sina nimmt ihre Hand, aber Cleo zieht sie weg.

«Das verdammte Ding stand schon im Carport, es sollte am nächsten Tag abgeholt werden, ein Antikhändler wollte es aufmöbeln. Und dann war es weg, noch bevor der Typ kam. Hat wahrscheinlich irgendjemand geklaut, dachte ich, scheißegal, Hauptsache weg, und jetzt ...» Cleo sieht sie vorwurfsvoll an.

«... steht es hier», ergänzt Sina.

«Es verfolgt mich sogar bis in die Schule», sagt Cleo.

«Das wollte ich nicht ...»

Cleo putzt sich noch einmal die Nase.

«Willst du denn hier an der Schule bleiben?», fragt Sina nun, «mit Frank als Schulleiter?»

Cleo zuckt mit den Schultern.

«Weißt ja selbst, wie schwierig es ist zu wechseln.» Cleo steht auf und öffnet das Fenster. Kalte Luft strömt hinein. Sie hält kurz ihr Gesicht nach draußen, holt dann eine Schachtel Zigaretten aus ihrer Tasche. «Willst du eine?»

«Was, hier?»

«Komm schon, weiß doch jeder, dass Hannes und du immer hinter der Turnhalle raucht.»

«Aber das hier ist ein Unterrichtsraum.»

«Wenn du in der Klasse schlafen kannst, kann ich in der Klasse rauchen», Cleo zündet sich eine an.

Sina stellt sich zu ihr ans Fenster, nimmt sich eine Kippe, lässt sich von Cleo Feuer geben und inhaliert tief.

«Wieso hast du das alte Ding hierhergeschleppt?», will Cleo wissen.

«Es hat sich ergeben», sagt Sina, und dann erzählt sie von ihrer Nacht im Schlaflabor, von Janis, vom bekifften Hundebesitzer und Lachanfällen auf dem Friedhof. Nur dass die Nacht im Streit geendet hat, verschweigt sie.

Cleo lächelt. «Klingt, als hättet ihr euch richtig gut verstanden.»

«Ja», sagt sie, «es war auf jeden Fall ... besonders.»

Sie wendet sich Cleo zu.

«Hey, Cleo.»

«Hm?»

«Wenn du Hilfe brauchst, sag Bescheid, ja?»

Cleo zieht an ihrer Zigarette.

«Danke, ich komm klar.»

Sie ähnelt wieder der Cleo, die Sina kennt: Immer einen Schritt voraus. Sie drückt die Zigarette an der Außenmauer aus.

«Sieh du lieber zu, dass sich nicht noch mehr Eltern beschweren. Frank hatte Pisslaune deswegen.»

Den ganzen Weg nach Hause ärgert Sina sich. Über Frank, der seine Zähne gefletscht hat, über Matthias, der den Stellvertreter hat raushängen lassen, über Cleo, die dann doch wieder so tut, als brauche sie niemanden, und am allermeisten über sich selbst, auch wenn sie nicht genau weiß, warum.

Sie hält unterwegs am Supermarkt, wirft Nudeln und Milch und Brot und Käse in den Einkaufswagen und marschiert so zielstrebig zur Kasse, dass die alte Dame vor ihr in der Schlange ängstlich zur Seite tritt, um sie vorzulassen. Während sie zahlt, klingelt ihr Telefon erneut. Das kann doch nicht wahr sein. Im Supermarkt beim Familieneinkauf wird sie erst recht nicht mit Flo sprechen.

Zu Hause kocht sie Spaghetti, wärmt Spinat auf, streut Käse darüber und rührt alles in Eile durcheinander. Erst als der Topf mit den Nudeln schon auf dem Tisch steht, fällt ihr ein, dass Ida heute bei Ayun isst, Matthias Mathe-AG hat und Ben erst später vom Sport kommt.

Ihre Arme sinken auf den Tisch, sie legt den Kopf darauf. Sie denkt an Tabea, das Mädchen, das nach der Stunde zu ihr gekommen ist. Langsam verschwindet der Ärger aus ihrem Körper. Sie nimmt mit den Fingern Spaghetti aus dem Topf und führt sie sich zum Mund. Ein paarmal verfehlt sie.

«Mama?»

Ben steht in der Tür. Er hat noch Sportsachen an, um den Hals seine dicken Kopfhörer.

«Was machst du denn?»

Sina wischt sich Spinat von der Wange, steht auf und will ihren Sohn in den Arm nehmen, aber er weicht zurück.

«Alles gut», sagt sie, «wirklich, es ist alles gut», und das stimmt auch irgendwie, es ist ja nichts passiert. Aber Ben blickt auf den Nudeltopf und das verschmierte Gesicht seiner Mutter.

«Ja, klar», sagt er, nimmt seine Sporttasche vom Boden, dreht sich um und knallt die Küchentür zu.

Sie läuft ihm nach und stellt ihn auf der Treppe.

«Ben, jetzt bleib doch mal stehen.»

Er dreht sich um. «Weißt du eigentlich, wie blöd das ist, wenn alle über dich reden?»

Zum ersten Mal fällt ihr auf, dass Ben wie sein Vater klingt, wenn er sauer ist.

«Ja, ich weiß ungefähr, wie blöd das ist.»

«Warum machst du es dann!», ruft er und springt die Treppe hoch.

Sie findet ihn auf seinem Bett, mit Kopfhörern auf. Ben hat feine Antennen für alles Zwischenmenschliche. Vielleicht benutzt er deshalb immer diese Riesendinger: um sich abzuschirmen gegen die Welt da draußen, nur so viel durchzulassen, wie er gerade ertragen kann mit seinen fünfzehn Jahren. Trotzdem lässt sich nicht verhindern, dass er mehr mitbekommt als andere. Vor allem, wenn es direkt vor seiner Nase stattfindet.

Sina wollte nie eine dieser Teenie-Mütter sein, die sich ihren Kindern aufdrängen. Aber das hier ist Ben. Ihr Sohn. Wenn sie mit ihm nicht reden kann, ist nichts mehr von Bedeutung. Sie setzt sich zu ihm und wartet, bis er die Kopfhörer von selber abnimmt.

«Die erzählen, du schläfst im Unterricht», sagt er irgendwann.

«Wer sind ‹die›?»

«So andere aus meiner Stufe.»

«Machen sie sich lustig über dich?»

Er zuckt mit den Schultern.

«Über dich eher.»

Eine warme Welle durchzieht Sina. Sie unterdrückt den Impuls, seine Haare zu verwuscheln, die er gerade lang wachsen lässt.

«Ich kann das aushalten», sagt sie, «versprochen», und jetzt tut sie es doch, sie streicht ihm die Haare hinters Ohr. Er lässt es geschehen.

«Es hat einen Zweck, weißt du?»

«Was denn für einen?»

Sie denkt nach. Sie hat bislang intuitiv getan, was sich richtig anfühlt. Aber sie spürt, dass es stimmt. Es gibt einen Sinn in der ganzen Sache.

«Ich weiß es nicht genau, aber es ist eine Art Ruhetechnik, die ich ausprobiere», sagt sie.

«Wie eine Unterrichtsmethode?», fragt er.

Sie denkt wieder an Tabea, an die langsamen Bewegungen, mit denen sie zurückgefunden hat in den Klassenraum. An die Ruhe, die sie selbst empfunden hat und die sie anscheinend weitergeben kann. Die sich vielleicht umwandeln lässt in etwas Produktives.

«Ja, vielleicht», sagt sie, «so was.»

Janis

Am ersten Tag des neuen Jahres steht Frau Decker vor meiner Tür. Sie lädt mich zum Backen ein, allerdings in meiner eigenen Küche, Waffeleisen und Zutaten hat sie dabei, und schon schlängelt sie sich auf ihren Tänzerinnenfüßen hinein und baut auf meiner Anrichte das Eisen auf. Also backe ich Neujahrskuchen mit meiner Nachbarin.

In den letzten Wochen habe ich jede Nacht sechs Stunden am Stück geschlafen, und zwar zu normalen Zeiten. Am Abend gehe ich ins Bett, schlafe ein, wache frühmorgens auf. Es passiert einfach, ich tue nichts dafür. Ich feiere meinen neuen Rhythmus wie einen Triumph. Frau Decker ist wenig beeindruckt. Sechs Stunden, das ist Seniorenpensum, sagt sie.

Sie steht in meiner Küche und gibt genaue Anweisung. Zeigt mir, wie man die hauchdünne Waffel mit baren Händen aus dem Eisen zieht, sauheiß rollt und mit Sahne füllt, sobald sie hart geworden ist. Rullerkes nennt Frau Decker sie.

Ich rolle den ganzen Nachmittag und reibe mir am Ende mit den Daumen die verbrannten Fingerkuppen. Sie tun weh. Das muss so, sagt Frau Decker. Sie selbst ist Virtuosin am Rullerkes-Gerät. Der Dampf aus dem Eisen rötet ihre Cate-Blanchett-Wangen, ihre kleinen, knochigen Hände fliegen hin und her zwischen Teig, Waffeleisen und Arbeitsplatte.

Frau Decker rollt Neujahrskuchen, wie Sinas Tochter Klavier spielt, denke ich. Sie steuert zwar die Hände, die Finger bekommen einen Auftrag, aber dann lässt sie die Kontrolle los. Ihre Bewegungen entfalten ein Eigenleben, und am Ende entsteht etwas. Ich nehme mir vor, später noch mal im Park vorbeizuschauen.

Sie sitzt tatsächlich wieder auf dem Baumstamm. Diesmal spielt sie nicht Klavier, sondern Geige. Als sie mich entdeckt, leuchtet ihr Gesicht auf, und mit einer Kopfbewegung bedeutet sie mir, ich möge mich zu ihr setzen. Ich nehme Platz und spiele wieder eine Flöte, die nur wir beide sehen können. Hinterher verbeugen wir uns vor allen, die vorbeikommen, und das ist fast der größte Spaß.

Ich erfahre, dass sie Ida heißt und in Wahrheit kein einziges Instrument spielt, aber schon fast ein halbes Orchester durchgeübt hat. Nach meinem Namen fragt sie nicht, überhaupt will sie nichts von mir wissen.

Nächstes Mal, sagt sie, könne ich auch etwas anderes versuchen, Flöte sei auf Dauer öde.

«Aber was denn?», frage ich.

«Klarinette!», schlägt sie vor.

Ich habe vergessen, wie eine Klarinette genau aussieht, also google ich und lerne von einem älteren Herrn im Strickpulli, wie würdevoll man das Instrument halten kann. Ich stelle den Fuß ein wenig vor, halte den Rücken gerade und das Instrument mit den Daumen. Ida schaut zu wie eine geduldige Musiklehrerin, und ich muss lächeln. Eindeutig die Tochter ihrer Mutter.

Jetzt schüttelt sie den Kopf. «Zu quietschig.»

«Was meinst du denn, wie eine Klarinette klingt?»

«Schwerer, schöner, ein bisschen wie eine Blockflöte, die vor Freude weint.»

Das versuche ich pantomimisch abzubilden. Es fällt mir schwer.

«Guck mal, das ist die Blockflöte», sie bewegt die Finger in der Luft, «und das hier, das ist die Klarinette», und ich sehe tatsächlich einen Unterschied.

«Wie machst du das bloß?», frage ich.

«Du musst es dir nur richtig vorstellen», sagt sie, «so doll, dass es echt wird.»

Und dann hebt sie beide Augenbrauen, genau wie Sina, und sagt: «Üben hilft auch.» Ich lache, aber Ida meint es ernst.

«Okay», sage ich, «ich werde es versuchen», und sie nickt, als sei das immer klar gewesen.

Sina

Nach den Weihnachtsferien ist sie so geschafft, dass sie sich richtig auf den Schulalltag freut. Der Besuch ihrer Schwiegermutter sitzt ihr noch in den Knochen. Acht lange Tage, die Hannelore genutzt hat, um ihr tüchtig unter die Arme zu greifen. Natürlich wollte sie es Sina nur recht machen, weswegen sie alle zwei Minuten gefragt hat, was sie als Nächstes tun könne, und dazwischen ständig Programm erwartete, am liebsten mit der ganzen Familie. Matthias, der auch in den Ferien seine Mittagsruhe beibehielt, zog sich zurück, wenn es ihm zu viel wurde, und ließ sie am Wohnzimmertisch mit seiner Mutter, den Kindern und dem 1000-Teile-Puzzle allein.

Jetzt steigt sie die Treppe hoch zum Kunstraum. Hat Frank den Hausmeister angewiesen, das Sofa zu entfernen? Sie öffnet die Tür und atmet auf. Es ist noch da. So vertraut, so einladend. Sie könnte sich hinlegen. Wenn sie wollte. Wenn sie müsste.

Bald stehen die Zeugniskonferenzen an, und Sina muss Noten verteilen für einen Unterricht, den sie nicht gegeben hat. Sie beschließt, dass diejenigen, die aus eigenem Antrieb versucht haben, mit ihr gemeinsam zu ruhen, gute Noten erhalten, die anderen beurteilt sie aufgrund ihrer zuvor erbrachten Leistungen.

Niemand bekommt eine schlechtere Note als vorher. Und niemand beschwert sich.

Nur die Leute in ihren Oberstufenkursen werden offenbar langsam nervös. In der kleinen Pause wird sie auf der Treppe von einer Schülerin eingeholt, sie hält an und zwingt Sina, mitten auf den Stufen stehen zu bleiben, während ein Pulk aus Menschen, Taschen und Jacken nach unten drängt.

«Frau Jott, kann ich Sie kurz sprechen?», sagt Leonie, die dieses Jahr Abitur macht und sich am Geländer festhält, damit die Schülerströme sie nicht mitreißen.

«Klar, aber ich muss gleich weiter in den Unterricht, also machen Sie es kurz.»

Leonie zögert.

«Ich – ich wollte Sie fragen, was wir lernen sollen. Wir müssen ja geprüft werden, und ich würde gern wissen, wie wir uns vorbereiten können.»

Normalerweise ist Leonie nicht auf den Mund gefallen. Jetzt wirkt sie fahrig. Sie zieht sich am Geländer auf und ab und macht Sina ganz kirre.

«Zappeln Sie nicht so», sagt Sina, «und machen Sie sich keine Sorgen», sie drängt sich an ihr vorbei die Treppe hinunter, «das kriegen Sie alle schon hin mit dem Abitur.»

Wenige Tage später sitzt sie erneut in Franks Büro.

«Sina, meine Liebe», beginnt er, und diesmal hat er die Fingerkuppen aneinandergelegt, wie ein König oder ein Geistlicher. Hinter seinen glatt rasierten Wangen zeigen sich mahlende Kieferknochen. Er steht kurz vorm Explodieren.

«Frank, mein Lieber», antwortet Sina.

«Hat dein Göttergatte schon mit dir gesprochen?»

Wie sie dieses Wort hasst.

«Matthias und ich reden gelegentlich, ja.»

«Über den Anruf von Leonies Eltern, meine ich.»

«Nein, das hat er dir überlassen», sagt Sina.

«Weißt du noch, worum ich dich vor den Ferien gebeten hatte?»

Kein Wunder, dass Frank Schulleiter geworden ist, denkt sie. Als Pädagoge ist er jedenfalls ein Totalausfall.

«Du hattest versprochen, dass sich keine Eltern mehr beschweren.»

«Um genau zu sein, habe ich in unserer letzten Unterhaltung überhaupt nichts gesagt», antwortet Sina, «und du hast auch nicht gefragt, ob das, was ich da tue, vielleicht eine Bedeutung hat.»

«Du meinst, ob es einen Sinn hat, dass du dich mal richtig ausschläfst im Unterricht?»

Sie schluckt ihren Ärger herunter.

«Meine Kraft ist einfach irgendwann am Ende», sagt sie. «Es gibt eine natürliche Grenze dessen, was ich schaffen kann. Ich finde es eigentlich gut, das mal sichtbar zu machen. Das dürfen die Schülerinnen und Schüler ruhig sehen.»

Frank wartet offenbar darauf, dass sie weiterspricht.

«Ich bin nicht einfach nur müde. Ich werde müde gemacht, von meinem Leben, von meinem Job, von allem anderen Stress, der mich wach hält. Es ist nicht nur eine persönliche Frage, wie wir uns Arbeit und Freizeit einteilen, sondern auch eine gesellschaftliche, eine kulturelle. Eine, die in der Kunst reflektiert werden kann. Das kann ich doch nutzen für den Unterricht? Ich sehe es so, dass diese Ruhemomente für meine Schülerinnen und Schüler genauso Bestandteil des Unterrichts sind wie der aktive Teil des Tages.»

«Und ich sehe es so, dass du diese Ruhemomente besser zu Hause erledigst und dich hier darauf konzentrierst, dass wir Schüler haben, die gern Abitur ablegen und etwas aus ihrem Leben machen wollen.»

«Sie sollten lernen, wie wichtig Nichtstun ist», sagt Sina.

Frank lacht auf.

«Ja, das ist wirklich die wichtigste Lektion, gut, dass du dich darum kümmerst, Sina, wirklich, spitzenmäßig, weiter so.»

Die Fingerkuppen verschwinden in Fäusten.

«Hör mal, du hängst jetzt seit einer Weile durch. Das geht uns allen mal so, und ich habe dir schon gesagt, dass ich vollstes Verständnis für dich habe.»

«Das hast du eigentlich nicht gesagt.»

«Ich stehe immer hinter euch. Ich gebe mein Bestes für diese Schule. Meinst du, ich schlafe jede Nacht gut? Meinst du, ich wache jeden Morgen frisch auf und freue mich auf den Tag? Auch ich habe so meine Nächte, das kannst du mir glauben. Aber dann muss man am Abend halt mal früher ins Bett, ein bisschen mehr Sport, etwas weniger Alkohol. Dann geht das wieder. Herrgott, Sina, so schwer ist das nicht.»

Sie antwortet nicht. Sie hat nichts beizutragen.

Frank schaut sie unverwandt an.

«Wir machen es jetzt so. Du kehrst ab sofort zurück zum normalen Unterricht. Du bereitest deine Abiturkurse vernünftig vor und ziehst in der Unterstufe den Stoff durch. Du weißt doch, wie es geht, ist ja alles kein Hexenwerk. Gib dir einen Ruck, dann klappt's auch mit dem Schlafen wieder.»

«Ja, bestimmt», sagt Sina, «das wird es sein. Danke, Frank, wirklich.»

Sie lässt ihn sitzen und fährt viel zu schnell nach Hause.

Auf dem Küchentisch liegt ein Rezept. Zwanzig Tabletten Zolpidem, ausgestellt auf ihren Namen. Sina stellt ihre Tasche ab und nimmt den Zettel vom Küchentisch. Matthias steht an der Anrichte und stopft Banane, Apfel, Sellerie und Babyspinat in den Mixer. Dann kippt er Wasser dazu und drückt mit Kraft auf Start. Es ist ohrenbetäubend laut.

«Wo kommt das denn her?», ruft sie seinem Rücken zu. Er dreht sich zu ihr um, ohne den Smoothiemaker loszulassen.

«Hab Frau Seemann getroffen und sie bequatscht», ruft er. «Große Ausnahme, sagt sie natürlich, geht eigentlich nicht, ohne dich gesehen zu haben, aber dann hat sie es doch gemacht, weil wir es sind.»

Er checkt den Inhalt des Mixers, fischt noch größere Bananenstücke heraus und drückt erneut auf Start. «Nett, oder? Sie sagte, sie weiß ja, dass du verantwortungsvoll damit umgehst.»

Matthias hält den Mixer an und nimmt den Behälter vom Sockel. Sina atmet aus in der plötzlichen Stille.

«Darf sie das überhaupt?»

«Natürlich, nur weil sie in Rente ist, hat sie ja nicht ihre Approbation abgegeben.» Er gießt ein wenig dicke, grüne Flüssigkeit in ein Glas.

«Ist wirklich gesund, solltest du probieren.»

Sina riecht an dem Smoothie und schiebt ihn weg.

«Im Schlaflabor wurde mir von den Tabletten abgeraten», sagt sie, «sie gehen davon aus, dass ich suchtgefährdet bin.» Sie verwendet den Plural für Janis, damit es gewichtiger klingt.

Matthias füllt den Smoothie ab und stellt ihn in den Kühlschrank.

«Wenn jeder süchtig wäre, der ab und zu eine Schlaftablette nimmt, müssten wir uns alle einweisen lassen», sagt er. «Aber klar, dann lass es halt. Ich wollte nur helfen.» Er schließt die Kühlschranktür mit so viel Schwung, dass die Flaschen darin aneinanderklirren.

«Ich gehe dann mal laufen.»

Ida kommt die Treppe herunter. «Ich kriege die Jacke nicht zu», sagt sie. Matthias hilft ihr und zieht ihr noch eine dicke Fellmütze über die Ohren.

«Ist das nicht zu warm zum Laufen?», fragt Sina.

Matthias wirft ihr einen genervten Blick zu.

«Ich lauf ja gar nicht so weit», sagt ihre Tochter, «ich gebe gleich ein Parkkonzert.»

«Was machst du?»

«Sie dreht neuerdings immer nur die Kinderrunde», sagt Matthias.

«Parkkonzerte, guck, so», und Ida macht wilde Bewegungen, «wir kriegen richtig Applaus.»

«Wir?»

«Meine Parkfreundin und ich. Sie spielt Flöte oder vielleicht auch bald Klarinette und ich meistens Klavier, aber manchmal auch Geige oder Querflöte oder Triangel.»

«Idalinchen ...», fängt Sina an.

«Was denn?», sagt Ida genervt.

«Können wir dann jetzt laufen gehen?», will Matthias wissen.

«Vielleicht machst du einfach mal etwas Richtiges mit ihr, damit sie sich nicht ständig etwas ausdenken muss», schnauzt Sina. Matthias sieht sie überrascht an. Sie erhebt die Stimme nicht, nie. Erst recht nicht vor den Kindern.

«Ich denk mir das nicht aus!», ruft Ida und setzt sich

schmollend auf die Treppe. Matthias, schon in der offenen Tür, seufzt.

«Ich habe eine Konferenz um fünf», sagt er. «Ida, kommst du gleich nach? Ich laufe schon mal vor.»

Und weg ist er.

Sina setzt sich neben Ida.

«Wie heißt denn deine Parkfreundin?»

Ida sieht sie misstrauisch an.

«Sie hat keinen Namen.»

«Weil du ihr keinen gegeben hast?»

«Ich habe sie einfach nicht danach gefragt.»

«Und ihr verabredet euch im Park?»

«Nein, sie ist manchmal da, wenn ich mich auf den Baumstamm setze und auf Papa warte.»

Sie schaut ihrer Tochter ins Gesicht. Große, ernsthafte Augen, die versuchen, herauszufinden, was sie falsch gemacht hat.

«Ida, es ist nicht schlimm, sich Freunde auszudenken, okay? Ich verstehe, dass es langweilig ist, wenn Papa die größere Runde macht. Du musst auch gar nicht mit ihm joggen gehen, wenn du das nicht willst.»

«Ich habe doch gesagt, dass ich mir das nicht ausdenke!»

«Mäuschen, da steht doch kein Klavier im Park.» Sina greift nach ihrer Hand, aber sie entzieht sie ihr.

«Na und!» Ida springt auf. «Du denkst immer, ich tue nichts! Das stimmt überhaupt nicht. Du kannst es nur nicht sehen.» Sie reißt die Tür auf und rennt heraus, ihrem Vater hinterher.

Sina steht am Küchentisch und betrachtet das Rezept. Sie könnte jetzt sofort in eine Apotheke gehen und es einlösen.

Sie würde heute Nacht tief schlafen, wäre morgen ausgeruht und könnte ihren Unterricht bestreiten wie immer. Warum ist sie nicht längst auf dem Weg?

Erst mal wieder auf die Füße kommen, denkt sie, ist an sich ein guter Vorschlag. Aber gerade geht es ihr gar nicht schlechter als zuvor. Es ist nur sichtbarer geworden. Ihre ganze Zerschossenheit liegt offen zutage, und anscheinend stört das Matthias sehr.

Das Schöne an den Tabletten ist, dass sie sich gar nicht bemerkbar machen. Mit ihnen fühlt es sich an, als wäre der Schlaf ihr eigener Verdienst. Als hätte sie es ganz allein geschafft. Ihre Schlaflosigkeit würde wieder in die Unsichtbarkeit verschwinden, zwanzig Tabletten lang, und dann würde sie die nächsten zwanzig brauchen und die nächsten zwanzig, und das würde so lange weitergehen, bis ... Ja, bis was? Bis sie wieder auf den Beinen ist.

Bloß dass sie jetzt gerade recht gut mit beiden Beinen auf dem Boden steht.

Sie zerknüllt das Blatt und wirft es in den Papierkorb.

Janis

Ich sehe Ida schon von Weitem. Sie sitzt mit verschränkten Armen und vorgeschobenem Unterkiefer auf dem Baumstamm. Ida begrüßt mich nicht, sondern steht gleich auf, zieht ihre Fellmütze vom Kopf und stellt sich breitbeinig hin.

«Heute E-Gitarre», sagt sie, «du auch?»

Eigentlich will ich ihr zeigen, wie ich mit der Klarinette vorangekommen bin. Ich habe ein bisschen geübt. Aber wenn sie eine E-Gitarre braucht, bekommt sie eine. Ich hänge mir eine Luftgitarre um, fällt mir leichter als Blockflöte oder Klarinette, schrammeln kann jeder, denke ich und spiele drauflos. Ich finde, ich bin schon ziemlich gut.

Aber dann sehe ich Ida.

Ida ist unglaublich.

Sie spielt die Sterne vom Himmel, mit ihren Händen, ihrer Körperspannung, ihrer Explosivität. Wenn ich ihr zusehe, verwandelt der Park sich in ein Stadion, das mindestens 70 000 Menschen fasst, und alle bewegen sich im Takt.

Idas Haare fliegen durch die Luft, ich stimme mit ein, und wir headbangen gemeinsam, bis mir die Haare irgendwann an der schwitzigen Stirn kleben. Ida reckt die Faust in die Höhe, als wäre sie schon immer Rockstar gewesen, und die Menge vor uns tobt: Ein paar Tauben fliegen auf, wir bekommen Zuspruch von Eichhörnchen, Kohlmeisen und Joggern, die glauben, dass wir nur für sie spielen.

Erschöpft fallen wir auf den Baumstamm.

«Ich glaube, du solltest eine Band gründen», sage ich.

Ida reagiert nicht. Sie sieht klein aus auf einmal, zerbrechlich. Nicht mehr wie ein Star. Sondern wie ein Kind, das in den Arm genommen werden will.

«Was sagt deine Mutter eigentlich dazu, dass wir hier Musik machen?», frage ich.

«Weiß nicht.» Sie fegt sich eine Strähne aus dem Gesicht.

«Mama glaubt nicht, dass es dich gibt», sagt sie dann.

Ich sehe sie an. «Wie meinst du das?»

«Sie sagt, du bist nicht echt.» Ida blickt geradeaus, «dass ich mir dich ausdenke. Wie unsere Instrumente.»

Ich sehe Sina wieder vor mir, wütend, enttäuscht, unerbittlich. Am liebsten würde ich Ida sagen, dass ich ihre Mutter kenne, ja, dass wir sogar mal Freundinnen waren, wenn man so will, für eine Nacht. Immerhin habe ich Sina weinen und lachen und schlafen gesehen, und ich habe ihr einen Pullover geliehen, wie soll man das sonst nennen?

Der Pullover. Sina hat noch meinen Pullover. Was für eine konkrete, einfache Tatsache, dass er noch bei ihr ist. Sie hat ihn vielleicht über einen Stuhl im Schlafzimmer gehängt oder gewaschen und in den Schrank gelegt, oder vielleicht *trägt* sie ihn, und wenn jemand sie fragt, woher sie den Pulli hat, dann antwortet sie: von einer Freundin. So würde ich es jedenfalls machen.

«Und, tust du das?», sage ich, «denkst du dir mich aus?»

«Weißt du doch.»

«Siehste.»

Ida springt auf.

«Nächstes Mal zeigst du mir die Klarinette!», und sie hüpft davon.

Ich stehe an der Kasse, habe fünf Tiefkühlpizzen unterm Arm und denke an meine Mutter. Nichts in diesem Supermarkt hat etwas mit ihr zu tun, weder der ältere Herr vor mir, der Spitzkohl aufs Band legt, noch die beiden Mädchen hinter mir, die Deo und Schokolade kaufen. Es gibt keine Musik, keine Geste, keinen Duft, nichts, was mich dazu bringen könnte, genau jetzt, in diesem Augenblick, an meine Mutter zu denken – und doch ist sie so weit vorn in meinem Kopf, dass ich mich instinktiv umschaue. Wo ist sie, dass sie mir jetzt auf einmal so nah ist?

Ich spüre, wie mein Handy in der Hosentasche vibriert.

Da ist sie, denke ich kurz: als könnte sie mich aus dem Jenseits genauso mit Textnachrichten bombardieren, wie sie es zu Lebzeiten getan hat. Vor allem in der Zeit kurz vor ihrem Tod fotografierte sie jede Mahlzeit, die sie aß, jede Blume, die ihr begegnete, jede Bank, auf der sie Platz nahm. Dazu schrieb sie kurze Texte, *heute Morgen Rührei, bei der Kirche blühen sie schon* oder einfach *hier sitze ich*, Berichterstattung in Schrift und Bild, die keine Frage offenließ. Ein Liveticker der Belanglosigkeiten, mit dem meine Mutter sich und mir mehrmals am Tag versicherte, dass sie noch da war.

Das ist der Unterschied zwischen uns beiden. Sie hätte das Herumstehen in der Supermarktschlange mit Bedeutung aufgeladen. Ich hingegen warte einfach, bis ich dran bin.

Ich angle nach meinem Handy in der Hosentasche, die Pizzen sind im Weg.

Du hast nach mir gefragt, steht da. *Als du kürzlich in der Klinik warst.*

Keine Stimme aus dem Jenseits. Aber von weit her. Aus einem anderen Leben.

Der kalte Stapel ist nicht besonders handlich, wenn man nebenbei tippen will. Ich versuche es trotzdem.

Wollte nur wissen, ob du Dienst hast, schreibe ich.

Drei pulsierende Punkte.

Schon lange nicht mehr.

Schreibt er weiter? Mir fällt eine Margherita herunter. Der Karton gleitet wie eine Frisbeescheibe über den Supermarktboden. Ich rette die Pizza, kämpfe mich zurück in die Schlange und entsperre erneut mein Handy. Ich muss dafür meinen Kopf über den ganzen Pizzastapel beugen, wegen der Gesichtserkennung. Der ältere Herr vor mir zahlt seinen Spitzkohl.

Keine neue Nachricht. Jens ist doch eben erst wieder in mein Leben getreten. Er soll nicht sofort wieder verschwinden.

Dein Plakat hängt noch, schreibe ich, während ich meine Arme wie ein Baggerlader über dem Kassenband öffne und die Kartons auf das Förderband fallen lasse. Die Kassiererin guckt streng, sie erwartet Respekt vor dem Bezahlvorgang und vor der Tiefkühlware.

«Entschuldigung», sage ich.

Ich muss mein Handy beiseitelegen, um zu bezahlen.

Dann stehe ich mit meinen Pizzen auf dem Parkplatz des Supermarkts.

Jens hat nicht geantwortet.

Dein Plakat, das neben der Tür hing, versuche ich es erneut.

Die drei Punkte pulsieren, er tippt.

Wasserkiste?

Wasserkiste! schreibe ich.

Dann erscheinen wieder drei Punkte.

Ich kann dich denken sehen, schreibe ich. Aber ich lösche

es wieder. Es stimmt ja auch gar nicht. Ich kann ihn schon lange nicht mehr denken sehen.

Schön, dass was bleibt von mir, und wenn es nur die sockenlose Hanswurst ist ploppt auf. Und dann: *Wie geht es dir?*

Jetzt ist es mein Finger, der über dem Display hängen bleibt.

Was will ich erzählen? Alles. Aber wo fange ich an, wenn zwei Jahre lang nichts gesagt worden ist? Damals stritten wir uns ständig. Ihn machte wütend, dass ich nicht besser auf mich achtete, und mich machte wütend, dass er nicht besser auf sich achtete. Wir machten uns exakt den gleichen Vorwurf. Wir stritten darum, wer sich weniger um sich selbst kümmerte.

Noch nicht mal als ich Jens das letzte Mal sah, waren wir freundlich miteinander. Er kam angeschlurft, kaum vierzig, aber seit dem Bandscheibenvorfall ging er wie ein alter Mann, er hielt sich sogar den Rücken dabei. Ich konnte nicht fassen, dass er nichts dagegen unternahm. Ihn machte rasend, dass ich aufgab und ihn auf der Station allein zurückließ.

Wir keiften uns an wie ein altes Ehepaar.

Du gehst nicht in Reha, wie soll dein Rücken da gesund werden, ach, und du, du kündigst einfach direkt, wenn's dir schlecht geht, ja? Das nennst du rücksichtsvoll? Und dann rastete ich aus.

Nicht wegen des Vorwurfs, nicht weil er wütend guckte, sondern weil er *direkt* sagte, direkt wie *jetzt-auf-gleich,* wie *hopplahopp,* wie *heute so, morgen so* und nicht wie: zwölf Jahre Knochenarbeit, in denen jeder einzelne Patient, jede durchwachte Nacht, jedes Klingeln, jedes Heben, jedes Setzen, jeder verdammte Schritt, den ich gemacht habe, mir das

Fleisch von den Knochen gerissen hat, bis nur noch ein schutzloses Gerippe übrig war, ein wackliges Gerüst, das in sich zusammen fällt, wenn man ihm zu nahe kommt.

Ich lasse das Telefon sinken. Wie hole ich auf, was in zwei Jahren nicht gefragt und nicht erzählt wurde? Ist es dann nicht besser, einfach zu schweigen und wegzubleiben?

Die drei Punkte erscheinen wieder. Sie pulsieren, verschwinden, tauchen erneut auf. Offenbar denkt Jens nach. Er redet nicht schön, er schont niemanden. Wenn er jetzt lange braucht, schreibt er etwas Bedeutsames. Etwas, das in ihm schwelt. Das die Kraft hat, mein Gerüst zum Zusammenfallen zu bringen. Aber dann steht da nur ein einziger dürrer Satz.

Was machst du jetzt?

Wie soll ich das verstehen? Jetzt gerade, in diesem Moment? Oder allgemein? Beruflich? Als Reaktion auf seine Nachricht? Als Reaktion auf unseren Streit damals? Ich klemme meine Pizzen auf den Gepäckträger und fahre nach Hause. Im Kopf formuliere ich Antworten.

Ich fahre Rad

Ich esse Pizza

Ich sitze hier

Ein Liveticker der Belanglosigkeiten.

Zu Hause fühle ich mich gehetzt, als hätte ich einen dringenden Termin. Ich muss ihm etwas antworten.

Ich mache gerade nichts, schreibe ich. *Und du?*

Er antwortet sofort.

Lass uns Kaffee trinken.

Jens bestellt mich in die Cafeteria der Klinik. Ein hässlicher Raum, und der Kaffee schmeckt schlimm. Auch die

Stimmung ist mies, hier sitzen entweder Angehörige, die so dringend gebraucht werden, dass sie das Krankenhaus nicht verlassen können, oder Patienten, die rauswollen, aber nicht dürfen. Sehr versöhnlich ist der Vorschlag, sich hier zu treffen, also nicht. Vielleicht ist Jens einfach nur nostalgisch. Immerhin hat er Maya hier kennengelernt, drüben am Süßigkeitenautomaten, nachts um zwei. Maya hatte kein Kleingeld, aber sie war hungrig und hochschwanger, es ging also um Leben und Tod. Er hat ihr gezeigt, wie man den Automaten zur Seite kippen, dann ein paarmal mit der flachen Hand auf die Rückseite schlagen kann, und schon fällt ein Mars oder Snickers ins Entnahmefach.

Seitdem ist Jens ihr nicht mehr von der Seite gewichen. Als einige Wochen später Lenny geboren wurde, war Jens schon fester Bestandteil ihres Lebens und perfekt vorbereitet auf seine neue Rolle als Patchwork-Vater. Ich habe noch nie zwei Menschen so reibungslos zueinanderfinden sehen.

Das Ambiente der Cafeteria ist im Lauf der Jahre nicht besser geworden. Sofort spüre ich Druck auf der Brust. Trotzdem bin ich zu früh. Ich will mich mit dem Raum wieder vertraut machen, bevor Jens kommt. Das geht schneller als gedacht. Er fühlt sich sofort wieder scheiße an.

Am Nebentisch sitzen zwei Frauen. Sie haben Kinder dabei, die Milchbrötchen zerfetzen und an Ärmeln sabbern. Die Frauen halten sich an ihrem Kaffee fest und sprechen nicht viel miteinander. Vielleicht reicht es ihnen, nicht allein zu sein mit den Wesen, die ihr Leben bestimmen. Eines der Kinder stößt einen Trinkbecher um. Die Mutter kann ihre Ungeduld kaum verbergen, mit heftigen Bewegungen klaubt sie Servietten zusammen, um die Flüssigkeit aufzusaugen, die an allen Seiten den Tisch herunterzurinnen droht. Das Kind schaut aufmerksam zu. Die Mutter steht auf, die nassen Servietten entsorgen. Sie bewegt sich mit einem Übermaß an Kontrolle, steif fast.

Ich frage mich, ob meine Mutter jemals das Gefühl hatte, dass ich ihr Leben beherrsche. Ich erinnere nichts als Liebe. Ihre Hand an meiner Wange, ihre Fingerkuppen, die glatt sind und ein wenig nach Nikotin riechen. Bis heute umfängt mich Mutterliebe, wenn ich den Geruch ihrer Hände im Halbschlaf heraufbeschwöre.

Jens kommt auf die Sekunde pünktlich. Er bewegt sich noch mit der Selbstverständlichkeit eines Mitarbeiters, der diesen Weg tausendmal gegangen ist. Stellt sich in die Schlange, zieht sich einen Kaffee. Blickt sich einmal um, erkennt mich. Sein Gesicht verrät nichts. Er umarmt mich mit dieser losen, entfernten Haltung, mit der man Leute drückt, denen man nicht zu nah kommen will. Ich versuche trotzdem, mich ein wenig an ihn zu schmiegen.

Er sieht anders aus als früher. Vielleicht liegt es daran, dass wir uns nicht oft in Straßenkleidung gesehen haben. Ich weiß, wie Jens nachts um drei aussieht, wenn das Wachbleiben hart wird. Wie er sich wappnet, bevor er ein Patientenzimmer betritt. Wie er atmet, wenn er die Rückenschmerzen kaum noch aushält. Aber ich weiß nicht genau, was der Freizeit-Jens für einer ist. Ob er ein Jeanstyp ist oder sich Gel in die Haare schmiert, wenn er ausgeht. Ob er T-Shirts seiner Lieblingsbands trägt oder gebügelte Hemden. Vielleicht gibt es den Jens, der in meinem Kopf ist, nur in meinem Kopf. Und vielleicht geht es ihm genauso mit mir, und am Ende waren gar nicht wir miteinander befreundet, sondern nur die beiden Kopfversionen.

«Du bist alt geworden», sagt er jetzt zu mir, und ich muss lachen. Es ist wohl doch der Jens, den ich kenne.

«Selber.»

Er trinkt Filterkaffee, schwarz. Mein letzter Stand sind drei Stück Zucker.

Und dann schweigen wir. Früher konnten wir das gut. Die ganze Nacht manchmal, und am nächsten Morgen fühlte es sich an, als hätten wir uns stundenlang intensiv ausgetauscht. Dabei waren es nur Blicke und kleine Bewegungen.

Er rührt in seinem Kaffee, obwohl es nichts zu rühren gibt. Immer schneller, wütende, kleine Umdrehungen.

Ich will wissen, wie es seinem Rücken geht. Ob er arbeiten kann. Wie lange er schon nicht mehr auf der Ortho ist. Warum er gekündigt hat. Wie es Maya geht. Was Lenny macht. Was das für ein merkwürdiger Schal ist, den er sich um den Kopf gewickelt hat. Ob er Diät macht oder was das sonst soll mit dem zuckerfreien Kaffee. All das will ich wissen, aber ich weiß nicht, in welcher Reihenfolge ich danach fragen soll. In welchem Ton.

«Und, wie geht's so», sage ich.

Jens zieht den Löffel ab und knallt ihn auf den Tisch.

«Zwölf Jahre, Janis. Wir haben zwölf Jahre zusammengearbeitet. Und dann gibst du auf, einfach so. Und verschwindest aus meinem Leben. Wenn du mir das nicht erklärst, gehe ich wieder.»

Ich blinzle ein paarmal. Er hat seine Jacke gar nicht erst ausgezogen. Eine Einkaufstüte neben ihm. Er ist auf dem Weg wohin. Dieser dicke Schal, in dem sein Kinn verschwindet. Auch so sehe ich, dass er sich vor Wut gerade auf die Lippe beißt.

«Du weißt doch, wie es war», sage ich.

Er zieht die Augenbrauen zusammen.

«Natürlich weiß ich, wie es war. Es war so schlimm, dass man das nur zusammen aushalten konnte. Weißt du das noch, Janis?»

Ja, ich weiß das noch. Wie wir uns versprochen haben, dass wir zusammen gehen oder zusammen dableiben. Aber ich weiß auch noch, wie es sich am Ende angefühlt hat. Die Angst, die sich in meinem Bauch ausgebreitet hat, jedes Mal, wenn ich die Station betreten habe. Dass etwas schiefgeht. Dass ich etwas verpasse. Dass jemand sterben kann, auf den ich aufpassen sollte.

Ich blicke hinaus. Draußen ist es noch trostloser als drinnen.

«Du kennst doch diese Nächte», sage ich jetzt, «wenn du allein dreißig Patienten hast, und alle wollen etwas von dir. Alle klingeln gleichzeitig. Du rennst von Zimmer zu Zimmer, kümmerst dich hier, kümmerst dich da. Du sitzt nicht, du trinkst nicht, du hast nicht mal Zeit zu pinkeln, gehst morgens aufs Klo, wenn der Frühdienst kommt, und dann, zu Hause, bist du hellwach. Liegst im Bett, könntest dich endlich ausruhen, aber du hörst noch die Klingel, ständig klingelt es in deinem Kopf.» Ich nehme einen Schluck Kaffee. «So eine Nacht war das.»

Jens sieht mich aufmerksam an. Er weiß, dass ich gerade erst aushole. Dass ich Mut brauche.

«Du meinst die Nacht, als deine Mutter auch hier in der Klinik lag?»

Ich nicke, dankbar, dass er mir beispringt.

«Das war die Nacht, in der mir alles entglitten ist.»

Sie lag drei Stationen entfernt. Meine Mutter ist hochgeschreckt und hat mehrmals hintereinander meinen Namen gerufen. Fast wie ein Mantra, sagte Sonja, die Kollegin von der Onkologie.

«Ja-nis, Ja-nis, Ja-nis.»

Ich hätte nur die Treppen hochlaufen und zwei Türen aufmachen müssen, um ihre Hand zu halten in ihren letzten Augenblicken. Ein Abschiedswort sprechen. Sie beruhigen oder wenigstens ihr noch einmal die weiche, warme Wange küssen. Aber dafür hätte ich ans Telefon gehen müssen, als die Kollegin versucht hat, mich anzurufen.

Sonja erreicht mich nicht, und als sie noch einmal nach ihr schaut, sagt die großartige, im Herzen glamouröse Allegra Templin: «Es ist etwas komisch mit mir», und jetzt sprintet Sonja los, um den ärztlichen Bereitschaftsdienst zu holen, und kommt mit der Ärztin wieder, aber da ist es bereits geschehen, da ist meine Mutter gestorben, und es war niemand da, der ihre Hand hielt, niemand, der sie beruhigt, niemand, der ihr den Übergang erleichtert hat. Sie war allein, drei Stockwerke über mir. Hat gespürt, dass etwas kam, etwas Großes, etwas Unbekanntes. *Es ist etwas komisch mit mir.* Ihre letzten Worte.

Jens blickt jetzt auch aus dem Fenster, damit er mich nicht ansehen muss. Wir gucken beide auf den grauen Klinik-Klotz, als wäre es der schönste Ausblick.

«Und am nächsten Morgen sitze ich endlich bei ihr, will noch in Ruhe Abschied nehmen, bevor der Bestatter kommt, und in meinem Kopf höre ich immer noch die Klingel. Das ist das Schlimmste. Dass ich mich frage: Was hätte ich denn gemacht, wenn Sonja mich erreicht hätte? Ich konnte doch gar nicht so schnell weg von der Station. Da stirbt meine Mutter, und noch nicht einmal dann kann ich mich kurz ausklinken. So kann man doch nicht arbeiten. Oder leben.»

Jens nickt.

«Ich weiß», sagt er leise.

Wir schweigen einen Moment.

«Ich hab doch gemerkt, wie schwer es für dich war», setzt er wieder an. «Aber ich dachte, dass Maya und ich für dich da sein können. Stattdessen sagst du mir noch nicht mal selber, dass du gekündigt hast. Das hab ich von Kollegen erfahren. Und dann bist du weg und meldest dich einfach gar nicht mehr. Als wärst du vom Erdboden verschluckt oder so etwas.» Er lockert den dicken Schal ein wenig. «Du denkst immer, du musst alles alleine machen», sagt er, «aber ich bin hier, weißt du?»

Auf einmal vermisse ich ihn, obwohl er vor mir sitzt. Ich weiß wieder, wie wir gemeinsam am Abgrund standen, uns gegenseitig in Balance gehalten haben, damit wir nicht hinabstürzen. Ich greife nach seiner Hand, und er lässt zu, dass ich sie drücke. Ich kneife alles hinein, die ganze Bitterkeit, die Trauer, die Angst, die sich in mir angestaut hat. Er drückt zurück. Es ist der Jens, den ich kenne. Seinetwegen habe ich überhaupt so lange durchgehalten.

«Ich weiß», sage ich, «ich versuche es zu wissen jedenfalls.»

Jens trinkt seinen Kaffee aus. Zurrt seinen Schal fest, in dem er schon wieder fast versinkt.

«Ich soll dich von Maya grüßen. Und dir sagen, wenn du dein Patenkind sehen willst, bist du jederzeit herzlich willkommen.»

Er umarmt mich, jetzt echt.

«Vielleicht schaffst du das ja, bevor er auszieht.»

«Zum Dreißigsten bestimmt», sage ich.
«Oder zur Rente.»
Wir grinsen beide, und dann ist er weg.

Ich habe Lenny ein paarmal gesehen, als er noch ganz klein war, meist, wenn Maya mit ihm in die Klinik kam, um Jens zu besuchen. Die beiden waren sich einig, dass ich Lennys Patentante sein sollte, und ich habe nicht Nein gesagt, obwohl es mir Unbehagen bereitet hat, dass ich, wie Maya es formulierte, «eine besondere Rolle» im Leben des Kindes spielen sollte.

Lenny war ein hübscher Säugling, viel Haar, wenig Geschrei. Ich habe ihn auch durchaus im Arm gehalten. Er fühlte sich warm an und duftete gut. Aber wie baut man eine besondere Beziehung auf zu einem Bündel menschlicher Perfektion, das bestens versorgt wird von Leuten, die das besser können als ich? In der neuen Rolle blühte Jens auf, das habe ich gesehen, und ich habe es ihm von Herzen gegönnt.

Aber ein wenig wehgetan hat es auch.

Anfangs hat Jens mich zu allen Familienfeiern eingeladen und mich bei jedem Meilenstein, den Lenny erreicht hat, mit einbezogen. Aber je weniger ich mich blicken ließ, desto leiser wurde er, und irgendwann ließen wir die Patenschaft unter den Tisch fallen, wir sprachen einfach nicht mehr darüber, als hätte es sie nie gegeben. Dennoch schrecke ich manchmal hoch bei dem Gedanken, dass ich nicht nur keine besondere Rolle in Lennys Leben spiele, sondern gar keine. Dass ich mein Patenkind in einem Pulk aus Erstklässlern nicht erkennen würde und er wahrscheinlich gar nicht weiß, dass ich existiere.

Ich verlasse die Cafeteria und stecke mir vor dem Eingang der Klinik eine Zigarette an. Der Druck auf der Brust sollte jetzt langsam nachlassen, aber er verstärkt sich. Das Nikotin, bestimmt ist es das Nikotin oder der Teer oder der Tabak. Die anderen Raucher nicken mir freundlich zu. Was denken sie wohl, in welche Kategorie ich gehöre? Patientin, Angehörige, Mitarbeiterin? Keine, will ich ihnen zurufen. Keine einzige passt.

Sina

Am Abend sitzt Sina am Esstisch im Wohnzimmer und korrigiert Klassenarbeiten, Englisch. Es geht um die Anwendung des Passivs. Sie setzt Haken und streicht durch, schreibt Noten in Rot in die Hefte und spürt Widerwillen. Nicht gegen die Schülerinnen und Schüler, die brav aufgeschrieben haben, was sie gelernt haben, nicht gegen die Grammatik, die gelegentlich abenteuerlich daherkommt in der Version der 8a, nicht gegen die Arbeit, die sie am Abend noch verrichten muss, während ihre Familie auf dem Sofa liegt und Fußball schaut. Was sie wütend macht, so wütend, dass sie am liebsten den Rotstift mit so viel Druck über die Seite ziehen würde, dass das Papier reißt, ist die Selbstverständlichkeit, mit der sie Franks Ansage hingenommen hat. Wie sie sich zu erklären versucht hat, obwohl klar war, dass er nicht hinhört.

Sie nimmt das nächste Heft und schlägt es auf. Eine unordentliche, große Schrift. Der Schüler hat nicht genau verstanden, wie das Passiv eingesetzt wird. *It's about how you do it and not who you are,* steht da, und sie starrt auf den Satz, Rotstift parat. Sie blickt auf, in die Fernsehecke. Betrachtet ihre Familie. Sie muss an scharfe Kanten denken, an das Felsige, das sie in sich trägt.

«Perspektive!» schreibt sie an den Rand, fügt dann noch ein zusätzliches Ausrufezeichen hinzu. Sie drückt den Stift richtig durch. Gleich reißt das Papier wirklich ein. Sina legt das Heft weg, so macht das keinen Sinn. Die 8a wird noch einen Tag länger auf die Rückgabe der Klassenarbeiten warten müssen.

Sie setzt sich neben Matthias aufs Sofa. «Wie viel steht's?», fragt sie, obwohl der Stand links oben angezeigt wird. Matthias brummt den Spielstand.

Fanny hat sich quer über Bens Körper gelegt, sodass er sich nicht mehr rühren kann und seinen Vater anweist, ihm ab und an eine Handvoll Chips herüberzureichen. Ida langweilt sich im Sessel. Sie tut das kund, indem sie die Beine hebt und senkt, sie wirft sie immer höher in die Luft und macht Blubbergeräusche, wenn sie mit den Zehenspitzen den höchsten Punkt erreicht.

«Was wird das, wenn's fertig ist?», fragt Ben seine Schwester.

«Ich trainiere für Olympia», sagt sie, «das nennt sich Blubberballett.»

Ben lacht sie aus, auf entspannte, freundliche Weise, aber Ida ist trotzdem beleidigt und geht hoch.

«Mensch, Ben», sagt Sina und geht ihrer Tochter nach.

Ida blickt kaum auf, als Sina hereinkommt.

«Willst du mal meine Geige sehen?», fragt sie.

Sina setzt sich aufs Bett.

«Klar.»

Ida nimmt Haltung an und schließt die Augen. Sie hebt die Arme und platziert ein imaginäres Gewicht unters Kinn. Es sieht wirklich aus wie eine Geige. Mit einem Bogen aus Luft streicht sie darüber, so zart, mit so viel Liebe, dass Sina Gänsehaut bekommt. Sina zieht die Füße hoch und legt die Arme um ihre Knie. Macht sich so klein es geht, damit Ida nicht merkt, wie sie mit den Tränen kämpft. Sie muss sich auf die Lippen beißen, um nicht zu weinen.

Unten schnappt sie sich die Leine und ruft Fanny, die laut gähnt, dann aber schwanzwedelnd auf sie zukommt, um sich anleinen zu lassen. Draußen ist es dunkel, still. Leise ticken die Hundepfoten über den Asphalt.

Bis zum Ende der Straße, sagt sie sich. Aber dann steht sie an der Kreuzung und kann noch nicht umkehren. Einmal um den Block, und Fanny trottet mit. Am Eingang zum Park bleiben sie stehen. Fanny blickt zu ihr hoch. Sie schüttelt den Kopf. Kein Ort für nachts. Lieber noch einen Block. Und noch einen und noch einen und noch einen, und sie trotten gemeinsam, von Laternenpfahl zu Laternenpfahl, dunkel, hell, dunkel, hell. Wie lange könnte sie so weiterlaufen? Wo würde sie enden? Würde sie jemals ankommen?

Als sie die Tür wieder aufschließt, ist es schon nach Mitternacht. Matthias hat versucht, sie anzurufen, aber sie hatte ihr Handy gar nicht dabei. Sie geht hoch, legt sich hin. Denkt an den langen Tag, der morgen in der Schule vor ihr liegt. An das Sofa, das sie nicht mehr in Anspruch nehmen soll. Es geht nicht ohne, denkt sie. Wie soll es je wieder gehen ohne?

Janis

Janis_T ist nicht mehr Teil der Gruppe, steht im Chat. Darunter ist alles blank. Ich kann nicht mehr mitlesen, wie die anderen Nachtwachen über mich herziehen.

Am gleichen Tag bekomme ich per Einschreiben Post, die ich nur überfliege. Fristlos, sehe ich, unentschuldigtes Fehlen, Verweigerung der zugewiesenen Arbeit. Dr. Greven wird wohl nicht noch einmal anrufen.

Zur Feier des Tages will ich Pizza bestellen, Peperoni mit doppelt Käse, aber das ganze Gemütlichmachen der letzten Wochen hat mein Konto stark geplündert. Chips tun's auch.

Das Schöne ist, ich kann hier so viel Pizza und Chips essen, wie mein Geldbeutel es hergibt. Niemand liegt mir mit Sprüchen in den Ohren, dass ich es als Krankenschwester besser wissen müsste, gesunde Ernährung, sorge für dich, Körper als Tempel, etc. pp.

Und dann sitze ich auf dem Sofa und kaue und weine auf einmal in meine Tüte Chips hinein, weil niemand da ist, der mir sagt, wie ungesund das ist. Weil ich das schon wieder selber machen muss, wie ich alles selber mache, schlafen, essen, wach bleiben, mich irgendwo anmelden, abmelden, Geld verdienen, Bett aufschütteln, jeden einzelnen verfluchten Kaffee koche ich mir selbst. Dabei will ich einfach nur hier sitzen, die Beine ausstrecken und in die Tüte greifen und fettige, stark gewürzte Kartoffelscheiben in mich hineinschaufeln. Ich möchte nicht darüber nachdenken, dass das mal Kartoffeln waren, die auf dem Acker nebenan gewachsen sind, die dann wahrscheinlich ins Ausland verschifft, in einer Fabrik zermatscht, getrocknet, pulverisiert, in Scheiben gepresst, frittiert, in Würzpulver gewälzt, in Tüten gepackt und nach Deutschland zurückgekommen sind, mein Gott, so viel Arbeit für ein paar winzige Scheiben Trost.

Sina

Zwischen den Rechnungen im Briefkasten lugt ein bunter Flyer hervor. Sie faltet ihn auseinander. Liest, checkt das Datum. Übermorgen. Sie packt ein paar Kekse auf einen Teller und legt den Zettel daneben auf den Küchentisch. Ida kommt in die Küche und wird sofort von den bunten Farben angezogen.

«Was ist das?»

«Wollen wir da mal zusammen hingehen?»

Zwischen zwei Keks-Happen schaut Ida sich den Flyer an. Ihre Augen werden groß.

«Kann ich da mitmachen?»

Sina lächelt ihre Tochter an.

«Wenn du willst.»

Nach der Schule holt sie Ida ab. Ida hüpft vor ihr her, den Beutel mit Sportsachen hin- und herschwingend. Sie stößt dabei Laute aus, zwischen Brüllen und Singen, im Takt mit dem Beutelschwingen. Ab und zu dreht sie sich zu Sina um, animiert sie, schneller zu gehen. Sina kennt diese Energie gut. Sie hat sie nur selbst schon lange nicht mehr gespürt.

Sie betreten den Hinterhof durch ein unscheinbares Tor. Ida hält an und staunt, und auch Sina schaut sich überrascht um. Der Hof ist mit japanischer Kirschblüte in großen Kübeln geschmückt. Die Bäume blühen bereits. Einige Blütenblätter liegen am Boden und mischen das braune Laub des Winters auf, andere schwirren durch die Luft.

«Ein Zauberort», flüstert Ida, und Sina kann ihr nur recht geben. Der Hof hat etwas Entrücktes, als gehörte er zu einer Zwischenwelt, die ihren eigenen Gesetzen folgt.

Der junge Mann, der ihnen entgegenkommt, strahlt mit Ida um die Wette.

«Du musst Ida sein! Bist du hier für den Schnuppertag?»

Ida nickt heftig.

«Und hast du schon mal Theater gespielt?»

Sie blickt Hilfe suchend zu ihr hoch.

Sina drückt ihrer Tochter die Hand und lächelt sie an.

«Nur für mich», sagt Ida schüchtern, «und für meine Freundin.»

«Das ist super! Hauptsache, du hast Spaß daran. Ich bin Tim. Wollen wir reingehen? Dann kannst du auch die anderen kennenlernen.»

«Sie ist ein Naturtalent», sagt Sina und kommt sich gleich blöd vor. «Sorry, das sagen wahrscheinlich alle Eltern.»

«Wenn Sie wollen, können Sie zuschauen», sagt Tim.

Sie bewegt sich schon zum Eingang, aber Ida nimmt ganz zart ihre Hand.

«Mama? Ich kann da alleine rein, glaube ich.»

Sina schluckt.

«Ja? Ja. Klar. Okay! Ich warte dann hier, ja?»

Ida strahlt wieder, lässt ihre Hand los und hüpft hinein.

Beim Abendbrot sind ausnahmsweise alle da. Matthias hat keine Sport-AG, Ben ist bester Laune, und Ida sieht aus, als hätte sie Fieber, mit geröteten Wangen und feuchten Nackenhaaren. Sie benutzt ihr Käsebrot als Raumschiff, hibbelt hin und her auf ihrem Stuhl und beschreibt in allen Einzelheiten, wie sie heute einen Baum nachgemacht hat. Wie sie sich bald alle zusammen ein ganzes Theaterstück ausdenken wollen. Sina hat Ida selten so aufgeregt gesehen, so fokussiert, so eifrig, alles zu erzählen, was sie erlebt hat. Matthias stellt Fragen, sogar Ben sagt etwas Nettes. Eigentlich schön hier, denkt Sina, an unserem Küchentisch. Alle haben ihren Platz. Fast alle.

Janis

Bestimmt zehn Minuten stehe ich bei Frau Decker vor der Tür. Gut möglich, dass sie genauso lange auf der anderen Seite vor dem Guckloch steht und wir beide darauf warten, dass etwas passiert. Ich komme mir blöd vor. Mitte vierzig und traut sich nicht, bei der Nachbarin zu klingeln. Gerade will ich zurück in meine Wohnung, da steht Frau Decker vor mir.

«Von alleine geht die Tür nicht auf, wissen Sie», sagt sie.

«Ich wollte gerade schellen.»

«Haben *Sie* jetzt Ihren Schlüssel verlegt?»

«Nein, ich wollte fragen –» Ich verstumme. Was will ich eigentlich?

«Jetzt kommen Sie erst mal rein, Herzchen, das zieht doch im Flur», und dann stehe ich in ihrer Wohnung, die nach kalter Suppe riecht. Es ist auf alte Art gemütlich hier, mit Häkeldeckchen und ausgestelltem Service im Glasschrank. Frau Decker weiß auf jeden Fall besser als ich, wie man es sich schön macht.

«Es ist wegen des Tagwerks», sage ich.

Sie holt das gute Geschirr aus dem Glasschrank, Blümchenmuster mit Goldrand, setzt Wasser auf und hängt zwei Beutel Früchtetee in die feinen Tassen.

«Zeigen Sie mal her», sagt sie, ich hole das Einschreiben hervor, und dann weiß sie gleich, was zu tun ist. Ihrem Hans-Jochen musste sie auch ein paarmal unter die Arme greifen, es ist nicht schwer, sagt sie, das schaffen Sie. Wir gehen alles zusammen durch. Und am Ende bin ich ordentlich arbeitslos gemeldet.

Die Sonne passt mir nicht. Sie ist mir zu groß, zu grell, zu viel. Ich sollte mich freuen, dass sie da ist, aber sie verspricht nichts Gutes. Erstens, sie steht viel zu hoch für die sonst übliche Zeit, in der Ida hier auftaucht. Zweitens, ich kann den Rasen förmlich sprießen und die Schmetterlinge schlüpfen sehen, und das ist mir zu viel Veränderung auf einmal. Drittens, sie treibt alle Menschen nach draußen, die etwas für Outdoor-Aktivitäten übrighaben. Ich sitze auf unserem Baumstamm und sehe dabei zu, wie die Leute im Einklang mit sich und der Welt durch den Park traben. Eine Frauengruppe kommt vorbei im Gleichschritt, ihre Nordic-Walking-Stöcke ticken synchron auf den Boden. Sie wird überholt von einem Powercouple auf Rennrädern, deren Thermo-Klamotten wahrscheinlich so viel kosten wie meine Jahresgarderobe. Eine Läuferin mit Hüftgurt wird von einem galoppierenden Labrador mit Schaum vorm Mund durch den Park geschleppt. Er zieht die Leine stramm, sie macht riesige Schritte, und sogar diese beiden sehen aus, als wären sie im Gleichtakt unterwegs. Die Sonne verklärt den ganzen Park, er sieht auf einmal aus, als wäre Ida niemals hier gewesen.

Sie ist schon eine Weile nicht mehr aufgetaucht. Der alte Baumstamm, auf dem ich sitze, ist keine Bühne mehr. Ich spüre das Moos am Hintern und die Borke, ein Käfer krabbelt über mein Bein. Ein Jogger trabt heran, wischt an mir vorbei. Erst von hinten erkenne ich, dass es Matthias Jott ist. Er ist allein.

Die Einladung zum Erstgespräch klingt nach Vorladung. 8:45 Uhr, Zimmer 7-F8. Ich möge vorab überlegen, welche Kenntnisse und Fähigkeiten ich habe, was meine Qualifikationen sind und meine Ziele. Zum Schluss noch, in Großbuchstaben, den TIPP: *Beziehen Sie Ihre Freunde und Ihre Familie ein! Holen Sie sich weitere Ideen!*

Um halb fünf bin ich wach. Ich denke über meine Qualifikationen nach und über meine Ziele und darüber, wie eine Behörde wissen kann, was ich als Nächstes tun soll.

Um fünf trinke ich den ersten Kaffee, ich will wach wirken, wie eine Person, die weiß, was sie vom Leben will. Um fünf Uhr zwanzig zweite Tasse, fünf Uhr dreißig dritte, gegen sechs ist die Kanne leer, und ich muss immer noch nicht los. Wenn ich zu Fuß gehe, brauche ich fast eine Stunde und komme pünktlich. Draußen macht der Frühling Pause, es ist windig und nass.

Zu Fuß bei Regen, das ist echter Einsatz, und ich bin nicht aus Zucker, wozu gibt es Schirme, hat meine Mutter immer gesagt. Sie und ich, unter einem kleinen Dach. Prasseln von oben, warm und kühl zugleich, sie erzählt etwas und lacht.

Aber ich, ich habe keinen Schirm. Und Frau Decker wecke ich nicht wegen ein bisschen Regen.

Schuhe an, Licht aus, los.

Wäre gut, wenn ich den Koffeinrausch noch loswerde, bis ich in 7-F8 antrete. Dafür ist der Regen auch nicht schlecht. Er schlägt mir kühl ins Gesicht. Ich setze einen Fuß vor den anderen, unbekümmert, es geht gut, wirklich gut, ich habe Energie für drei, ach was, für vier Erstgespräche, heute beginnt mein neues Leben, ganz egal, wie nass ich dabei werde, ich bin voller Tatendrang, ja, ich dränge nach Taten.

Drei Straßen weiter ist mir kalt, und mein Magen spielt verrückt. Der Weg noch lang, kein Bus in Sicht.

Das Arbeitsamt ist ein grauer Bau aus Beton, außen wie innen. Anmelden, hinsetzen, warten, schon wieder warten. Auf die nassen Schuhe gucken. Die Hosenbeine kleben an den Oberschenkeln.

Den Flur entlang sitzen Leute auf Plastikstühlen, alle nass, alles Menschen, die ein Tagwerk brauchen. Wir sind der Überschuss, der Hilfe benötigt, um ein erfolgreiches Mitglied der Gemeinschaft zu werden. Es ist ruhig hier, mal hustet jemand oder telefoniert. Aber miteinander spricht man nicht. Benutzte Schirme stehen aufgespannt zum Trocknen in einer Reihe.

«Die Traum-Frau», sagt jemand, und inmitten dieser nassen Menschen setzt sich einer neben mich, der trocken ist, der Hemd trägt, bisschen Gel im Haar sogar, er hat einen Aktenordner unterm Arm und eine Thermoskanne dabei.

«Was machst du denn hier?», sage ich, denn das letzte Mal, als ich ihn sah, trug er Superman-Pyjama und sprach von geometrischen Träumen. Aber bei Tageslicht ist Schmittie offenbar Sachbearbeiter der Bundesagentur für Arbeit, zuständig für berufliche Zukünfte, und jetzt sieht er, dass ich nass bin und friere und auch eine von denen bin.

«Willst du Kaffee? Zum Warmwerden?», sagt er und wartet keine Antwort ab, sondern kippt Kaffee in die Plastiktasse, mit der man die Kanne zuschraubt. Ich rieche daran, und allein der säuerliche Geruch des Filterkaffees gibt mir alle schlechten Eigenschaften des Koffeinrausches zurück.

«Ich dachte, *du* bist arbeitslos», sage ich und fühle mich gleich schlecht, denn ich bin hier diejenige, die in der Reihe der begossenen Pudel sitzt, die untergebracht werden muss in Lohn und Brot. Aber Schmittie ist nicht beleidigt.

«Nein, nein, ich arbeite hier», und er erzählt, wie er nach erfolgloser Jobsuche vor einigen Jahren die Seiten gewechselt hat, das Arbeitsamt hat ihn rekrutiert, «win-win» nennt Schmittie das, er kann seine Miete zahlen, und das Amt kann ihn aus der Statistik streichen. Ich weiß nicht genau, warum sich das falsch anfühlt, aber mit dieser Strategie kommt mir das Arbeitsamt vor wie ein Bäcker, der seine eigenen Brötchen isst.

«Und du, was machst du eigentlich?», fragt er, und als er hört, dass ich Krankenschwester bin, winkt er ab. Eine Pflegefachkraft auf dem Markt ist wie ein Lottogewinn, die vermittelt sich von selbst. «Such dir aus, wo du hinwillst, sie werden sich um dich reißen.»

Mir zieht sich der Magen zusammen. Ich will nicht, dass sich um mich gerissen wird.

«Alles gut?», fragt er besorgt.

«Der Kaffee», sage ich.

Schmittie versteht mich falsch.

«Klar, klar, hier», und gießt schnell nach. Ich weiß mir nicht anders zu helfen und nehme noch einen Schluck vom Gebräu.

«Ich will keinen Schichtdienst mehr machen, deshalb bin ich hier», sage ich. Es ist eine Art Generalprobe. Wenn ich es hier auf dem Flur zu Schmittie sagen kann, kann ich es auch hinter der Tür von 7-F8.

Er schaut mich offen an. Sein Hemd ist gar nicht so ordentlich, es spannt am Bauch und ist ansonsten ziemlich zerknittert.

«Das kriegen die Kollegen hin, die finden etwas für dich»,

sagt er, und schon geht die Tür von 7-F8 auf, und meine berufliche Zukunft kann beginnen. Eine Frau mit sehr kleinen blonden Löckchen bittet mich herein.

Ich bin schon fast bei ihr, da ruft Schmittie mir etwas hinterher. «Zur Sicherheit, falls was ist», er reicht mir eine Visitenkarte. Jörg Schmidt, steht darauf, Sachbearbeiter der Agentur für Arbeit. Darunter hat er mit Kugelschreiber drei Emojis gemalt: eine Regenwolke, ein lachendes Gesicht und eine Blume. Ein Pfeil weist von den Emojis zur Telefonnummer unter seinem Namen.

«Danke», sage ich. Eine Regenwolke, ein lachendes Gesicht und eine Blume. Keine Ahnung, was das bedeuten soll. Aber es tröstet mich.

Frau Decker hat Bienenstich besorgt oder vielleicht sogar selbst gebacken. Zur Feier des Tages, sagt sie. Er ist luftig und lecker, gerade nicht zu süß. Ich fühle mich, als hätte ich heute richtig was geschafft. «Aber das haben Sie auch», sagt Frau Decker. «Das Wichtigste ist doch, dass man in Bewegung bleibt», und ich weiß nicht, ob sie meinen Fußmarsch meint oder etwas, das darüber hinausgeht, aber ich nicke, denn genauso empfinde ich.

Ich bin in Bewegung geraten.

«Das hat alles mit einem Sofa angefangen», sage ich, und dann denke ich, nein, das stimmt nicht, damit nicht. Es hat mit Sina angefangen.

Sina

Renate gräbt den Garten um. Stellt einen Fuß auf den Spaten und treibt ihn mit aller Kraft in den Boden, drückt ihn voller Erde wieder hoch, pflückt Grasbüschel und Wurzeln heraus und schüttet den gesäuberten Humus wieder aus. Die Hälfte des Gemüsegartens ist schon geschafft. Sie muss den ganzen Samstag geschuftet haben. Sina steht am Zaun und betrachtet sie eine Weile, bevor sie das Tor öffnet und eintritt. Dann erst entdeckt Renate sie. Alarmiert verlässt sie das Beet und kommt auf Sina zu.

«Was machst du denn hier? Ist alles in Ordnung?»

«Ich wollte einfach mal vorbeischauen.»

«Aber ich hab gar nichts vorbereitet. Du hättest doch eben anrufen können, dann hätte ich wenigstens Kuchen geholt.»

«Musst du doch gar nicht, ich kann uns schnell Kaffee machen.»

«Für eine Tasse Kaffee lohnt sich die Fahrt doch nicht, Sabina.»

Schon bedauert sie den Überraschungsbesuch.

«Kannst du mich Sina nennen? Ich geh jetzt mal rein. Kommst du dann gleich?»

Im Haus schlägt ihr der Geruch entgegen, der seit vierzig Jahren der gleiche ist. Scheuermilch, kaltes Essen und alte Möbel. Nicht unangenehm. Bald legt sich der Duft von Filterkaffee darüber. Renate kommt rein und zieht die Gartenhandschuhe aus, fegt sich ein wenig Erde von den Ärmeln. Sie trägt einen dicken Pulli und eine grüne Arbeiterhose.

Noch ist es kühl, aber gerade bricht die Sonne durch. Helle Streifen auf den Fliesen in der Küche.

«Wollen wir auf die Bank? Ist doch schön draußen, oder?» Sina gießt zwei Becher ein und drückt ihrer Mutter einen in die Hand.

An der Hauswand ist es schon richtig warm. Sie blinzelt im Licht, dann schließt sie die Augen und lehnt den Kopf nach hinten. Spürt die Wärme im Gesicht. Auch Renate entspannt sich ein wenig.

«Kannst du dich an dein Beet erinnern?», fragt sie und deutet auf eine zugewachsene Stelle im Garten.

«Mein Beet?»

«Du wolltest unbedingt ein eigenes Stück. Richtig abgetrennt vom Rest.»

Jetzt fällt es ihr wieder ein. Sie grinst.

«Stimmt, da sollten Gurken wachsen.»

«Und Radieschen. Und Möhren. Und Blumen dazwischen. Nur Unkraut jäten fandest du doof.»

Sina weiß noch, wie fasziniert sie davon war, dass aus einem Samen etwas wachsen konnte, mit nichts als Wasser und Licht. Es ging von selbst, wenn man den richtigen Rahmen dafür steckte.

«Du wolltest einen richtigen, hohen Zaun, mitten in unserem Beet», sagt Renate, «ein Garten im Garten war das.»

Sie erinnert sich, wie sie auf den gleichen hässlichen Zaun bestand, der um den ganzen Garten lief.

«Es gab richtig süße Kinderzäune, aber meine Tochter wollte Kaninchendraht.»

«Es sollte wohl unmissverständlich jeder sehen, dass das jetzt mein Fleckchen Erde ist», sagt sie.

Renate lächelt.

«Ich dachte eigentlich immer, du willst einfach zur Welt der Erwachsenen gehören. Keine Kinder-Sonderbehandlung. Kein Tun-als-ob. Du hast das immer alles sehr ernst genommen.»

Sie denkt darüber nach. Wollte sie wirklich einfach sein wie die Erwachsenen? In dem Fall wie ihre Mutter? Oder wollte sie sich abgrenzen von allem, sich einen eigenen Raum sichern, der nur ihr zur Verfügung stand?

Sie nimmt einen Schluck Kaffee.

Und wie ist das heute? Grenzt sie sich ab oder gleicht sie sich an? Ist es das, was sie so zerreißt – dass sie immer irgendwie versucht, beides gleichzeitig zu machen?

«Weißt du eigentlich, dass ich mal die Schule geschwänzt habe?», fragt sie. Zu ihrer Überraschung prustet ihre Mutter los.

«Bist du gekommen, um mir das zu beichten?»

«Nein, es ist eine ernst gemeinte Frage. Ich erinnere mich nicht, ob ich es je erzählt habe.»

«Das musstest du nicht. Dein Gesicht sprach Bände, als du nach Hause kamst. Die Schuld in Person.»

«Wirklich?»

«Na ja, beim Waschen habe ich auch den Bon von McDonald's in deiner Hose gefunden. Am meisten aufgeregt habe ich mich über die Cola am Vormittag.»

«Warum hast du nichts gesagt?»

«Du hast nicht ausgesehen, als ob es noch mal vorkommen würde.»

«Ich dachte damals, ich mach was ganz Wildes.»

«Wie alt warst du, dreizehn oder vierzehn? Die wirklich wilden Sachen kamen doch erst später. Als du das mit der Kunst ernst genommen hast.»

Sie versucht, sich zu erinnern. Es stimmt, mit sechzehn oder siebzehn ist sie am Wochenende oft nach Hamburg verschwunden, hat mit Künstlerfreunden in Ateliers, Clubs und Mini-Galerien herumgehangen und die Nächte durchgemacht. Aber sie ist immer pünktlich nach Hause zurückgekehrt.

«Hast du dir Sorgen gemacht?»

Renate denkt nach. Dann stellt sie die Tasse neben sich auf der Bank ab und schiebt Sinas Ärmel hoch. Sie legt ihre Hand auf Sinas nackten Unterarm.

«Ach, Sina», und der Daumen streichelt ihr Handgelenk, warm ist das und weich, «ich mach mir heute mehr Sorgen um dich als damals.»

Sina schluckt.

«Hör mal, ich bin extra Lehrerin geworden, damit du dir keine Sorgen machen musst», scherzt sie, aber dann kreuzen sich ihre Blicke, und sie erschrickt.

«Genau das ist es», sagt Renate.

«Was – wie meinst du das?»

«Es hat sich einfach nie so angefühlt, als ob du das für dich machst. Lehramt. Heiraten. Haus bauen. Sogar die Kinder.»

«Aber was ist denn falsch an dem Leben, das ich führe?»

«Nichts, Kind, nichts, aber wenn du mich das schon fragen musst, weißt du die Antwort wahrscheinlich selber.»

Sina leert ihren Becher. Sie ärgert sich, dass sie ihren Sonntag geopfert hat. Renate hat recht, die lange Fahrt, nur für einen Kaffee, das lohnt sich nicht.

«Ich muss los», sagt sie.

«Bleib doch noch ein bisschen», sagt Renate, «du könntest mir im Beet helfen», und bevor Sina antworten kann, springt sie behände auf, diese zarte Mittsiebzigerin, und spurtet zum

Schuppen, «ich habe noch ein Paar Handschuhe, ganz neu, in deiner Größe», und schon kehrt sie zurück mit leuchtend grünen Handschuhen, die sitzen wie angegossen, und Sina fragt sich, ob ihre Mutter die extra für sie gekauft hat, für den Fall, dass ihre Tochter mal überraschend vorbeikommt, an einem Tag im Frühjahr, um nach ihr zu sehen und im Garten zu helfen.

Den Spaten übernimmt jetzt Sina, flinke Mittsiebzigerin hin oder her. Renate inspiziert, sortiert und sät aus, Sina gräbt um, taucht ab, kriecht auf Knien durch die Erde. Es ist herrlich.

Renate fragt nach Ben, der ihr besonderer Liebling ist, und nach Ida, und natürlich will sie auch wissen, wie es Matthias geht, und Sina versucht, zufriedenstellende Antworten zu geben. Ben hat eine Eins in Informatik, niemand weiß, wie das passiert ist, Ida spielt jetzt Theater, und Matthias ist Matthias, und Renate lacht, ja, Matthias ist Matthias.

«Und du?», fragt sie dann. Sina zieht gerade an einer Wurzel, die hartnäckig in der Erde bleibt.

«Weiß nicht», sagt Sina, zieht noch einmal. Unverrückbar, diese Wurzel. «Ich schlaf so schlecht, Mama», und dann ist es Renate, die auf die Knie sinkt, zu Sina und der Wurzel, und die ihre Tochter in den Arm nimmt.

Sie sitzt schon im Auto, als Renate noch mal an die Scheibe klopft. Surrend öffnet sich das Fenster.

«Weißt du noch, wie die hieß, deine Freundin von damals, mit der du geschwänzt hast?»

«Ist mir kürzlich wieder eingefallen, Ira, Ira Mahler.»

«Die hab ich vor ein paar Jahren mal im Fernsehen gesehen. Ist Schauspielerin geworden, in so einer Vorabendserie. Witzig, nicht?»

«Sieh an. Aus allen wird was», sagt Sina und lässt das Ende des Satzes unausgesprochen.

Aus allen außer mir.

«Und aus dir wird noch das Beste», sagt Renate, dreht sich um und geht zurück zum Haus.

Sina starrt ihr hinterher. Dann lässt sie den Motor an und fährt los.

Janis

Das Haus ist nicht schwer zu finden. Weißer Neubau, schwarzes Dach, Vorgarten, nach hinten raus Rasen. Alte Bäume, die sich nicht einfügen in das Gesamtbild. Das Zimmer links oben ist bestimmt Idas. Im Fenster kleben bunte, selbstgebastelte Traumfänger.

Dieses Leben hat Sina sich ausgesucht. Ein echtes eigenes Haus. Mit Mülltonnen, die rausgestellt, Dachrinnen, die gesäubert, Hecken, die geschnitten werden müssen.

Ich versuche, sie mir beim Rasenmähen vorzustellen. Beim Abwaschen, Wäschesortieren, Essenkochen. Wer in einem solchen Haus wohnt, lädt samstags Nachbarinnen zum Kaffee ein. Trifft sich mit anderen Müttern auf einen Sekt. Bespricht Probleme im Familienkreis.

Der Briefträger spaziert trittsicher den kleinen Pfad hinauf, öffnet den Schlitz in der Tür und steckt mehrere Briefe ein. Er wird begrüßt von einem unfassbaren Getöse, tiefer, wütender Groll hinter der fest verschlossenen Haustür. Ich vermute mindestens einen Höllenhund.

Umso erstaunter bin ich, als die Tür sich plötzlich öffnet und ein tänzelnder Golden Retriever erscheint, im Einklang mit sich und der Welt. Am anderen Ende der Leine auch eine Art Golden Retriever, nur nicht so selbstsicher. Ein Junge, blond wie Sina, mit riesigen Kopfhörern, wippendem Kopf und dazu passendem Gang. Ich ducke mich weg, ich möchte nicht, dass er mich sieht. Sie biegen um die Ecke, verschwinden in Richtung Park.

«Was machen Sie denn hier?»

Hinter mir steht eine junge Frau mit einem kleinen Kind auf dem Arm. Sie sieht maximal besorgt aus. Ich sehe ein, dass es merkwürdig wirken mag, zwischen Koniferen zu stehen und die Nachbarn auszuspionieren.

«Nichts», sage ich, und dann, im Reflex: «Und Sie?»

«Ich wohne hier», sagt die Frau misstrauisch.

«Schön!», überschwänglich strecke ich ihr die Hand entgegen, die sie nicht nehmen kann, weil sie ihr Kind auf dem Arm hält und mit der freien Hand eingespeichelte Butterkekse umklammert.

«Janis Templin der Name», sage ich und beiße mir auf die Zunge, «und wie heißen Sie?»

«Anna», sagt die Frau widerwillig, «aber ich muss jetzt rein.» Sie zieht ihr Kind fester an sich.

«Sie gehen dann jetzt auch?» Anna will sichergehen.

«Ja, ja, natürlich!», sage ich. Sie verschwindet, und ich trete auf den Bürgersteig. Unschlüssig, von einem Bein aufs andere.

Es war keine gute Idee. Ich habe mir gar nicht überlegt, was ich sagen soll. Da stehe ich und kann mich nicht entscheiden, und dann ist es zu spät. Ein Auto mit Riesendelle in der Motorhaube fährt geräuschvoll in die Auffahrt ein und mäht dabei fast den Fahrradfahrer um, der an mir vorbeischießt und zeitgleich mit dem Wagen in die Auffahrt einfährt. Auf dem Rad: Matthias Jott. Jogger, Vater, Mathe-AG-Mann. Er trägt Helm und Warnweste und sieht trotzdem nicht komplett bescheuert aus. Aber wütend ist er, das kann man sehen. Wie er die Schultasche vom Gepäckträger fummelt. Den Helm abnimmt. Nach seinem Schlüssel kramt. Ungeduldig die Tasche zuklappt und ins Haus geht.

Die Autotür schlägt zu, und dann steht Sina da.

Anders sieht sie aus, vollständiger. Mehr bei sich. Sie ist mir vertraut. Spürt sie das auch? Dann fällt mir wieder ein, dass sie sauer auf mich ist. Mich für übergriffig hält.

Sie schaut mich an.

Ich muss jetzt etwas sagen.

«Hallo», bringe ich raus.

«Wieso bist du hier?»

Okay, schon mal gut, sie sagt nicht, dass ich verschwinden soll. Mir muss jetzt nur ein logischer Grund einfallen.

«Du hast noch meinen Pulli.» Und da ist er. Absolut logisch, absolut wahr. Das ist der Grund, warum ich hier bin.

«Oh.» Bilde ich mir das ein, oder ist Sina enttäuscht? Hätte sie sich gewünscht, dass ich aus einem anderen Grund hier bin?

«Ich wollte fragen, ob du ihn noch brauchst», sage ich hastig, «sonst kannst du ihn gerne noch ein wenig behalten.» Für den Fall, dass sie keinen einzigen anderen Pulli im Schrank hat.

Sina zückt ihren Schlüssel und geht zur Tür.

«Nee, klar, hole ich dir.»

Sie dreht sich um zu mir.

«Kannst du kurz hier warten? Mein Mann legt sich immer hin mittags, ich will ihn nicht stören.»

Ich vertreibe mir die Zeit, indem ich die Einfamilienhäuser der Straße miteinander vergleiche und nach Abweichungen suche. Sie sehen identisch aus. Wenn man die Straße hinunterblickt, wirkt es, als würde sich ein einzelnes Haus ins Unendliche vervielfachen. Vielleicht zählen die Anwohner, wenn sie vorgefahren kommen, fünftes von links, da wohne ich. Wer nachts betrunken heimkommt, hat schlechte Karten. Sinas Haus hat aber tatsächlich ein Alleinstellungsmerkmal. Im Vorgarten stehen zwei Birken, die alle anderen überragen. Am Pflanzenbestand der Gärten lässt sich ablesen, in welcher Reihenfolge die Familien eingezogen sind. Gemessen an der Höhe der Birken gehörten die Jotts zu den ersten hier.

Sina kommt zurück, eine Papiertüte in der Hand.

«Hier», sie schaut mich erwartungsvoll an. Offenbar soll ich kontrollieren, ob sie den Pulli wirklich in die Tüte getan hat. Da ist er, frisch gewaschen. Die einzige Verbindung, die noch zwischen uns bestand.

«Du», sage ich, «Sina», und ich schaue sie nicht an, sondern nach oben, in die Birken, die sanft im Wind wehen, schöne Bäume sind das, und ich denke daran, was meine Mutter gesagt hat, dass es wichtig ist, *geradeheraus* zu sein, nicht links- oder rechtsherum zu gehen, wenn du genau weißt, dass die Mitte gefragt ist, aber es ist schwer, und sie ist nicht mehr da, und deshalb betrachte ich jetzt die schönen Zweige da oben und muss doch erst einmal linksherum oder rechts, jedenfalls schaffe ich noch kein Geradeheraus.

«Wusstest du, dass Bäume Abstand voneinander halten, also, oben in den Kronen? Sie hören auf zu wachsen, wenn sie spüren, dass der Nachbarbaum zu nahe kommt. Damit sie sich nicht berühren.»

Sina wartet. Langsam muss ich den direkten Weg nehmen. Ein Schlenker noch.

«Crown shyness nennt man das, als wären die Baumkronen schüchtern. Ich finde eher, sie sind höflich.»

Sina hebt die Augenbrauen. Das kenne ich schon, gleich sagt sie etwas Schlaues.

Jetzt also. Geradeheraus. Mittenrein. Lieber wieder nach oben gucken.

«Jedenfalls wäre es höflicher von mir gewesen, Abstand zu halten», jetzt hole ich Luft, «aber es war nicht – übergriffig – gemeint, die Sache mit der Nachricht, ich wollte nur, wollte unbedingt, dass du in Ruhe schlafen kannst», jetzt löse ich meinen Blick von den Birken und schaue sie an, «und es tut mir leid, dass meine Krone dabei deine berührt hat.»

Ich bin still, und Sina ist es auch. Sie hat die Augen weit aufgerissen und blinzelt nicht. Dann merke ich, dass ich es bin, die den Lidschlag ausgesetzt hat. Ich schließe die Augen und öffne sie wieder. Sina ist noch da.

«Was war, war», sagt sie jetzt.

«Wohl wahr», antworte ich, «was war, war.»

«Wow», sagt Sina, «Auch Alliterationen-Fan, was.»

«Alli-Was», sage ich, obwohl ich genau weiß, was ... Sina lacht.

«Hier klingelt was», sage ich, und Sina gräbt in ihrer Tasche nach ihrem Telefon.

Sie holt es raus und blickt drauf. Steht unschlüssig da.

«Geh ruhig ran», sage ich, und sie sieht mich an, als hätte ich vorgeschlagen, eine Bank zu überfallen.

Dann nimmt sie ab.

«Passt gerade nicht so gut», sagt sie.

Dann telefoniert sie doch, und in ihrem Gesicht verändert sich alles. Eine neue Sina ist das. Oder, denke ich, vielleicht eher eine alte. Eine Kern-Sina. Eine, die schon immer da war. Ich kann dabei zusehen, wie ihr Körper sich entspannt. Lässig sieht sie aus. Sie wirft Halbsätze ein, lacht. Dann hört sie eine Weile zu. Es muss um etwas Wichtiges gehen.

«Ich wusste nicht, dass es noch bei dir ist», sagt sie leise.

Sie wendet sich ab, sodass ich ihr nicht mehr ins Gesicht schauen kann, und beendet das Telefonat. Verwandelt sich zurück in eine Jetzt-Sina.

«Sorry», sagt sie, «ein alter Freund von früher.»

«Schön», sage ich.

«Er geht nach New York zurück.»

«Ist das eine gute oder eine schlechte Nachricht?»

«Er hat ein Kunst-Stipendium bekommen und darf dort ein Jahr wohnen. Also gut, denke ich.»

Sie lächelt.

«Das haben wir uns damals immer ausgemalt. Ein Atelier in New York. Aber dann ist es eben doch eine Werkstatt in Ulm geworden. Jedenfalls für Flo.» Sie blickt sich um. «Und für mich – siehst du ja.»

Das Lächeln verschwindet.

«Beim Ausmisten der Werkstatt hat er mein Bild gefunden. Das große Gemälde, das verschollene. Es steht da rum, seit siebzehn Jahren. Er kann es natürlich nicht mitnehmen.»

«Ist doch toll, es ist aufgetaucht! Will er es dir schicken?»

Sina schüttelt den Kopf.

«Es ist riesig. Ich soll es abholen, wenn ich es haben will.»

«Und sonst hängt er es heimlich in New York ins Museum?»

«Ich glaube, dann kommt es eher auf den Sperrmüll.»

«Also holst du es aus Ulm ab.»

«Ach, das lohnt sich doch nicht für das alte Ding. Die Fahrt dauert sieben Stunden. Ich wüsste gar nicht, wann ich das machen soll.»

Sie fröstelt.

«Ich sollte jetzt mal reingehen.» Sie reibt sich die Arme, schultert ihre Tasche.

Ist schon fast an der Tür.
«Hey», rufe ich, «wenn ich dich fahren soll, sag Bescheid.»
Sie dreht sich um.
«Warum solltest du das tun?»
Ich zucke mit den Achseln.
«Nur so?»
Sie starrt mich an. Und geht ins Haus.

Schmittie hat vier Emojis geschickt, die ich nicht einordnen kann. Ein fahrendes Auto, ein Affe, der sich den Mund zuhält, eine Schneeflocke und ein Virus. Ich versuche, das Rätsel zu entschlüsseln, vielleicht ist es ein Märchen oder ein Film oder eine Redewendung. Aber ich komme nicht drauf. Vielleicht ist es seine Art, Verwirrung auszudrücken. Gefällt mir.

Ich tippe eine Regentonne, eine Familie mit drei Kindern, einen Krankenwagen. Das lösche ich wieder, weil es sich in meinem Kopf sofort zu einer unheilvollen Geschichte zusammensetzt. Ein Hund, eine Zunge, eine Torte. Schon wieder eine Geschichte. Am Ende schicke ich nur eine Reaktion auf seine Nachricht. Ein lachendes Gesicht.

Sina

«Heute schlafe nicht ich», sagt Sina, «heute ist jemand von Ihnen dran.»

Der Kurs sitzt still. Siebzehnjährige, die ihre gesamte Aufmerksamkeit an Sina heften. Diesmal ist die Bühne ihr recht, sie fühlt sich wohl.

«Wer in der Öffentlichkeit schläft oder zu anderen Zeiten als nachts, gilt als Faulpelz», sagt sie.

Einer aus der letzten Reihe macht eine Bemerkung, zwei Mädchen kichern. Sie lässt sich davon nicht stören. «Hand aufs Herz, wer von euch hat gedacht, Frau Jott macht sich einen lauen Lenz?»

Jetzt kichert der ganze Kurs.

«Ich meine es ernst, Hand heben bitte.»

Eine Schülerin meldet sich zögerlich. Ihr Name ist Elif. «Ich dachte nicht unbedingt, dass Sie faul sind, aber schon, dass Sie ... nicht mehr mitmachen wollen.»

«Danke, Elif. Und da lagen Sie gar nicht so falsch.»

Sie setzt sich auf die Fensterbank, nicht auf das Sofa. Nimmt sich einen Stuhl und stellt ihre Füße darauf ab. Die Sonne scheint ihr auf den Rücken. Es ist ungewöhnlich warm für April.

Die Kunst, erzählt sie, habe sich ausgiebig mit dem Thema Schlaf befasst. Sie wirft Bilder an die Wand, die quer durch die Kunstgeschichte gehen. Antike, Mittelalter und niederländische Meister streift sie nur, obwohl es tolle Beispiele gibt. Aber sie will vor allem über die Zeit nach der Industrialisierung sprechen. Sie zeigt Bilder von Modersohn-Becker, Macke, Kollwitz, Picasso.

«Schlaf ist nicht so natürlich, wie er scheint», sagt Sina, «er hängt von allen Faktoren ab, die auch sonst unser Zusammenleben bestimmen: religiösen, rechtlichen, moralischen, ökonomischen und politischen.» Sie zeigt jetzt eine Fotoserie, die der aus dem Flur im Schlaflabor ähnelt: Menschen im öffentlichen Raum, die schlafen. Historische Bilder von Friedrich Seidenstücker, der Menschen in der S-Bahn, Erntehelfer oder Straßenarbeiter fotografiert hat. «Wie wir Schlafende wahrnehmen, ist geprägt von unserem Menschenbild.»

«Elif, Sie zum Beispiel haben in mir eine Müßiggängerin gesehen, die sich ihren Pflichten entzieht. Eine protestantische Sichtweise. Verständlich auch, denn Sie sind, wie wir alle, Kinder der Grind Culture: Ein Mensch, der nicht produktiv ist, zählt weniger.»

Sie wirft «Sleepers» an die Wand, eine Fotoarbeit der französischen Künstlerin Sophie Calle, die 1979 fremde Menschen einlud, sich in ihr Bett zu legen, um sie im Schlaf zu beobachten und zu fotografieren.

«Sie halten mich vielleicht für eine Tagediebin. Ich würde eher sagen: Ich habe den privaten Akt des Schlafens in einen öffentlichen Raum getragen und mache Ihnen damit das Angebot, über Privatheit, Kontrolle und Beobachtung zu reflektieren.»

Sina blickt in die Klasse. Es ist vollkommen still.

«Ich möchte, dass Sie diese Reflexion künstlerisch umsetzen. Wie, das ist Ihnen überlassen. Aber es kommt eine zweite Bedeutungsebene dazu, eine, die genauso wichtig ist.»

Sie legt eine Pause ein.

«Sie sollen diese Erfahrung selbst machen. Seien Sie ein unproduktiver Teil der Gesellschaft! Leisten Sie Widerstand. Begreifen Sie das Nichtstun als ein Tun.»

Elif räuspert sich.

«Wir sollen ... nichts tun? Ist das die Hausaufgabe?»

Sina muss lachen.

«Nein, wir fangen jetzt gleich damit an. Wer von Ihnen möchte?»

Die Jugendlichen schauen sich unsicher um. Niemand meldet sich.

Sie wartet. Mo, der vorlauteste aus der letzten Reihe, hebt lässig den Arm und sagt:

«Hier! Nichtstun kann ich.»

«Das werden wir sehen, kommen Sie nach vorne?»

Mo tritt nach vorne wie ein Popstar, links und rechts kleine Verbeugungen andeutend.

Die Klasse johlt, als Mo die Schuhe auszieht und sich aufs Sofa fallen lässt.

Er rückt das kleine gelbe Kissen zurecht, verschränkt die Arme, gähnt übertrieben und schließt die Augen. Volkstheater, denkt Sina, aber sie lässt ihn gewähren.

Sie geht davon aus, dass er eine Weile brauchen wird, um anzukommen. Aber Mo erkennt schnell, dass er nichts mehr tun muss, um sein Publikum zu unterhalten. Er sackt etwas tiefer ein, die Schultern sinken ab, der Kiefer entspannt sich. Dann legt er den Kopf zur Seite und atmet tief aus. Es funktioniert.

Mo, der Klassenclown, koppelt sich genauso ab von der Welt, wie sie es getan hat.

Die Erste, die ihre Malsachen auspackt, ist Dunja. Eine begabte Zeichnerin, die in schnellen Strichen Essenzielles zu Papier bringt. Dunja kommt nach vorne, sucht sich eine Perspektive, die ihr lohnenswert erscheint, und legt los. Das Kratzen der Zeichenkohle ist das einzige Geräusch, das die Stille durchbricht. Bald ziehen die anderen nach.

Am Ende der Stunde legt Sina vorsichtig ihre Hand auf Mos Schulter.

«Mo, kommen Sie zurück?», fragt sie leise. Er schreckt hoch, verlegen erst, dann schnell wieder cool. Schaut sich die Werke der anderen an.

«Gibt es schon Freiwillige für nächste Woche?», fragt Sina zum Abschluss der Stunde.

Ein Dutzend Hände gehen hoch.

In den darauffolgenden Wochen reißen sich die Jugendlichen darum, Modell zu liegen auf dem Samtsofa. Sie kokettieren damit, endlich offiziell Noten fürs Nichtstun zu bekommen. So einfach war Schule noch nie, unken sie. Aber am Ende der Stunde sind viele der Modellsitzenden fahrig und in sich gekehrt. Sie verstehen selbst kaum, wo ihre tiefe Entspannung herkommt.

Einigen Mädchen fällt es schwer. Sie sitzen mit weit geöffneten Augen auf dem Sofa, nicht in der Lage, den Widerstand aufzugeben. Eine von ihnen ist Mila, die in allen Fächern Einsen hat. «Ich leg mich da nicht hin», sagt sie.

Sina bittet sie, trotzdem Modell zu sitzen. Mila hält sich kerzengerade, schüttelt das Haar, setzt sich um. Keine Sekunde bleibt sie ruhig. Sobald es klingelt, springt sie auf und flieht vom Sofa. In der nächsten Woche liegen die entstandenen Porträts auf den Tischen aus. Die Bilder sind gut, viele haben genau das festgehalten, was sie gesehen haben: die Nervosität einer jungen Frau, die nicht zur Ruhe kommt.

Mila nähert sich ihnen zögernd, betrachtet die Bilder widerwillig. «Das bin ich nicht», sagt sie dann und setzt sich an ihren Platz. Aber ihre Kiefer mahlen, und ihre Augen blinzeln heftig.

Der Frühsommer heizt das Lehrerzimmer auf. Sina hat seit Jahren immer den gleichen Platz, hinten links, mit dem Rücken zur großen Fensterfront, den ganzen Raum im Blick. Wie ein Fluchttier, das jederzeit reagieren kann, wenn Gefahr im Verzug ist. Heute gleißt die Sonne in den Raum.

An der Kaffeemaschine stehen Sören, Ritchie und Kirsten und verhandeln die kommenden Sommerferien. Fliegen oder Zug, Wandern oder Strand, Zelten, Nordsee, mit oder ohne Kinder: Sina hat das Gefühl, dass sie die Unterhaltung mitsprechen kann, weil sie jedes Jahr um diese Zeit exakt so abläuft. Nur die Protagonisten wechseln gelegentlich.

Hannes setzt sich neben sie und legt die Füße auf einem Stuhl ab. Seine Brille steckt im wirren Haar, seine Zeitung lässt er ungelesen auf den Tisch fallen.

«Na, Nordsee oder Berge?»

«Mit dir fahr ich nirgendwo hin.» Sie knufft ihm in die Seite. «Aber du kannst mein Wurstbrot haben, wenn du willst.»

Er grinst.

«Nee, danke, heute nicht. Ich habe Kuchen auf dem Tisch gesehen.»

«Ja, den hat Cleo mitgebracht.»

«Was feiern wir denn, ihre Trennung?»

«Ich glaube, sie hat Geburtstag.»

«Vielleicht hat sie ja auch einen neuen Job», sagt Hannes, «wäre ihr zu wünschen, oder?»

«Soll Frank sich doch was Neues suchen.»

Hannes zuckt mit den Schultern.

«Der kann halt nichts anderes. Cleo könnte tausend Sachen machen statt Schule. So wie du auch.»

Sie sieht ihn an.

«Wie meinst du das?»

«Keine Ahnung, Kunstschule aufmachen, in einer Galerie arbeiten, freie Kunst, was weiß ich? Jedenfalls habt ihr Talente, die auch außerhalb des Schulbetriebs funktionieren.»

Hannes tastet nach seiner Brille im Haar und setzt sie auf. Dann dreht er sich zu ihr. «Ich hatte so viele Jobs in meinem Leben. Die ich gerne gemacht habe, in denen ich gut war. Das hier», seine Geste schließt die ganze Schule mit ein, «ist jeden Morgen aufs Neue eine bewusste Entscheidung. Für die jungen Leute, für ihren Lebensweg, für den Austausch mit ihnen. Für ihre Gedanken, die manchmal klug sind und manchmal nicht, für ihre Bereitschaft, etwas zu lernen, für die Chance, Teil ihrer Entwicklung zu sein. Ich mache das gern.» Er denkt nach. «Lieber als alles andere. Als ich das einmal raushatte, war auch klar, dass ich bleibe. Ich liebe diesen ganzen Mist hier. Aber das muss nicht für immer gelten. Eine Verbeamtung auf Lebenszeit ist ja kein Gefängnis.»

«Von dir hätte ich so eine Liebeserklärung am allerwenigsten erwartet.»

«Wieso? Erstaunt es dich so sehr, dass ich mich für das entschieden habe, was ich am liebsten mag?»

Sie spürt Druck im Hals. «Nein, das ist nicht erstaunlich», sagt sie, leise, damit ihre Stimme nicht bricht.

Nachmittags, bevor sie nach Hause fährt, geht sie noch einmal in den Kunstraum. Einige der Bilder hängen an der

Wand, andere liegen auf den Tischen zum Trocknen. Sie tritt an den Schrank, in dem Malutensilien aufbewahrt werden. Streicht vorsichtig über noch nasse Pinsel, atmet den Geruch ein. Nimmt die Rolle mit dem Skizzenpapier. Dann schüttelt sie den Kopf. So einfach funktioniert das nicht. Sie stellt die Rolle zurück und schließt den Schrank.

Janis

Ich möchte dich einladen zum Italiener, schreibt Schmittie, *ein richtig guter Laden, beste Pizza der Stadt, kommst du mit?* Er garniert die Nachricht mit einem Eberkopf, einem Sonnenschirm und einem Prozentzeichen.

Ich schreibe, dass ich nur mitkomme, wenn es doppelt Käse gibt, und dann denkt er eine Weile nach. Die drei Punkte pulsieren, ich beiße mir auf die Zunge.

Schon gut, schreibe ich, *für Pizza komme ich überallhin.*

Käse am Start, schreibt er und sendet das Emoji mit den betenden Händen hinterher. Ich antworte mit einer Kerze. Nächste Nachricht: lachender Clown und ein Kaktus. Keine Ahnung, in welchen Codes wir sprechen, aber es macht Spaß.

Möglicherweise, überlege ich dann, haben wir uns nicht nur zum Pizzaessen verabredet. Deshalb hole ich das schärfste Teil aus meinem Kleiderschrank hervor, das ich besitze. Kniehohe, eng anliegende Stiefel mit Reißverschluss und sehr hohen Absätzen. Sie sind wunderschön, und sie sehen aus wie neu, obwohl ich sie seit Jahren besitze. Das liegt daran, dass es unbequeme Scheißdinger sind. Mit ihnen an den Füßen habe ich es noch nie weiter als vom Kleiderschrank über den Flur zum Spiegel und wieder zurück geschafft. Ich wackele schon nach drei Metern. Aber ich bin fest entschlossen. Wenn ich mit dem Rad zum Restaurant fahre, merke ich die Schuhe ja gar nicht. Ich schaue mir an, wie weit es vom Italiener zu Schmitties Wohnung ist, 250

Meter, und wenn wir zu Fuß gehen und ich mich dabei an meinem Fahrrad festhalten kann, wird es gehen.

Der Plan ist aufgegangen, die Pizza ist köstlich, und Schmittie ist erstaunlich gute Gesellschaft. Er hat sich auch rausgeputzt, jedenfalls bin ich ziemlich sicher, dass er ein neues Hemd trägt, und er riecht gut, frisch und herb und trotzdem gar nicht künstlich.

Am Ende des Abends finde ich Schmittie noch schöner als vorher. Er fragt den Kellner unsicher, ob er zahlen kann, er ist dieses Weltmännische nicht gewohnt, und als er sein Portemonnaie aus der ausgebeulten Jeanstasche nimmt, sehe ich, dass seine Hände ein wenig zittern.

Dann stehen wir draußen. Vor lauter Verlegenheit schwingen wir beide ein wenig hin und her, nur verliere ich auf meinen hohen Stiefeln dabei fast das Gleichgewicht, und Schmittie muss mich halten, damit ich nicht falle.

Er will es sagen, aber er traut sich nicht, und dann will ich es sagen, aber ich traue mich nicht, und wir beide lächeln einander an, als kämen wir vom Zahnarzt.

Ich sage es einfach.

«Wollen wir zu dir?»

Er ist so erleichtert, dass er vor Begeisterung in die Hände klatscht.

«Ja!»

In seiner Bude riecht es nach Hanfplantage. Lasagne begrüßt uns an der Tür mit einer Mischung aus Freude und Empörung. Er springt abwechselnd an mir und Schmittie hoch, bis wir wirklich verstanden haben, dass er lieber nicht allein gewesen wäre. Schmittie führt mich herum, die Wohnung ist jedoch so klein, dass wir dabei im Flur stehen bleiben können, von wo aus er drei Türen öffnet. Küche und Bad sind winzig und funktional, aber der Wohnraum ist gemütlich. Er hat sich ein Hochbett gebaut, darunter steht ein kleines Sofa mit einer abgewetzten Tagesdecke. Überall sind Pflanzen, Klamotten, Zeitschriften. Die Wohnung ist staubig und klebt hier und da, aber es herrscht eine gewisse Ordnung, ein eindeutiges *Ich will es so,* das mir gefällt. In der einzig sauberen Ecke steht sein Plattenspieler. Er hat eine beeindruckende Vinylsammlung.

«Leg ruhig etwas auf», sagt er und verschwindet in die Küche.

Ich habe mich dem Plattenspieler kaum genähert, da ist er schon wieder da, zwei Gläser in der einen, einen Teller in der anderen Hand.

Er hat einen Käseteller vorbereitet. Mit Klarsichtfolie abgedeckt, Brie, Gouda, Babybel und etwas stark Riechendes. Sogar ein paar Trauben hat er dazugelegt.

«Doppelt Käse», sagt er und friemelt die Folie ab. Ich stelle mir vor, wie er heute Nachmittag in den Supermarkt gegangen ist und Käse eingekauft hat, wie er die Stücke aus der Verpackung gewickelt und auf dem Teller drapiert hat, Folie drüber, ab in den Kühlschrank, jederzeit einsatzbereit, für den Fall, dass er sich traut zu fragen oder dass ich mich traue zu fragen. Ich stecke mir ein eiskaltes Stück Babybel in den Mund. Es schmeckt nach Plastik, aber wenn man lange dran lutscht, geht's.

«Ich habe auch Wein», sagt Schmittie und fischt eine Flasche Rotwein hervor, in der ein Korken steckt, vermutlich schon eine Weile offen.

Wir trinken einen Schluck, und dann fasst Schmittie sich ein Herz.

«Ich möchte dich gern küssen», platzt es aus ihm heraus.

«Dann mach.» Ich stelle mein Glas weg.

Er ist warm und weich und schmeckt viel besser als erwartet.

«Wollen wir uns ausziehen?», fragt er, und ich denke, dies ist der Moment, wo ein wenig Erotik gefragt ist, jetzt müssen wir aufhören mit kalten Käsestücken und Schüchternheit, jetzt muss es prickeln, und ich denke, gut, dass ich meine Stiefel anhabe, jetzt muss Sexyness her. Ich löse mich von Schmittie und wackle auf den Stiefeln zum Sofa, schlage die Beine lasziv übereinander und strecke ihm dann einen Fuß hin.

«Zieh mich aus», hauche ich, und er versteht sofort, er streicht mir übers Bein, nimmt den Fuß in die Hände und will mit einer langsamen Bewegung den Reißverschluss öffnen.

Er klemmt.

Schmittie streicht noch einmal über den Oberschenkel, herunter zum Knie, nimmt den Reißverschluss und rüttelt ein wenig, dann zieht er.

Es tut sich nichts.

Der kleine Erotik-Schirm, den ich aufgespannt habe, droht in einer starken Brise der Verlegenheit davonzufliegen. Schmittie spürt es auch, er verlagert sein Gewicht und konzentriert sich aufs andere Bein. Streicheln, rütteln, ziehen. Nichts.

Er will Mut sammeln und küsst mich wieder, aber ich möchte vorankommen, und so kümmere ich mich selbst um meine Stiefel, ich habe sie angezogen, ich werde sie mir wohl auch wieder ausziehen können. Ich rüttle und ziehe, erst links, dann rechts, aber die Stiefel sitzen an meinen Beinen wie festgewachsen.

Schmittie setzt sich neben mich und schaut hilflos zu, wie ich rüttle, ziehe, wütend werde. Der eine Reißverschluss geht ein paar Zentimeter auf, aber auf halbem Weg steckt er fest, mitten an der Wade, und ich kann ihn nur wieder hochziehen.

Ich gebe auf. Der Erotik-Schirm ist über alle Berge.

«Vielleicht musst du sie jetzt für immer anbehalten», sagt Schmittie.

«Dann könnte ich endlich lernen, auf diesen Absätzen zu laufen», antworte ich.

«War von Anfang an eine wacklige Angelegenheit, oder?»

Ich schaue ihn an. Er ist wirklich ein guter.

«Ja», sage ich, «das war wirklich eine wacklige Angelegenheit.» Ich stehe auf.

«Ich geh jetzt mal nach Hause.»

Er bringt mich zur Tür.

«Meld dich, wenn du einen Bolzenschneider brauchst.»

Ich winke ihm zum Abschied und fahre mit dem Fahrrad nach Hause. Dort, natürlich, lassen sich beide Reißverschlüsse problemlos öffnen.

Ich schicke Schmittie eine Nachricht, die aus einer Sonne, einer Regenwolke und einer tanzenden Frau besteht. Schmittie antwortet umgehend, mit einem Apfel und einem Daumen hoch.

Sina

«Total clever von dir», sagt Cleo anerkennend, als sie bei der Pausenaufsicht gemeinsam über den Schulhof schlendern. Sina zieht ihren Pulli aus und knotet ihn um die Hüfte.

«Was jetzt genau?», fragt sie.

«Dass du in die Unterrichtseinheit gestartet bist mit der eigenen Performance. Und das so lange durchziehst! Wir dachten wirklich alle, dass du zu müde zum Unterrichten bist.»

«Das war ich auch.»

Cleo hakt sich bei ihr unter.

«Ja, schon klar. Auf jeden Fall ein cooles Statement, und die Idee war mega. Total passend auch für die Kids.»

«Ich konnte nicht mehr», sagt Sina. Sie spürt Widerwillen.

«Kennst du den Bed-Rotting-Trend?»

«Nie gehört.»

«Bei TikTok geben sie sich gegenseitig Tipps, wie man den ganzen Tag im Bett bleiben kann.» Cleo lacht. «In drei Schritten stilvoll wegfaulen oder so ähnlich.»

Sina enthakt sich.

«Ich bin nicht stilvoll weggefault, sondern ganz jämmerlich vergammelt, über Jahre. Und niemand von euch hat's interessiert. Sogar jetzt glaubt ihr, ich folge irgendeinem beschissenen Trend. Matthias war die Sache so peinlich, dass er mich lieber unter Drogen gesetzt hätte, als zu überlegen, wo der Grund liegt. Frank hat nur interessiert, dass sich keine

Eltern beschweren. Du hast dich einfach gar nicht gekümmert. Und alle anderen haben sich lustig gemacht.»

Cleo ist so überrumpelt von ihrer Wut, dass sie einen vorbeirennenden Achtklässler am Arm packt und auf der Stelle ausbremst, ihm «nicht so stürmisch, junger Mann» zuruft und ihn wieder freilässt. Er rennt davon, genauso schnell wie zuvor.

Mit dröhnenden Bässen fährt sie vom Lehrerparkplatz, durch die Stadt und biegt zu Hause in die Auffahrt ein. Schon beim Aussteigen hört sie Fannys Getöse, die den lauten Wagen offenbar für eine Bedrohung hält. Jetzt ist ohnehin nichts mehr zu retten, und so schließt sie die Tür mit einem Ruck auf, begrüßt unüberhörbar den Hund, der sofort in Freudengebell übergeht, und ruft lautstark durchs ganze Haus:

«Hallo! Ich bin zu Hause!»

Kurz ist es still, dann brüllt Ben von nebenan: «Hallo!» zurück, und Ida kommt die Treppe hinuntergepoltert.

«Mama! Darf ich Musik hören?»

«Klar!», sagt sie, und schon rennt Ida zurück nach oben und dreht etwas Grooviges auf.

Sina setzt sich in die Küche und schenkt sich ein Glas Wasser ein. Es dauert nicht lange, bis Matthias erscheint. Er trägt T-Shirt und Boxershorts. Über seine Wange verläuft der Abdruck seines Kopfkissens. Es sieht aus wie ein Schmiss.

«Sina», sagt er seufzend, «musste das wirklich sein?»

Sie betrachtet ihn. Matthias ist alt geworden. In dem gestählten, sportlichen Körper wohnt eine verbrauchte Seele.

«Ja, das musste sein», sagt sie und trinkt ihr Wasser aus.

Janis

Ich habe den Flur aufgeräumt, Wäsche sortiert und gewaschen, mir von Frau Decker einen zusätzlichen Ständer geliehen und die Wäsche zum Trocknen in den Hof gestellt. Dort flattern meine Klamotten jetzt in der Sonne und sehen aus wie aus einer Weichspüler-Werbung. Das war ein halber Vormittag Arbeit, und jetzt ist mein Flur riesengroß. Ich könnte hier eine Party feiern oder zumindest den Gang durchschreiten ohne Slalom. Tanzen könnte ich, teile ich Frau Decker mit. Oder Besuch empfangen, sagt sie und schaut mich vielsagend an.

Schön ist auch, dass meine Klamotten wieder frisch sind. Es ist, als hätte ich einen ganz neuen Kleiderschrank bekommen. Vielleicht ziehe ich mal das Kleid an, das seit vorletztem Sommer im Flur gelegen hat. Vielleicht trage ich dazu Sandalen. Vielleicht gehe ich baden und anschließend Eis essen. Wenn ich mich traue, frage ich Schmittie, ob er mitkommt. Ich schicke ihm schon mal eine Palme, als Vorboten.

Ich drehe mich vorm Spiegel in meinem Blumenkleid und finde es gar nicht schlecht. Flammendes Orange mit großem buntem Aufdruck. So etwas habe ich seit Jahren nicht getragen. Mit diesem Kleid kann man noch viel mehr als Eis essen gehen, denke ich. Man kann damit Bäume ausreißen oder pflanzen, je nachdem, wonach einem ist.

Mein Handy vibriert.

Vielleicht mach ich's doch, steht da.

Es ist Sina. Ich hatte vergessen, dass sie meine Nummer

hat. Sie macht weiter in unserer Unterhaltung, als hätten wir gestern gesprochen.

Ich glaube, ich will es zurück, fügt sie hinzu.

Wovon spricht sie?

Aber es ist wahrscheinlich schon zu spät.

Morgen ist doch letzter Schultag.

Mein Freund aus Ulm fliegt morgen schon los.

Natürlich. Es geht um das Bild, das sie aus Ulm abholen sollte.

Ich schaue mir an, wo das genau liegt. Die Fahrt würde über sieben Stunden dauern.

Wenn wir jetzt losfahren, sind wir am frühen Abend da, schreibe ich.

Drei Sekunden später klingelt das Telefon.

«Wirklich? Würdest du mitkommen?» Sina klingt atemlos.

«Habe ich doch versprochen.»

«Die Nacht durch?»

«Die Nacht durch.»

Sina steht schon bereit, mit einem kleinen Lieferwagen. Sie ist so aufgeregt, dass sie mir entgegenspringt. Ich denke, dass sie mich umarmen will, und drücke sie, aber sie hat einfach nur Energie-Überschuss und entzieht sich sofort wieder. Es ist mir peinlich. Sina stört es gar nicht, sie wendet den Sprinter, ein paarmal kommen Laternenpfähle und parkende Autos gefährlich nahe, und sie redet dabei ununterbrochen, über den Wagen, den sie sich noch von einem Kollegen leihen musste, über das Bild, so groß, dass es in kein normales Auto passt, über die Route nach Ulm, wie gut der Kaffee an Raststätten ist, wie schlecht der Zustand der A7, Baustellen,

Stau, sie wandert in Worten schon einmal die ganze Route ab, bevor wir die Stadt überhaupt verlassen haben, und ich hoffe sehr, dass das nicht sieben Stunden so weitergeht.

Sina hält an, sie lässt eine Gruppe Jugendlicher durch, die die Straße überqueren. Sie lehnt sich nach vorne, um ihnen durch die Windschutzscheibe besser nachsehen zu können. «Freunde meines Sohnes», sagt sie und zählt die Namen auf, währenddessen manövriert sie uns durch die Straßen, improvisiert mal hier an einer Ampel, mal da und erzählt von ihrem Sohn, der Fußball spielt, und ihrer Tochter, die jetzt Kindertheater macht und bald Premiere hat.

«Sie spielt einen Baum, aber wirklich, sie ist ein Naturtalent.»

Ich denke an Baumkronen und wie sie sich berühren, und ich rücke mein Kleid zurecht, ich verteile die bunten Blumen auf meinen Oberschenkeln, und dann entscheide ich, dass es Zeit ist für geradeheraus und mittenrein.

«Ida», sage ich, «die kenne ich».

Jetzt bremst Sina scharf.

Ich erzähle, wie Ida und ich uns zufällig im Park begegnet sind und zusammen Luftkonzerte gegeben haben.

«Wie, und dann bist du wieder hingegangen und hast dich mit ihr getroffen?» Sina ignoriert das Hupen. Sie ist mindestens so ungehalten wie die Autofahrer hinter uns.

«Ich habe ihr einfach Gesellschaft geleistet», sage ich vorsichtig. «Hat sie nichts erzählt?»

Sina fährt wieder los, mit einem Ruck. Ich kontrolliere unauffällig, ob mein Gurt richtig sitzt, und wieder hoffe ich, dass das nicht sieben Stunden lang so weitergeht.

«Doch», sagt sie dann, «aber ich wusste natürlich nicht, dass du es bist.» Sina blickt angestrengt auf die Straße.

«Diese ganze Joggerei. Das ist doch kein Sport für eine Neunjährige.»

Sie hält jetzt an einer Bushaltestelle, und kurz denke ich, dass sie mich aus dem Wagen werfen will, aber sie lässt nur den Drängler hinter ihr vorbei. «Insofern muss ich mich wohl bei dir bedanken. Diese Luftkonzerte haben ihr jedenfalls richtig Spaß gemacht».

«Wir haben krass geheadbangt, das gilt auch als Sport», sage ich. Sina gibt wieder Gas, ich halte mich lieber am Haltegriff fest. Sie setzt den Blinker, biegt ab. Jetzt, endlich, Autobahn.

«Zeig mal dein Luftkonzert», sagt sie, und ich komme mir komisch vor, ohne Dirigentin Ida, im Auto, unter Erwachsenen, aber dann mache ich es einfach, ich gebe ein kleines Medley aus Blockflöte und Luftgitarre und Klarinette als Zugabe, hat es sich doch gelohnt, das Üben, und Sina klopft mit den Händen auf dem Lenkrad einen Takt, der dazu passt. Wir fahren durch bebautes Gebiet, Lärmschutzwälle links und rechts. Die Fahrbahn hat Rillen, alle anderthalb Sekunden rumpelt das Auto darüber und gibt Laut. Es klingt wie ein Herzschlag.

Hinter Paderborn halten wir das erste Mal an. Im Auto ist es inzwischen unerträglich heiß, mit der Klimaanlage stimmt etwas nicht, sie wirbelt nur heiße Luft durchs Auto. Sina holt Kaffee und Eis, und ich schicke Schmittie ein Bilderrätsel: zwei Personen mit Hasenohren, eine Sonne, ein Wirbel, ein Pokal.

Er antwortet in Wort, nicht in Bild:

Toll, dass ihr unterwegs seid. Viel Spaß Euch beiden, holt Euch das Ding!

Ich nicke anerkennend. Wir werden immer besser.

Sina stellt mir einen Cappuccino aufs Dach und wickelt ihr Eis aus dem Papier, Haselnuss mit Schokolade unten im Hörnchen. Sie beißt hinein, als wäre es ein Grundnahrungsmittel.

«Soll ich jetzt ein Stück fahren?», frage ich.

Sie schüttelt den Kopf.

«Ich groove mich gerade ein.»

Wir fahren weiter, und ich erzähle Sina von Schmittie und dem Date mit dem Stiefel-Desaster. Kurz klammere ich mich wieder an den Haltegriff, weil Sina so derbe lacht, dass wir nicht ganz die Spur halten.

Aber je länger wir unterwegs sind, desto ruhiger wird sie. Wir schweigen eine Weile, auf gute Art. Ich sehe der Landschaft beim Vorbeiziehen zu. Auf einer Autobahnbrücke stehen Jungs mit ihren Fahrrädern. Sie rotzen runter und versuchen, die Windschutzscheiben der Autos zu treffen. Wir sind schneller und bleiben sauber.

Kurz vor Fulda stockt der Verkehr, dann stehen wir. Kein Unfall, keine Baustelle in Sicht, einfach eine lange Schlange von Fahrzeugen, die nicht in der Lage waren, zum richtigen Zeitpunkt zu bremsen. Im Stehen heizt der Wagen sich noch mehr auf. Ich versuche, mich nicht am Polster anzulehnen. Sina probiert an den Einstellungen der Klimaanlage herum, aber es passiert nichts. An der Anschlussstelle Hünfeld wird mein luftiges Sommerkleid zur Heizdecke. Ich würde ein Königreich geben für eine kalte Dusche.

«Da ist ein Baggersee», sagt Sina und zeigt auf ein Schild am Straßenrand, «wollen wir?»

Der See ist knallvoll mit badenden Kindern, ambitionierten Schwimmern, Plastiktieren, Strandbällen, herumstehenden Bäuchen mit Männern dran, Hunden, die nach Bällen jagen, Menschen, die nach Kindern rufen, und mittendrin stehen Sina und ich in Unterwäsche und trauen uns nicht weiter vor. Ich versuche, auszublenden, wie viele Kinder, Hunde, und, seien wir ehrlich, Erwachsene in den See gemacht haben, er ist lauwarm und hat eine gelbgrüne Farbe. Das Auto mit seinen heißen Sitzpolstern kommt mir gar nicht mehr so schlimm vor.

Ein paar Meter von uns entfernt spielen drei Kinder mit einem kleinen Schlauchboot. Das Boot ist ihre Festung, sie klettern rauf und schubsen sich gegenseitig wieder hinunter. Ein Mädchen mit zwei tropfenden Zöpfen hat den beiden Jungs den Krieg erklärt. Sie trägt einen blauen Badeanzug, der an den Hüften angedeutete rosa Rüschen hat. Das Mädchen stemmt die Hände in die Seite und erklärt das Boot zu ihrem Reich. Die anderen beiden rütteln daran, bis sie herunterfällt. Sie schwimmt so nah an mir vorbei, dass ich die wasserfeste Sonnenmilch riechen kann.

Sina kriegt einen Ball ab, der sich vom Beachvolleyballplatz im See verirrt hat. Er trifft sie mit Schmackes an der Schulter, platscht neben uns auf die Wasseroberfläche und macht uns beide nass. Sina flucht, nimmt den Ball und wirft ihn mit Kraft zurück. Die Volleyballjungs bedanken sich höflich, aber Sina wendet sich sofort wieder ab. Tropfen auf ihrer Haut fangen das Sonnenlicht ein und liegen wie glitzernde Perlen zwischen goldblondem Haar und Hauterhebungen. Sie hat Gänsehaut am Oberarm. Kleine Muskelgruppen, die sich zusammenziehen.

Sie wischt die Tropfen weg, schöpft ein wenig Wasser und schüttet es über Arme, Schultern, den Oberkörper. Dann sackt sie vorsichtig in die Knie und schwimmt mit hoch erhobenem Haupt, damit das Gesicht nicht nass wird, ein paar Züge. Ich folge ihr, und wir manövrieren uns ein paar Meter durch spielende Kinder, feixende Jugendliche und alte Damen mit Badekappen. Sehr bald reicht es uns mit der Erfrischung.

Wir trocknen uns ab mit einer muffigen Umzugsdecke, die hinten im Auto lag.

«Frisch, frisch, frisch», sage ich, nur um etwas zu sagen, und Sina lacht, «superfrisch», aber es stimmt, die Hitze im Auto ist jetzt besser auszuhalten. Der Stau hat sich inzwischen aufgelöst, die Sonne steht tief und legt sich golden auf die Felder. Ein paar Rehe stehen herum, sie blicken nicht auf. Wieder biete ich an, mich ans Steuer zu setzen, aber Sina schüttelt den Kopf.

«Muss ich selber machen», sagt sie. Ich öffne das Fenster und lege die Füße hoch. Die großen Zehen halte ich so weit hinaus, dass sie ein wenig Fahrtwind abkriegen.

Je näher wir unserem Ziel kommen, desto schweigsamer wird Sina. Sie klammert sich ans Lenkrad, blickt starr auf die Straße und sitzt so aufrecht, als hätte man sie mit dem Lineal gerade gezogen. Mit jedem Kilometer wirkt sie angespannter. Ich will sie aufmuntern, aber der Raum im Auto ist inzwischen zu klein für Belanglosigkeiten.

«Wie lange habt ihr euch nicht gesehen?», frage ich.

Sie antwortet nicht sofort.

«Bestimmt siebzehn Jahre. Wir haben irgendwie aufgehört, Freunde zu sein, als wir uns alle gesettelt haben. Referendariat, Hochzeit, Kinder. Bei Flo blieb alles, wie es war, und das passte nicht mehr. Er ist einfach auf der Strecke geblieben.»

Ich muss an Jens denken und an Maya und Lenny und an

die Strecke, auf der ich geblieben bin. Ich habe mir gar keine Mühe gegeben, wieder aufzustehen und weiterzugehen.

«Ich hab Angst, dass ich ihn nicht wiedererkenne», sagt sie. Die tief stehende Sonne verfängt sich in ihren kurzen getrockneten Haaren. «Dass nichts mehr da ist von dem Flo, den ich mal kannte.» Ihre Fingerknöchel sind weiß, so fest umklammert sie das Lenkrad. «Das bedeutet dann doch auch, dass von der Sina von damals nichts mehr da ist, oder?»

«Solange du dir Sorgen um die Sina von damals machst, ist sie noch da, denke ich».

Ich hoffe, das stimmt. Nicht nur für Sina.

Morgen, nehme ich mir vor, melde ich mich bei Jens.

«Ich besuche morgen mein Patenkind», sage ich, damit es wahr wird. Im Auto ist es dunkel, aber ich spüre ihren Blick auf mir.

«Guck mal lieber auf die Straße», sage ich.

«Soll ich dich morgen daran erinnern?», fragt Sina.

Ich grinse im Dunkeln, aber sie sieht es trotzdem.

«Das wäre schön, aber jetzt bringen wir erst mal dich auf den Weg.»

Sina hält an.

«Jetzt nicht mehr», sagt sie, «wir sind da.»

Sina

Sie hat sich in den vergangenen Stunden alles genau ausgemalt. Während sie am Badesee im Wasser standen, während sie Meter für Meter ihrem Ziel entgegenfuhren, schwiegen oder Gespräche führten, lief dieser Film immer mit.

Wie sie ankommen. Wie Flo in der Tür stehen würde, die Jahre hätten ihm nicht geschadet, ein paar Falten im Gesicht, das dunkle Haar angegraut vielleicht, aber immer noch wache Augen unter buschigen Brauen, die verkrusteten, verschwielten Hände mit den glatten Fingerkuppen, zerschlissenes T-Shirt, Kippe. Seine Werkstatt wäre ein altes Fabrikgebäude aus rotem Backstein, hohe Räume, gehalten von Stahlträgern. Sina würde aussteigen und sofort wieder ihre Macht von damals spüren. Den federnden Tritt, die brodelnde Energie. Den steten Austausch von Gedanken und Gefühlen und gelegentlich auch Körperflüssigkeiten.

Es wäre alles wieder da.

Aber da setzt ihre Unruhe ein. Sie weiß nicht, wie aus diesem Film Realität werden soll. Er spielt sich ausschließlich in ihrem Kopf ab.

Dass sie diese Reise machen, ist verrückt. Sie muss morgen früh um zehn vor acht in der Schule sein und befindet sich jetzt, kurz nach Sonnenuntergang, fast 700 Kilometer von zu Hause entfernt. Sie hätte das Bild längst abholen können. In aller Ruhe, an einem Wochenende oder in den Osterferien. Es ist ewig her, dass Flo sie kontaktiert hat. Sie hat die Zeit einfach verstreichen lassen. Vor vier Tagen dann noch eine

Nachricht, *Es sind nur noch ein paar Tage bis* NY, schrieb er, *was soll ich mit dem Bild machen?* Typisch für Flo, dass er nicht lockerlässt. Sie hat trotzdem abgewartet. Bis zum allerletzten Moment.

Und jetzt sitzen sie hier im Auto und parken vor einem Fabrikgebäude, das nichts gemein hat mit dem, was sie sich ausgemalt hat. Es sieht nach einer zugigen Halle aus, die sich nur jemand antut, der sich nichts anderes leisten kann.

Flo steht auch nicht in der Tür, als ob er seit sieben Stunden auf sie gewartet hat, sondern kniet in einer staubigen Ecke und kehrt etwas zusammen, das nach Mäusekot aussieht.

«Hi», sagt Sina zu dem hockenden Rücken, immerhin, das zerschlissene T-Shirt stimmt und die durchgegrauten dunklen Haare auch. Sie sind fettig, auch das ist vertraut. Er dreht sich um und stößt ein etwas zu hohes «Heeeey» aus, um die Besonderheit der Begegnung hervorzuheben. Da stehen sie einander gegenüber und sehen sich an, und Sina nimmt in sich auf, was sich verändert hat, jede Abweichung von dem Endzwanziger, der ihr zuletzt begegnet ist. Tiefe Linien, wenn er lacht. Auch auf der Stirn. Tränensäcke, wie bei einem alten Mann. Eine Brille, randloses Gestell. Weniger Gewicht, fast ausgemergelt. Trotzdem ist diese gealterte Version ihr nicht fremd. Es ist Flo, immer noch. Aber was sie sagen soll, um diese siebzehn Jahre zu überbrücken, das weiß sie nicht, und Flo ist offenbar genauso ratlos, denn auch er steht herum und druckst.

Janis ist es, die die Stille durchbricht. Die Flo drückt, einfach so, einen wildfremden Menschen, und sich vorstellt als der fahrende Beistand. Flo kichert, und Sina auch, irgendwo muss sie ja hin mit den ganzen Nerven, und dann sagt Flo,

«Ach, komm her, wir alten Säcke», und schließt Sina in die Arme, und sie riecht sofort, dass es Flo ist, es ist sein ureigener Körpergeruch, der ihr wirklich gefehlt hat.

«Willst du es sehen?», fragt er, «oder erst Kaffee?»

Er wartet ihre Antwort nicht ab, sondern stellt ein kleines Espressokännchen auf eine Heizplatte. Zaubert drei ziemlich verfärbte Tassen aus einer Kiste hervor, gießt Milch aus einem herumstehenden Tetra-Pak hinein, nachdem er kurz daran geschnuppert hat, und kippt Zucker dazu. Er weiß noch, wie sie ihren Kaffee trinkt. Vergeblich sucht er nach Löffeln, findet einen sauberen Pinsel und rührt den Kaffee damit um.

Sie sprechen über das Wetter, die Fahrt, die Ferien. Es ist Sina so fremd, mit Flo Small Talk zu betreiben, dass sie ihn heimlich beobachtet, wie er auf dem Boden sitzt, die Beine unter dem Körper wie ein Kind, in dieser halb leeren Halle, und jede Geste, jeder Blick, jede Haltung, die er einnimmt, verbindet sich in ihrem Kopf mit denen von früher. Ihr Bild von Flo setzt sich neu zusammen, aktualisiert sich, bis dieser neue Flo einigermaßen deckungsgleich ist mit dem alten.

«Und ihr wart zusammen in New York?», fragt Janis, und Sina und Flo überbieten sich gegenseitig mit Anekdoten, wollen jeweils die Ersten sein, die Janis von dem Club in Greenwich erzählen, von der Musikerin aus der Schweiz, die auf Dachterrassen auftrat, dem chilenischen Studenten, der ausschließlich Rot trug, oder dem Superhero Supply Store, in dem man Superkräfte kaufen konnte, Inspiration in Tüten für sieben Dollar oder Büchsen mit Mut, billiger im Doppelpack.

Janis sagt gar nicht viel dazu, sie wirft nur genau im richtigen Moment ein «Ach!» oder «Wirklich?» in den Raum, kleine Fragewörter, die dazu dienen, dass Sina und Flo ihre gemeinsame Vergangenheit hervorholen und anprobieren wie vergessene Schätze aus dem Kleiderschrank, die man lange nicht getragen hat.

Am Ende ist Sina ihre Zeit in New York so gegenwärtig, dass es ihr fast vorkommt, als flöge sie noch diese Woche dorthin, um ein neues Leben zu beginnen.

«Ich beneide dich», gesteht sie, und Flo lehnt seine Schulter kurz an ihre.

«Ich weiß», sagt er, «besuch mich doch einfach», und Sina lacht und sagt, «ja, sicher», aber so unvorstellbar, wie der Vorschlag noch vor einer Dreiviertelstunde gewesen wäre, ist es jetzt nicht mehr.

«Wo ist es?», fragt Sina.

Flo deutet auf eine Ecke in der leeren Halle. Eine große Leinwand lehnt an der Mauer, mit Tuch verhüllt. Das Bild ist fast zwei Meter hoch.

«Nimm dir Zeit», sagt Flo, «ich räum noch ein wenig.»

Flo weiß, dass dies nicht der Moment für Anekdoten ist. Sie muss ihm nicht sagen, dass sie das Bild ohne ihn anschauen will, ohne den Ballast der gemeinsamen Geschichte. Er geht in den Nebenraum, der vollgestapelt ist mit Kisten.

«Soll ich auch ... kurz vor die Tür?», fragt Janis.

Sina hebt die Augenbrauen.

«Nein! Nein, wirklich nicht. Flo ist nur – zu involviert. Ich habe beim Malen quasi bei ihm auf dem Schoß gesessen.»

«Das stimmt so nicht!», klingt es aus dem Nebenraum. Sina lacht.

«Seine Werkstatt damals war einfach sehr klein», sagt sie.

Die Leinwand ist eingepackt in ein Tuch aus dickem Stoff und zugeknotet mit einem Seil. Sie zieht vorsichtig daran.

«Nimmst du die andere Seite?» Janis knotet auf ihrer Seite das Seil auf, und dann ziehen sie zusammen das Tuch herunter.

Sina geht ein paar Schritte zurück. Sie traut sich kaum, hinzusehen.

«Krass», entfährt es Janis neben ihr.

Jetzt schaut Sina hin. Wie zuvor Flo ist auch das Bild vertraut und fremd zugleich. Die Farben haben nichts an Brillanz verloren, sie glänzen sogar, als wäre das Bild soeben erst fertig geworden. Sie kennt noch immer jeden Pinselstrich. Bei diesem Gemälde hatte sie sich für Öl entschieden, wohl wissend, dass Acryl ihrer Arbeitsweise eigentlich mehr entsprach: schneller, leichter zu handhaben, eben eher etwas für Ungeduldige. Ölmalerei war aufwendig, ständig musste man Pinsel säubern und Lappen waschen, es dauerte lange, bis die Leinwand trocken war. Aber das Satte, Weiche, das die Ölfarben mit sich brachten, hat Sina interessiert. Wie lange würde es dauern, Ecken und Kanten zum Vorschein zu bringen? Wäre sie überhaupt in der Lage dazu?

Sie erinnert sich, wie provoziert sie sich gefühlt hat von den samtigen Farben, die jeden ihrer Pinselstriche gelassen aushielten. Es musste diesen Punkt geben, an dem das Satte und Weiche zurückbrüllte.

Woche für Woche, Tag für Tag, Nacht für Nacht hat sie Farbe aufgetragen und die Leinwand malträtiert, immer aufs Neue, bis zur totalen Erschöpfung. Bis sie sich eingestehen musste, an dem Bild gescheitert zu sein. Nach der Ausstellung an der Uni hatte sie es zwischengelagert und aus ihrem Leben gestrichen. Aber Flo hatte es für sie abgeholt und aufbewahrt, bis sie bereit dafür war.

Bis jetzt.

«Das sieht aus wie eine Art Urknall oder so», sagt Janis.

«Für mich war es immer eher das Gegenteil davon», antwortet Sina. Keine Explosion ins Unendliche, sondern eine Implosion, eine innere Verdichtung.

Das Bild zeigt einen unendlichen Raum, bestehend aus vielen hellen Punkten, schwebende Teilchen aus purem Licht. Die Partikel folgen einer unsichtbaren Ordnung. Sie werden hineingezogen in die Mitte des Bildes, den dunklen Kern, den Sina das «schwarze Loch» genannt hatte. Ein absolutes Nichts, in dem so viel Druck herrscht, dass sich alles zusammenzieht. Außen und Innen schrumpfen zusammen. Sie hatte es immer als gefährlich empfunden, diese Stelle lange anzusehen. Jetzt starrt sie darauf und spürt wieder, wie es an ihr zieht. Nach ihrer Rückkehr aus New York konnte sie es nicht ansehen, ohne daran erinnert zu werden, dass sie selbst in sich zusammenfiel wie ein sterbender Stern. Deshalb hat sie es nie abgeholt. Sie hat sich vor dem Bild gefürchtet.

Jetzt, so viele Jahre später, ist offensichtlich, wie sehr sie danebengelegen hat. Das Bild zeigt nicht, wie sie implodiert. Es zeigt, wie unendlich groß die Kraft war, die sie hätte freisetzen können, wenn sie sich getraut hätte. Wenn sie erkannt hätte, dass sie an einem Urknall arbeitete und nicht an einem sterbenden Stern.

«Hey», sagt Janis leise neben ihr, «soll ich dich mal in den Arm nehmen?», und Sina merkt erst jetzt, wie ihr die Tränen über die Wangen laufen. «Tut auch nicht weh», verkündet Janis trocken und zieht sie an sich, und Sina lässt es zu, legt ihren Kopf auf Janis' Schulter und schluchzt in ihr Blumenkleid. So stehen sie lange, und Janis legt wieder die Hand auf ihren Rücken und lässt sie kreisen, eine warme, feste Bewegung, die alle Erschütterungen wegstreicht und noch nicht aufhört, als längst keine Schluchzer mehr hochkommen.

Sie packen das Bild wieder in den dicken Stoff und schnüren es mit dem Seil ein. Es passt gerade so in den Lieferwagen. Zum Abschied umarmt sie Flo.

«Mach das mal gut da drüben», sagt sie zu ihm, und dann nennt sie ihn Mister Artist in Residence, gibt ihm noch drei andere Namen, die ihr gerade einfallen, wünscht sich eine Postkarte vom höchsten und vom niedrigsten Punkt der Stadt, dann drückt sie ihn zur Sicherheit noch einmal, und er grinst etwas verlegen und sieht auf einmal wirklich wieder wie der Flo von früher aus.

Janis umarmt Flo auch, kurz und herzlich, und es wirkt gar nicht mehr deplatziert. «Jetzt lässt du *mich* aber fahren», sagt sie zu ihr, und sie händigt ihr widerspruchslos die Schlüssel aus.

Als sie auf dem Beifahrersitz Platz nimmt und den Sicherheitsgurt anlegt, merkt sie, wie erschöpft sie ist. Es ist schon fast Mitternacht. Wenn sie gut durchkommen, ist sie rechtzeitig zu Hause, um ihre Familie zu wecken, noch kurz einen Kaffee zu trinken und sich dann in die Schule aufzumachen. Zum letzten Mal vor den Sommerferien. Sie blickt nach draußen, in die vorbeiziehende Nacht. Dunkle Felder und Dörfer, Häuser, in denen vereinzelte Lichter brennen. Hinter jedem Fenster ein Mensch, ein Paar, eine Familie, ein Lebensweg. Zum letzten Mal, denkt sie. Zum letzten Mal.

Janis

Die Autobahn ist vollkommen leer. Wir rasen, ich fahre viel zu schnell, aber langsamer kann ich nicht. Ich bin weggeblasen von dem Bild, das hinten im Wagen ist. Keine Ahnung, wieso, ich habe mit abstrakter Kunst nichts am Hut. Aber die ganze Mühe, die in diesen hellen Punkten steckt, die kann ich sehen, und sie macht mich fertig. So sauber nebeneinandergesetzt, mit Liebe, Wut, Verzweiflung, es braucht auf jeden Fall etwas Intensives dafür. Jetzt fügen die Punkte sich in meinem Kopf zusammen, sie werden zu Linien, zu Leitlinien, wie die Fahrbahnmarkierung vor mir, die immer schneller unter mir wegschießt, je mehr Gas ich gebe. Aber ich halte Spur.

«Das Bild! Es ist echt, echt, echt ...», fange ich an, Sina muss das ja erfahren, aber ich habe keine Worte dafür, und so sage ich lahm «super», und Sina lächelt höflich und sagt «vielen Dank».

Nein, nein, nein, darüber sind wir hinaus, das können wir besser. Ich nehme die Hand von der Schaltung und kneife Sina in die Schulter, auf liebe Art. «So etwas habe ich noch nie gesehen», sage ich, und dass ihr Bild bei mir etwas ausgelöst hat, das mir wichtig vorkommt.

«Was denn?», fragt sie, aber ich kann nur mit den Schultern zucken. Ich weiß nicht, wie man über Kunst redet. Natürlich habe ich schon abstrakte Gemälde gesehen. *Das ist gut für dich,* hat meine Mutter gesagt und mich an Tagen, an denen es umsonst war, mit ins Museum geschleppt, aber es hatte sich für uns beide ein bisschen angefühlt wie Vitamine schlucken, und genau so liefen wir meist in diesen Ausstellungen herum, wie zwei alte Damen auf dem Weg zum Doktor.

Sina muss lachen.

«Und, hat es geholfen?»

«Der Gang ins Museum? Na ja. Gestorben ist sie trotzdem», sage ich.

Sina legt kurz ihre Hand auf meinen Arm.

«Tut mir leid.»

Wenn ich die Augen ein wenig zusammenkneife, wird aus der Strichellinie auf der Fahrbahn eine durchgezogene. Überholen verboten.

«Flo ist ein guter Typ», sage ich, um etwas zu sagen.

Sina blinzelt mindestens vier Mal, bevor sie antwortet. Ich muss mir abgewöhnen, Lidschläge zu zählen.

«Stimmt», sagt sie.

Ich halte an, um zu tanken, und kaufe ein paar Überlebensmittel für die Nacht. Nüsse, Schokolade, Energydrinks, Zigaretten. Sina ist im Auto sitzen geblieben. Im bleichen Licht der Tankstelle sehe ich nur ihr Gesicht hinter der Scheibe, der Innenraum des Wagens bleibt dunkel.

Sobald ich wieder am Steuer sitze, hat sich das Bild umgekehrt: ihr Gesicht im Dunkeln, dahinter die hell strahlende Tankstelle. Ich sehe trotzdem, dass sie lächelt, als ich ihr ein paar Snacks in den Schoß lege. Sie reißt sofort die Nicnacs auf.

Wir fahren los, und Sina holt immer zwei Nüsse heraus, legt mir eine in die Hand und steckt sich selbst eine in den Mund. Wir knacken sie im Gleichklang. Die Straße liegt vor uns, dunkel und leer, und wir sind die Einzigen, die sich fortbewegen.

«Willst du sehen, was ich kann?»

Sina wirft sich eine Nuss in den Mund, und es ist buchstäblich ein Stunt, die Nuss beschreibt einen perfekten Bogen und landet auf ihrer Zunge. Es erinnert mich an Ida, die fließende Bewegung, die Genauigkeit. Was ist es mit dieser Familie, in so seltsamen Dingen so gut zu sein?

«Hast du ein Nusswerf-Diplom oder was?»

«Ich kann das auch mit Zigaretten», sagt Sina und wühlt nach den Kippen, um es mir zu zeigen.

Sie friemelt eine aus der Schachtel und wirft sie in die Höhe, muss dann aber den Kopf so weit vorstrecken, dass sie sich voll in den Gurt hängt. Natürlich landet die Kippe im Fußraum. Sina versucht es noch einmal, ich will es unbedingt sehen und blicke hin und her zwischen Straße und Sina. Sie wirft, taucht und schnappt – die Kippe klemmt zwischen ihren Lippen.

«Irre», sage ich, und Sina macht eine Siegerinnen-Pose.

Wir passieren wieder das Baggersee-Schild.

«Zigarettenpause?», frage ich.

Nachts ist der See nicht wiederzuerkennen. Er ist wunderschön. Dunkles, flüssiges Silber, darüber ein Himmel mit dramatischen Wolken, die vom Mond angestrahlt werden. Wir sitzen im Sand, der immer noch ein wenig warm ist, und rauchen. Der Mond kommt hinter einer Wolke hervor, er ist gelb und klar und unfassbar kitschig.

«Wenn das ein Film wäre, hätten wir jetzt Wodka», sagt Sina.

«Dann würde aber auch eine von uns beiden gleich an einem Hirntumor sterben.»

Ich stelle die Szene aus *Knockin' on heaven's door* nach und falle theatralisch in den Sand wie Til Schweiger.

«Es ist erst kitschig, wenn wir schwimmen gehen», sagt Sina und zieht schon ihr Shirt aus. Das Wasser ist viel frischer als am Nachmittag. Im Dunkeln wird der See wieder zum Teil der Natur, ich rieche die Pflanzen, spüre weghuschende Fische. Kopfüber lasse ich mich hineinfallen, schwimme ein paar Züge, tauche ab. Komme prustend wieder hoch, reiße die Augen auf und würde mich am liebsten schütteln wie ein Hund. Nicht um Tropfen loszuwerden, sondern um kleine helle Partikel in die Dunkelheit zu werfen.

«Guck mal», sagt Sina und taucht ab. Erst kommt ein Bein aus dem Wasser, dann das zweite, dann steht Sina offenbar stramm im Handstand auf dem Boden des Sees. Ein bisschen wackeln die Beine, dann rollt sie sich ein und kommt prustend hoch. Ich klatsche anerkennend.

«Jetzt du!» Ich versuche es, aber ich kann an Land keinen Handstand, warum sollte ich im Wasser einen können? Ich weiß gar nicht, wie ich unter Wasser den Boden finden soll, und als ich ihn habe, ein lehmiger Matsch, ist meine Luft am Ende. Ich komme hoch, mit Wasser in den Ohren, in der Nase, in der Kehle.

«Versuch noch mal», sagt Sina.

Ich tauche ab, grabe meine Finger in den Matsch, aber schaffe es einfach nicht in den Stand. Schon wieder Wasser in der Nase. Der See schmeckt nach Algen und Gammel. Ich möchte aufgeben, aber davon will Sina nichts wissen.

Ich versuche es wieder, und diesmal finde ich schneller einen Stand. Werfe erst das eine, dann das andere Bein nach oben, und da spüre ich einen festen Griff: Sina nimmt meine rudernden Beine, eines in jeder Hand, bringt sie zusammen und zieht sie gerade, sodass ich sie nach oben strecken kann. Formvollendet mache ich einen schlanken Fuß, Zehenspitzen gekrümmt, eine umgekehrte Ballerina.

Da stehe ich, kopfüber im See. So stabil wie lange nicht.

Das letzte Stück kommt mir gar nicht mehr lang vor. Nach dem See habe ich mich wieder ans Steuer gesetzt. Ich möchte Sina nach Hause bringen, den ganzen Weg. Sie hat nicht protestiert.

Sie legt die Füße aufs Dashboard und kuschelt sich ein wenig in den Sitz. Blinzelt, langsam. Ich summe leise *Lullaby* von The Cure. Die Intervalle zwischen den Lidschlägen werden größer, ihr Kopf neigt sich zur Seite, lehnt sich an die Fensterscheibe, und dann atmet sie tief und gleichmäßig. Sie schläft.

Um kurz vor fünf bekommt Sinas Haar einen leuchtend roten Kranz. Noch ist die Sonne nicht da, aber sie schickt einen Vorboten, erstes Licht, das den Himmel spektakulär einfärbt. Sinas Kopf steht in Flammen. Sie sieht aus wie eine Königin. Ich setze mich gerade hin. Jetzt, wo die Nacht fast vorbei ist und wir nur noch ein paar Kilometer entfernt sind, spüre ich, wie müde ich bin.

Am Horizont, auf Sinas Seite, taucht aus dem Streifen Licht ein feuerroter Ball auf. Instinktiv greife ich nach Sinas Schulter und rüttle daran. Sie setzt sich auf, ganz zerknittert, und hat mit einer Königin nicht mehr viel gemein.

«Schnell, guck mal!», rufe ich, und Sina blickt alarmiert um sich. Sie kapiert nicht, dass wir gerade Zeuginnen davon werden, wie ein neuer Tag geboren wird.

«Ja, schön», sagt sie, als sie meine wilde Gestik endlich

richtig deutet. Dann sackt sie wieder weg und wird langsam wach.

«Wir sind ja gleich schon da.»

Ich nicke, setze den Blinker und nehme die Ausfahrt von der Autobahn. Nur das Klackern des Blinkers ist zu hören.

«Wann steht deine Familie auf?»

Sina holt ihr Handy hervor und blickt auf die Uhr.

«In einer Stunde.»

In Sinas Straße ist hier und da schon ein Fenster erleuchtet, ein Rollo bereits hochgezogen. Aber alles ist noch still. In einiger Entfernung sehe ich die beiden Birken, wiegend im Wind. Ich steuere sie an und parke vor der Tür. Dann ziehe ich den Schlüssel ab. Aber ich erhebe mich nicht, ich bleibe sitzen, obwohl mein ganzer Körper sich taub anfühlt von der langen Fahrt. Ich kann mich noch nicht bewegen. Wenn ich jetzt aussteige, geht etwas zu Ende. Ich weiß nicht genau, was es ist, aber noch möchte ich es festhalten. Auch Sina rührt sich nicht.

«Danke», sagt Sina, ohne mich anzusehen.

«Ich danke dir», sage ich.

Dann erscheint ein heller Fleck hinter der Eingangstür. Sina springt aus dem Wagen und sprintet die Auffahrt hinauf. Der Höllenhund hat wahrscheinlich das Potenzial, die gesamte Straße aufzuwecken, wenn er loslegt. Sina öffnet die Tür, und das Vieh verwandelt sich wieder in einen Goldballen, der gleichzeitig unausgeschlafen und euphorisch aussieht. Er legt sich auf den Rücken in die Auffahrt und wedelt mit dem ganzen Körper.

Ich öffne die Hecktüren des Wagens. Das Bild hat die Fahrt gut überstanden. Gemeinsam tragen wir es in den Flur und lehnen es erst einmal an die Wand. Es verdeckt ein paar kitschige Familienfotos, um die es nicht so schade ist.

«Willst du Kaffee?», flüstert Sina und schiebt mich ins Wohnzimmer. Ein riesiges, flauschiges Familiensofa steht hier. Der Anblick allein lässt meine Augen zufallen. Ich bücke mich und fasse es an, vielleicht ist es nicht echt, eine Fata Morgana, die mir vorgaukelt, was ich jetzt am besten gebrauchen kann. Aber ich habe Flausch unter den Fingern, es ist weich und warm und sieht sehr gemütlich aus.

«Leg dich doch ruhig hin, ich geh schnell welchen machen», sagt Sina und geht hinaus.

Ich setze mich und sacke gleich ein wenig ein. Wahnsinn. Wer sich hier hinlegt, steht nie wieder auf. Ich lasse mich nach hinten fallen, und dann trete ich mir nur noch die Schuhe von den Füßen, lege die Beine hoch und rolle mich zur Seite. Ich spüre, wie mir die Augen zufallen. Nur ganz kurz, denke ich.

Nur ganz kurz.

Sina

Im Garten haben sich Stare versammelt. Die Morgensonne bricht durch das Blätterwerk und wirft fleckige Schatten auf den Rasen. Noch ist es kühl, aber der Tag wird heiß.

Sie sitzt auf der Terrasse, Laptop auf dem Schoß, neben ihr, aufmerksam und wach, Fanny. Gemeinsam sehen sie den Staren zu, wie sie sich auf der Pappel niederlassen. Der schmale, biegsame Baum füllt sich, er scheint unendlich viele Vögel zu fassen. Sie nimmt einen Schluck von ihrem Kaffee.

Noch nie hat sie so viele Stare gesehen. Es müssen Hunderte sein. Auf ihrem Unterarm bildet sich Gänsehaut. Schwarze Tusche auf Papier, denkt sie. In ihren Fingern kribbelt es. Bald. Bald. Bald.

Sie liest noch einmal durch, was sie geschrieben hat. Dann gibt sie Franks Mailadresse in die Adresszeile ein. Betreff: *Nach den Ferien.* Zu lyrisch, entscheidet sie, und schreibt stattdessen: *Antrag auf Beurlaubung ohne Bezüge.* Sie klickt auf Senden, wartet auf den Whoosh-Sound und klappt den Laptop zu.

Weitere Stare landen im Garten und auf der Mauer, die das Grundstück abgrenzen. Sie sind jetzt so nah, dass Sina einzelne von ihnen gut sehen kann. Die Vögel sind schön, sie schimmern in Blau und Grün und haben helle Punkte im Federkleid. Sie stoßen kurze schnarrende Rufe aus. *Wir sind hier!*, rufen sie.

Die Gänsehaut auf ihrem Unterarm breitet sich aus.

Ich auch, denkt sie.

Sie nimmt einen letzten Schluck Kaffee und verschüttet etwas davon auf ihrem T-Shirt. Der Fleck sieht aus wie ein Schmetterling, oder wie das Innere eines Mundes, oder, Sina runzelt die Stirn, wie zwei über Kopf hängende Affen, die sich an den Händen halten. Sie geht rein und zieht ein frisches Shirt an. Eine Sommerbluse, etwas zu schick für den Anlass. Sie betrachtet sich im Spiegel. Sina Jott, müde und glanzlos. Das ist eindeutig sie. Sie lächelt und betrachtet die Falten, die sich dabei bilden. Müde, ja. Aber glanzlos: Nein.

Im Haus ist es noch still. Nur aus dem Bad hört sie die Dusche. Sie weckt Ben, stellt fest, dass Idas Bett schon leer ist, und deckt in der Küche den Tisch.

Vorsichtig lugt sie ins Wohnzimmer und sieht Ida, die regungslos vor dem Sofa steht.

«Pssst, Ida, komm!», flüstert sie. «Lass sie schlafen!»

Ihre Tochter kommt in die Küche, setzt sich und isst ihr Müsli.

«Warum ist sie hier?», fragt Ida.

«Sie brauchte ein Bett.»

«Ein Sofa ist doch kein Bett, sie kann in meinem Zimmer schlafen.»

Sina sieht sie überrascht an.

«Das ist ja nett von dir.»

Matthias kommt rein, frisch geduscht, und streicht im Vorbeigehen seiner Tochter über den Kopf. Er macht sich einen Espresso.

«Letzter Tag», sagt er.

«Letzter Tag», antwortet Sina.

«Fahren wir zusammen?», fragt er.

Sina stellt sich vor, wie sie gemeinsam die Räder aus dem

Schuppen holen, ihre Helme aufsetzen und die Warnwesten umhängen. Wie sie hinter Matthias herhechtet wie seine unsportlichste Schülerin, während er seinen kleinen harten Sportlehrerhintern in den Fahrradsattel presst und aus den Pedalen alles herausholt, was drin ist.

«Du kannst bei mir im Auto mitfahren», sagt sie.

Matthias steigt nicht mehr ein, seitdem Sina sich weigert, die Delle in der Motorhaube ausbessern zu lassen. Er hält es für pubertär, auf ein kaputtes Auto stolz zu sein. Aber es ist nur eine sichtbare Narbe, die offenlegt, was ohnehin nicht zu verbergen ist.

Matthias fasst die Spitze genauso auf, wie sie gemeint war, schultert seine Ledertasche und verabschiedet sich.

«Papa!», Ida rennt hinter ihm her. «Ich nehme nachher den Kiwi-Becher!»

Matthias bleibt stehen und lächelt seine Tochter an.

«Bist du sicher?»

Ida nickt.

«Ganz sicher», sagt sie.

«Dann sieh mal zu, dass dafür Platz ist in deinem Bauch», sagt er und verschwindet.

Sina schmiert Brote für die Kinder und öffnet die Geheimschublade. Mit großen Augen zählt Ida die Gummibärchen mit, die in ihrer Brotbox landen.

Ben kommt rein, verschlafen, die riesigen Kopfhörer auf den Schultern.

«Da liegt jemand im Wohnzimmer», sagt er.

«Die schläft heute hier», antwortet Ida.

«Und was steht da im Flur?» Ben schüttet sich Müsli in eine Schale und nimmt sich einen Löffel.

«Überraschung», sagt Sina, «zeig ich euch nachher.»

Sie sieht Ben und Ida nach, als sie auf ihren Rädern am Haus vorbeischießen. So viel Elan auf dem Schulweg gibt es nur am letzten Tag vor den Ferien. Sie packt ihre Sachen zusammen. Dann betritt sie vorsichtig das Wohnzimmer. Das Morgenlicht bricht durch die halb geöffnete Jalousie und wirft Streifen aus Licht. Janis liegt auf der Seite. Das Muster aus Hell und Dunkel erstreckt sich über ihren Körper, über das Kissen, auf dem ihr Kopf ruht, die Sofalehne, die große Vase mit den riesigen getrockneten Blumen und die Wand dahinter. Sina betrachtet das schlafende Gesicht. Es verrät nichts. Nur die schwitzige Stelle knapp oberhalb des Ohrs, wo sich eine dunkle Strähne an die Schläfe schmiegt, gibt einen Hinweis darauf, dass Janis soeben noch mit ihr unterwegs gewesen ist.

«Ich bin wach», flüstert Sina, «siehst du?»

Leise schließt sie die Tür, berührt auf dem Weg hinaus noch kurz die Leinwand, die im Flur steht, und verlässt das Haus. Der Tag beginnt, und Sina ist bereit.

Danke

- Julia Eichhorn, die Unbestechliche, die mich stets zum eigenen Text zurückführt.
- Julia Ditschke, die den Text durchdringt wie keine andere – von Seite 1 an, Line Hoven, die mit Herz und Verstand liest, und Sönke Andresen, der kluge Fragen zu Figuren stellt. Mit euch möchte ich mindestens 188 Jahre alt werden.
- Katharina Schlott und dem gesamten Rowohlt-Team für großes Vertrauen.
- Madeleine Prahs für frühes Lesen und kluges Kommentieren.
- Phil Baumgarten, der eine Hospitanz im Krankenhaus der Augustinerinnen in Köln möglich gemacht hat, und dem Team des dortigen Schlaflabors fürs unermüdliche Beantworten meiner Fragen.
- Susanne Wagner für eine aufschlussreiche Nachtschicht.
- Nikola Hüging für das Bett danach.
- Katia Schoo für Schul-Detailwissen.
- Für Umarmungen aller Art, von nah und fern: meine unerschütterliche Familie; Axel und Sonja; Anja; Axel; Ineke; Katia, Insa, Julia, Ines, Nikola; Jonas, Sissi, Tilda, Romy: Bald bin ich wieder da.
- Dem Künstlerdorf Schöppingen, wo die Arbeit am Roman begann, und dem Spreewald-Literatur-Stipendium in der Bleiche, wo sie endete.
- Und, natürlich: Oli. Fürs Halten und fürs Tragen. Immer.